健康ライブラリー　イラスト版

肺がん

完治をめざす最新治療ガイド

監修 加藤治文
新座志木中央総合病院名誉院長
東京医科大学名誉教授
国際医療福祉大学大学院教授

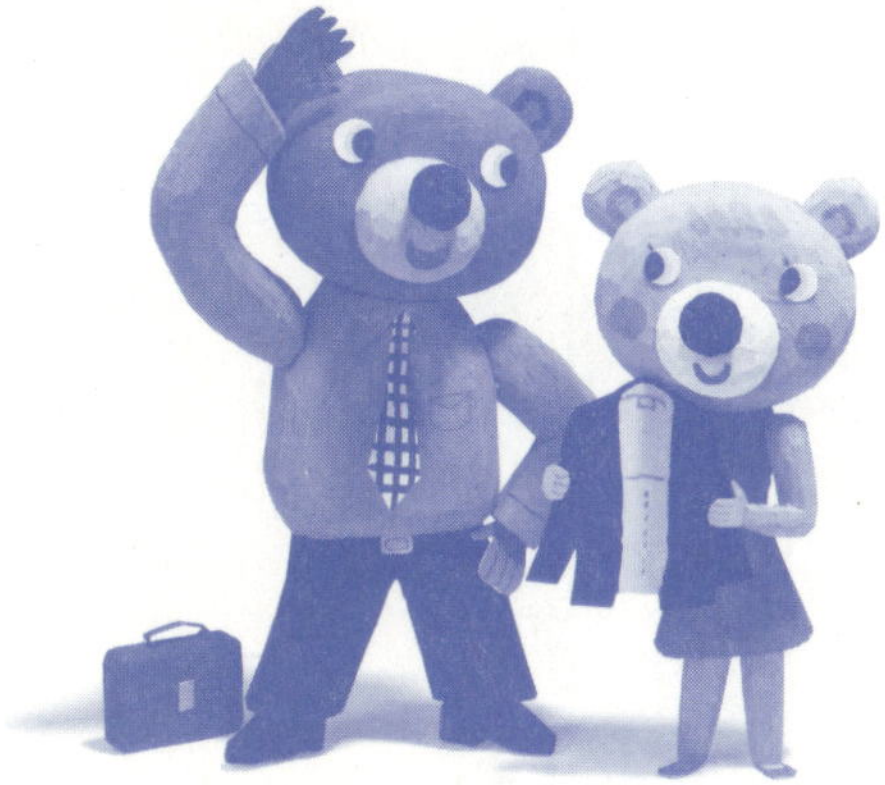

講談社

まえがき

二〇〇八年に、この健康ライブラリー イラスト版シリーズで『新版 防ぐ、治す 肺ガンの最新治療』を出してからも、肺がんの治療は進歩しています。大きく進んだのは、検査技術と肺がんの遺伝子を含む分子生物学的研究でしょう。特に検査では、ごく早期のがんが発見されるようになり、「一〇〇パーセント治る」といえる患者さんが増えています。早期のがんなら、後遺症もほとんどない治療法が普及しています。

しかしがん検診の受診率はいまだ低く、せっかくの技術なのにもったいないとしか言えません。がんは、進行するほど治癒が難しく、治療費も高額になる病気です。予防と早期発見・早期治療に勝る対処法はありません。

現在、がんは死亡の第一位。がんのなかでも死亡率が高いのが肺がんなのです。二〇一五年は八万人ちかくの人が肺がんで亡くなると予測されています（国立がん研究センターがん対策情報センター）。

罹患する人の増加も衰えることがありません。いまや一二万人が罹患します。肺がんの手術数も一九九六年には全国で一万五千例でしたが、二〇一二年には三万五千例にまで増えています。

これは国民の高齢化に伴う現象でしょう。七〇代が患者さんの四〇パーセント、八〇代が一二パーセントです。今後も大きな問題としてとらえなければなりません。

肺がんの大きな原因の一つがタバコです。肺がんになる可能性を少しでも減らしたいのなら、今すぐに禁煙を始めることを強くお勧めします。

進行したがんの患者さんも、悲観することはありません。抗がん剤では、患者さん一人ひとりのがん細胞の遺伝子を調べて、効果的な薬を提案できるようになりました。まだすべての遺伝子に対応する薬があるわけではないのですが、この分野の研究が急速に進歩していますので、今後が期待できます。手術の技術も高められ、体に負担の少ない方法の適用が広がっています。

がんになった人の多くが、これからの人生をどう生きるか、という問題に直面します。治療を選ぶときには、一昔前のように医師に任せっきりではいけません。自分の状態と治療法をよく理解し、治癒率と今後の生活の質（ＱＯＬ）を比較して、納得がいくまで十分に検討しましょう。

本書が、読者の皆さまにとって、肺がんの理解とよりよい療養生活の一助になれば幸いです。

新座志木中央総合病院名誉院長
東京医科大学名誉教授
国際医療福祉大学大学院教授
加藤 治文

肺がん
完治をめざす最新治療ガイド

もくじ

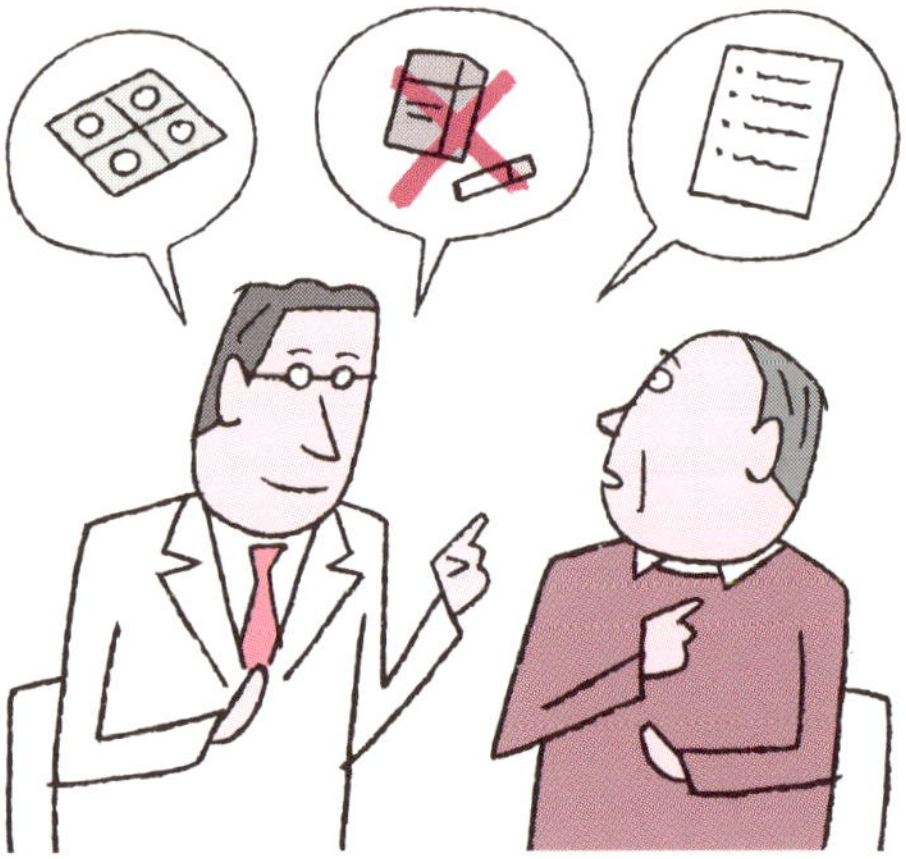

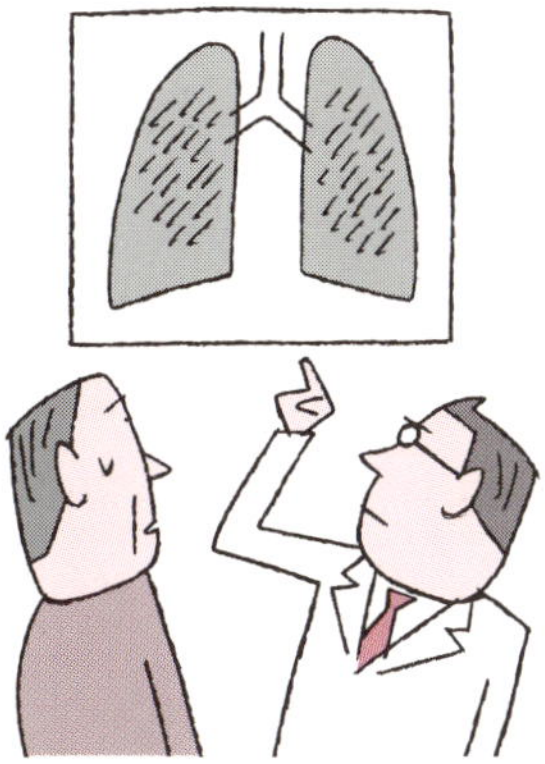

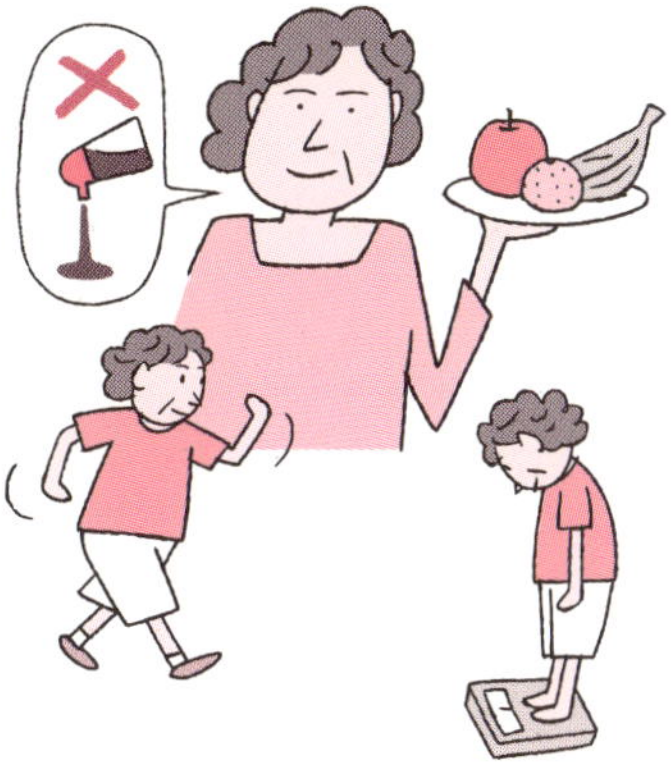

3 体に負担の少ない手術方法が増えた

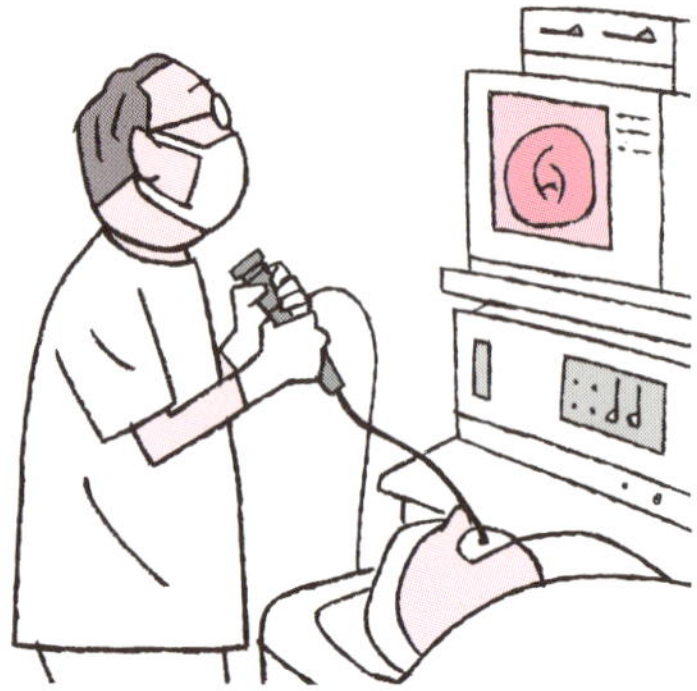

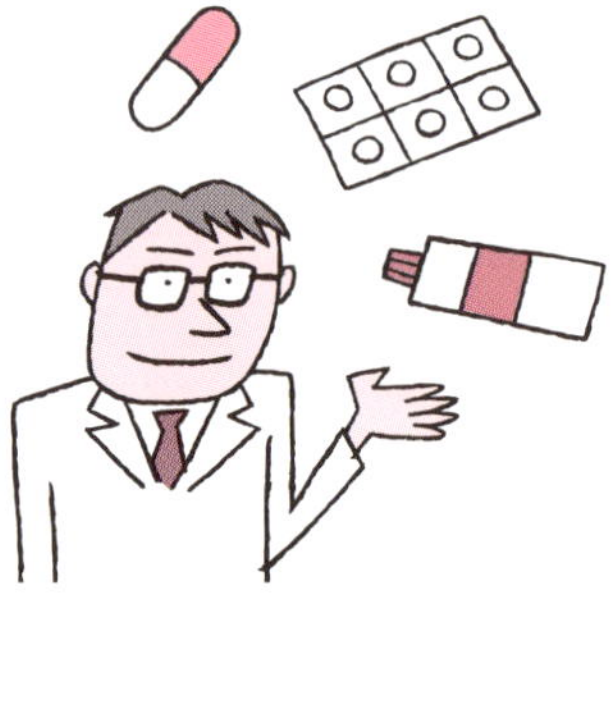

○×クイズ

肺がん常識テスト
～あなたはどれだけ知っている？

さまざまな情報が氾濫《はんらん》していますが、「肺がん」について、どれだけ正確な情報を知っているでしょうか。正しいと思うものに○、間違いと思うものに×をつけましょう。

□のなかに、○か×を記入しましょう

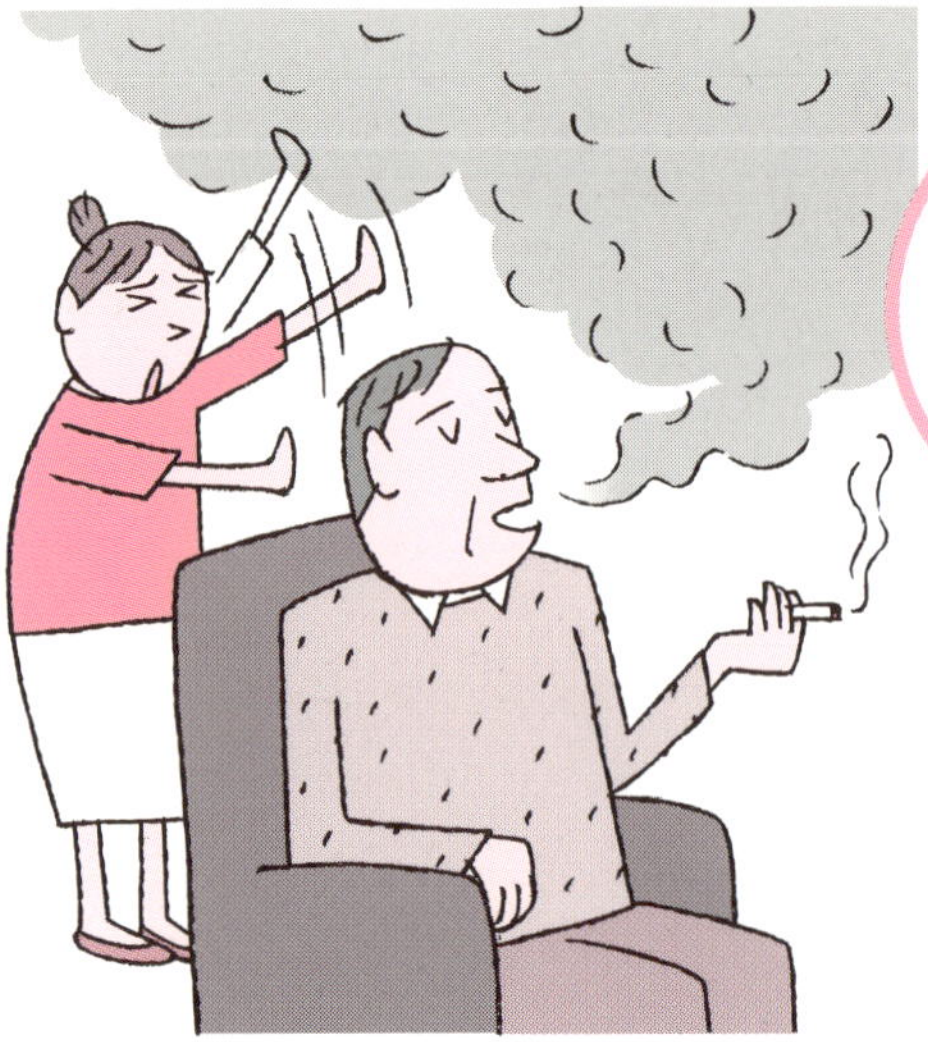

他人の吸っているタバコの煙を吸うことを「受動喫煙」という。吸わない人よりもリスクが高くなる

1□ タバコを吸う人は、吸わない人の約4倍、肺がんになりやすい

2□ タバコを止めても、発がんリスクはなかなか下がらない

3□ がん検診を受けるのは60歳以上になってからでいい

4□ 毎年エックス線検査を受ければ、がんを早期に発見できる

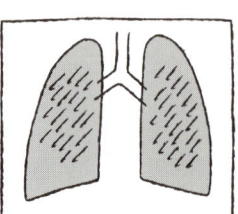

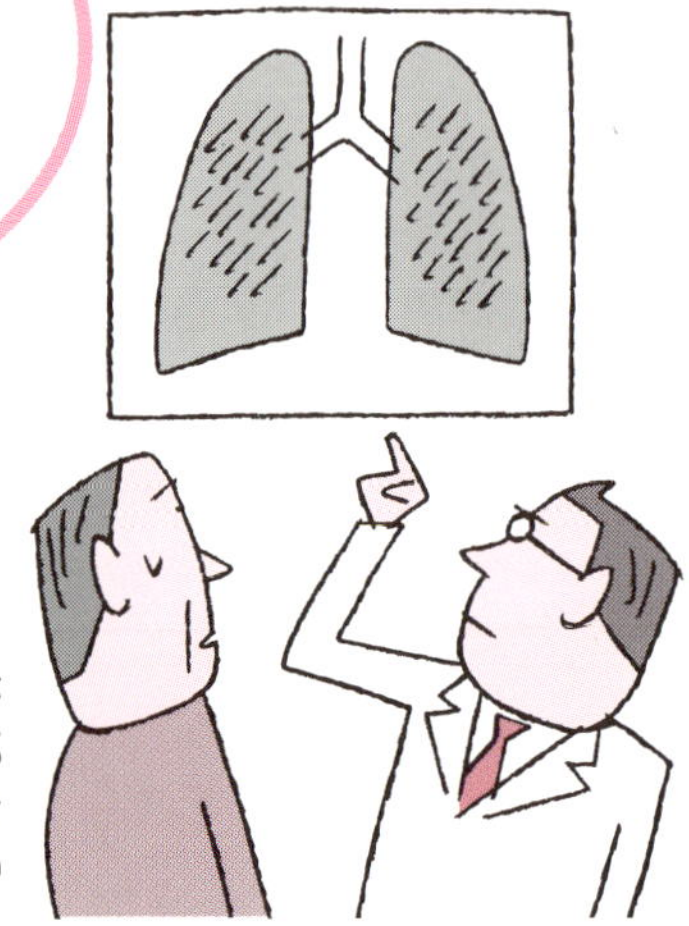

自治体や職場のがん検診では、胸部エックス線検査を受けることが多い

5□
人間ドックは
毎年受けなくても
よい

6□
病期がⅡBと
診断されたが、まだ
がんの疑いなので
心配ない

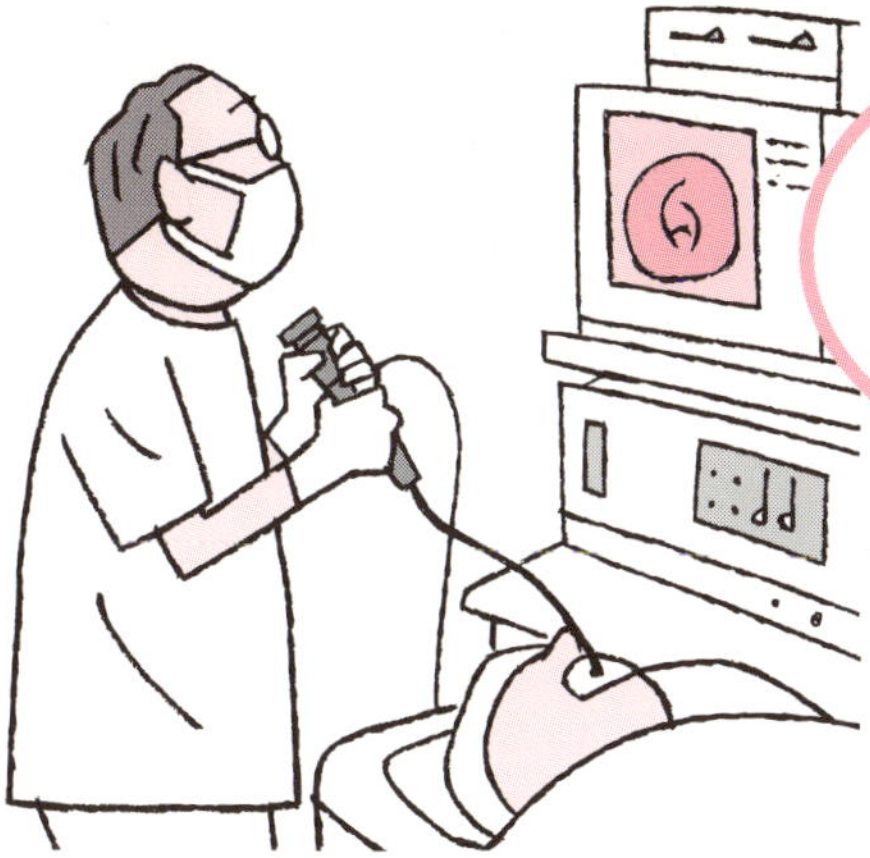

がんの確定診断には、気管支鏡検査（33ページ参照）が必要になることがある。部位によっては手術によって診断をおこなうことも

7□
がんがどんなに
進行していても
手術は
受けられる

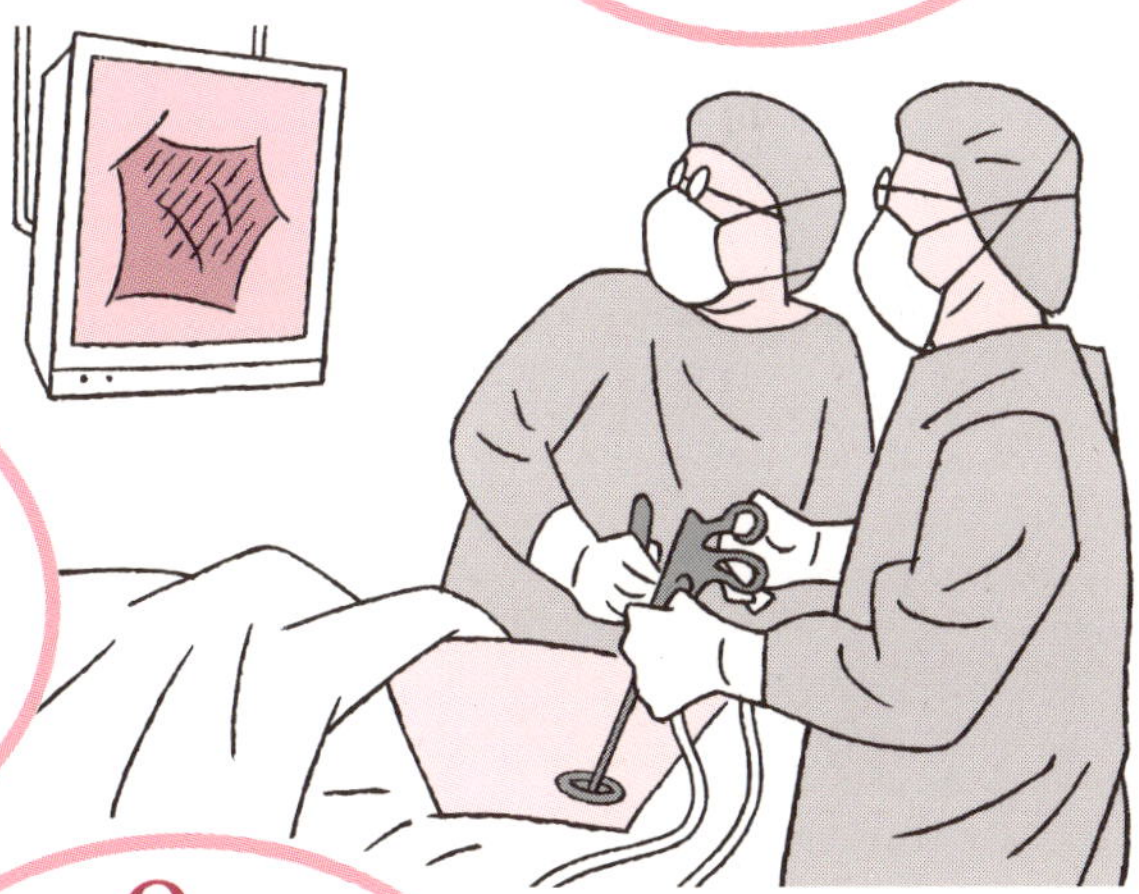

手術の方法にもいくつか種類がある。がんの位置や転移の程度によって決められる

治療中は焦らず、
治療に専念しよう

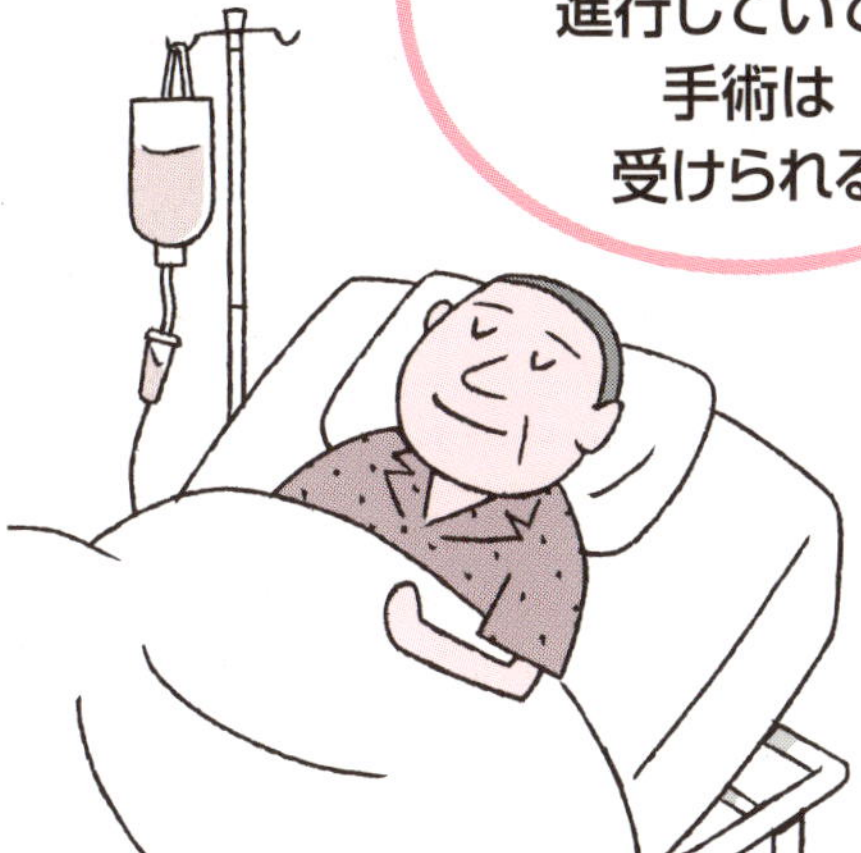

8□
抗がん剤の
治療に入る前に、
遺伝子検査が
おこなわれる

9□
治療を受けたら、
そのあとは受診の
必要はない

解答と解説は8ページへ

解答と解説

いかがですか？　がんや治療法に対する十分な理解は、不安を和らげることにつながります。今回正解しなかったものは、本書の該当ページをよく読んで、理解しましょう。

1 ○
喫煙が肺がんリスクを上げるのは、さまざまな調査からも明確。喫煙本数が多い、または喫煙期間が長いほど、がんの発生率が高い。喫煙指数（＝喫煙年数×1日の本数）が1200以上の人は、6.4倍という調査結果も*。

2 ×
禁煙を始めたその時から、リスクを下げる効果がある（22ページ参照）。禁煙期間が長いほどリスクは低下し、10年で非喫煙者の1.8倍、20年では非喫煙者と同じになる*。

3 ×
がんの発生率が高くなるのは、40歳以上。高齢になるほど発生しやすくなる（13ページ参照）。40歳になったら、1年に1回は、がん検診を受けておきたい。

4 ○
エックス線検査では、直径約1.5cmのがんから発見できる（30ページ参照）。手術での治癒率は高い。さらに早期のがんを発見するにはCT検査が必要。

5 ○
人間ドックを一度受けて、特にCT検査で何の異常も見つからなかった場合、次回は2〜3年後でよい。放射線被《ひ》曝《ばく》や体への負担、経済的な問題もあるので、数年に一度で十分（21ページ参照）。

6 ×
病期のⅡBはれっきとしたがんで、リンパ節転移もある（40ページ参照）。手術や抗がん剤などの治療が必要。

7 ×
肺は、生命活動に必須の臓器。がんが進行していると、手術では体への負担が大きくなりすぎるため、手術以外の治療法がおこなわれることが多い（43ページ参照）。

8 ○
まずがん細胞の遺伝子を調べ、ある遺伝子異常が発見されたら、分子標的薬（抗がん剤の一種）が使われる。当てはまらなかった場合は、がんの組織型に合わせて抗がん剤を組み合わせて使う（77ページ参照）。

9 ×
治療を受けたあとも、再発や転移の可能性が残る。定期的に受診し、検査を受けて確認する必要がある（90ページ参照）。

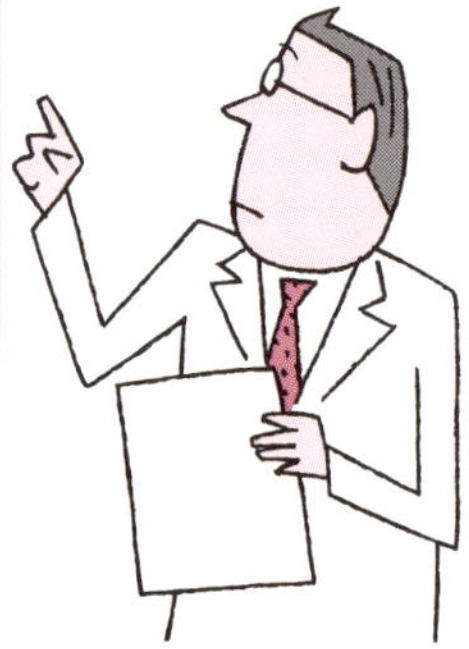

＊国立がん研究センターがん予防・検診研究センター、International Journal of Cancer、2002年

1

早期発見すれば100％治る

がん＝治らない病気というイメージがあるかもしれません。
しかし、早く見つければ、
100％近くが治ることがわかっています。
早く見つけるためのポイントを知り、がんから体を守りましょう。

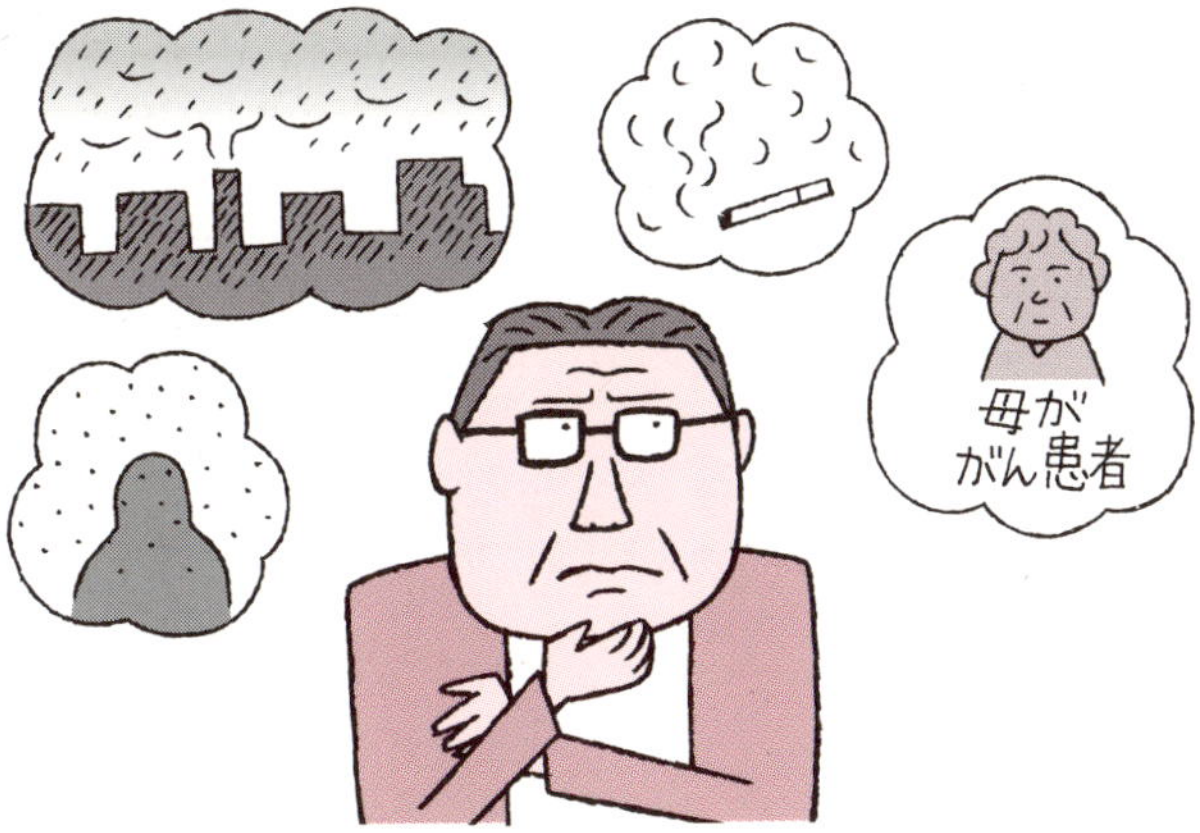

肺がんの症状

早期は無症状。進行すると咳や胸痛が現れる

肺がんの症状でよく知られているのは、咳《せき》や痰《たん》などの呼吸器症状です。しかし早期には現れにくく、自覚症状があったときには、すでに進行していることが多くなっています。

肺がんに特有の症状はない。進行するまで無症状のことも

肺がんの自覚症状は、多くは進行したりほかの部位に転移したりしてから現れます。しかも、肺がんだけに現れる特有の症状というものもありません。

症状の多くは、咳や痰などの呼吸器症状で、食欲不振ややせるなどの、がん全般に見られる変化もあります。呼吸器症状は、肺の入り口にがんが発生した場合には比較的早期から現れやすいのですが、肺の奥にできたがんでは、進行するまで無症状のままです。

肺の外にがんが広がったり転移すると、その部位によって、声がれや胸痛《きょうつう》などの症状が生じます。

そのほか、筋力低下や手指の腫《は》れなど、がんとの関連が不明な症状が現れることもあります。

早期は無症状のがんが増加

肺がんの症状は、部位によって現れ方が異なります。太い気管支にできる中心型《ちゅうしんけい》肺がんは早期から症状が現れますが、肺の奥にできる末梢《まつしょう》型《けい》肺がんは、早期には症状が現れません。最近は中心型が減って末梢型が増えているので、無症状が多いのです。

早期　無症状か、咳や痰

末梢型肺がんは、早期は無症状のままに進行していく。中心型肺がんは早期から咳や痰、ときに血痰《けつたん》も見られる。風邪に似ているが、鼻水や発熱はない。

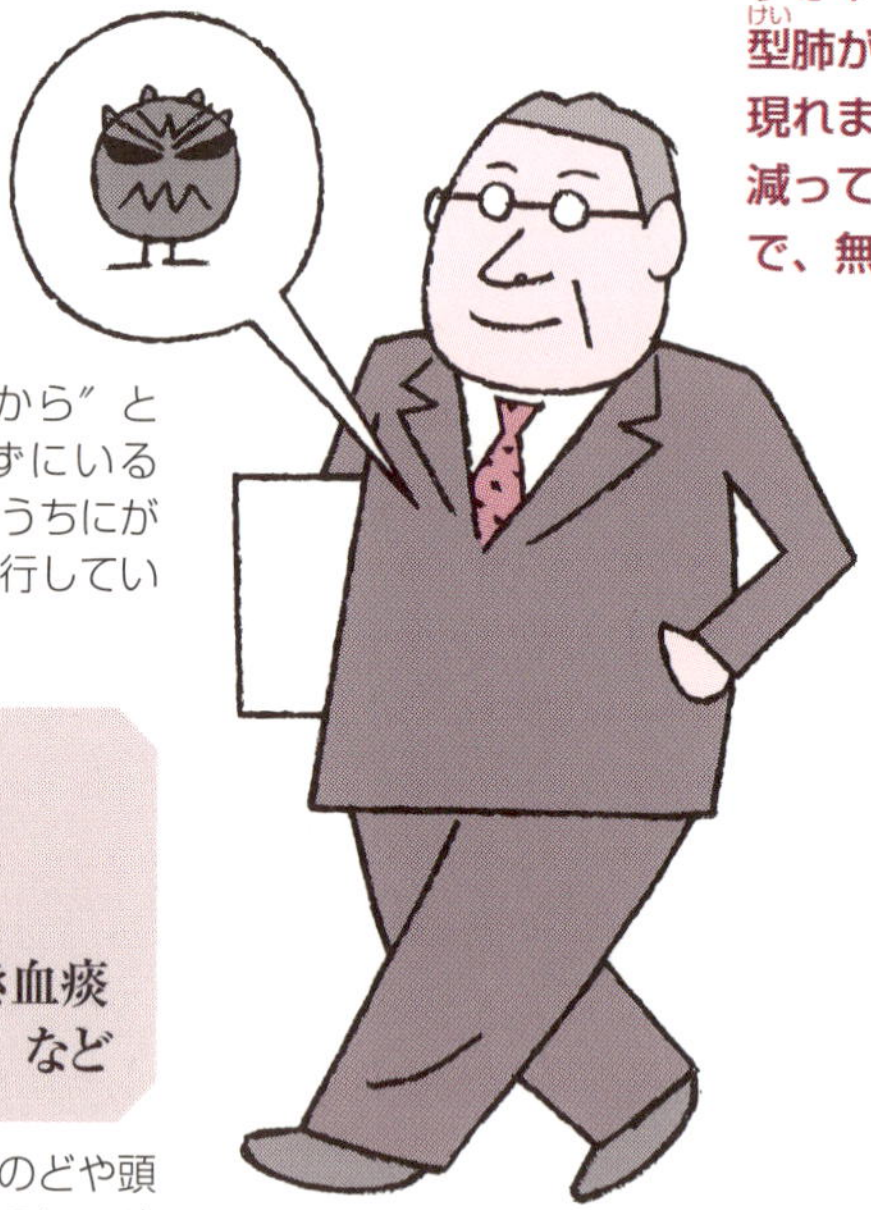

〝症状がないから〟と検診を受けずにいると、知らないうちにがんが発生し進行していることも

中心型は
- 咳
- 痰
- ときどき血痰　など

鼻水や発熱、のどや頭の痛みがないのに、咳や痰が何ヵ月も続くときは中心型肺がんの検査を受けよう

進行すると　息切れや声がれ

咳や痰、血痰などの症状が出てくる。がんが大きくなり、肺の周囲にある食道や喉頭《こうとう》などに広がっていくと、影響を受けた臓器によって、息切れや声がれなどの、症状が現れてくる。

がんが大きくなると
- 長引く咳
- 痰、血痰
- 胸や背中の痛み
- 息苦しさ
- 発熱　　など

→

がんが肺の外に出ると
- 胸の痛み
- 声がれ
- 飲み込みにくさ
- 動悸《どうき》（心臓の拍動を感じる）、不整脈
- 上半身のむくみ
- 肩から腕にかけての痛み、筋肉の衰え　　など

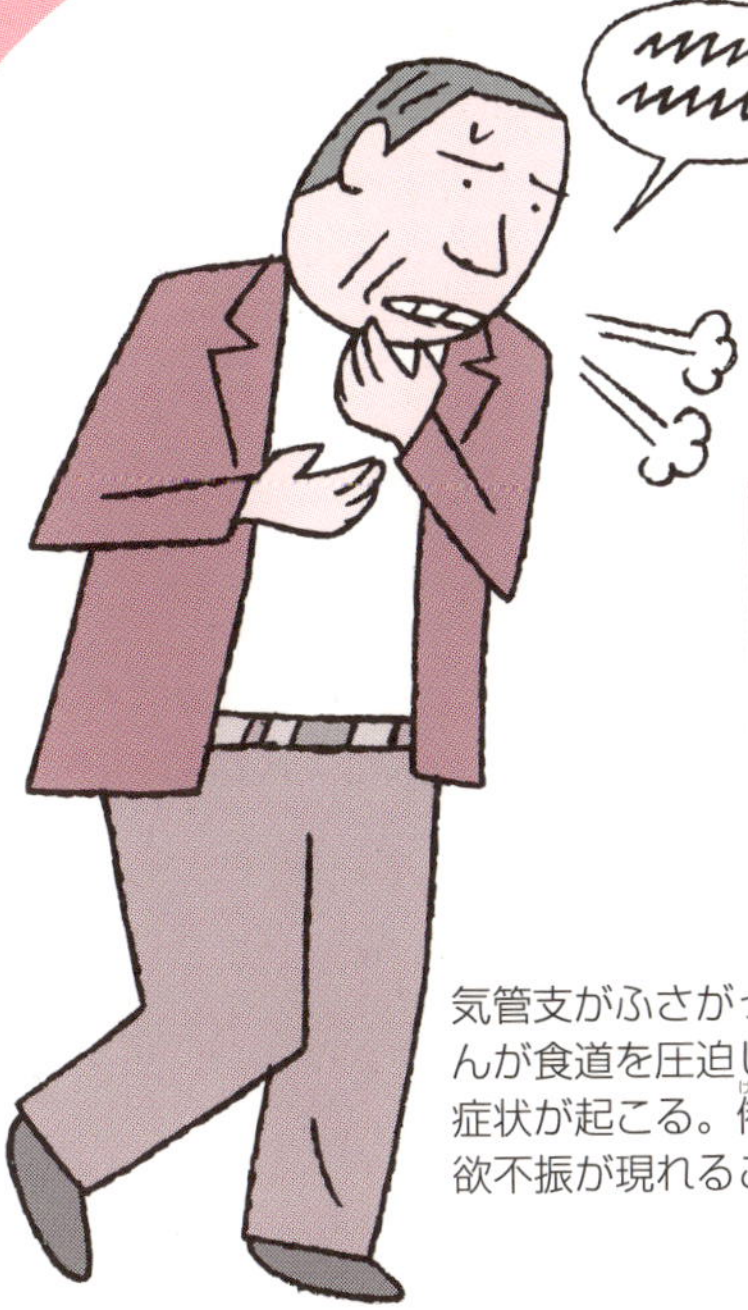

気管支がふさがったり、がんが食道を圧迫したりして症状が起こる。倦怠感《けんたいかん》や食欲不振が現れることも

転移すると

さまざまな症状が起こる

脳や骨、肝臓など、肺から遠い臓器に転移すると、それぞれの部位の症状がでてくる。たとえば脳に転移すると、頭痛や嘔吐など、骨に転移すると、骨の痛みや骨折などが生じる。

脳に転移
- 頭痛
- 吐き気
- 手足のマヒ　　など

骨に転移
- 背骨の痛み
- 骨折しやすい　　など

肝臓に転移
- 黄疸《おうだん》（顔が黄色くなる）

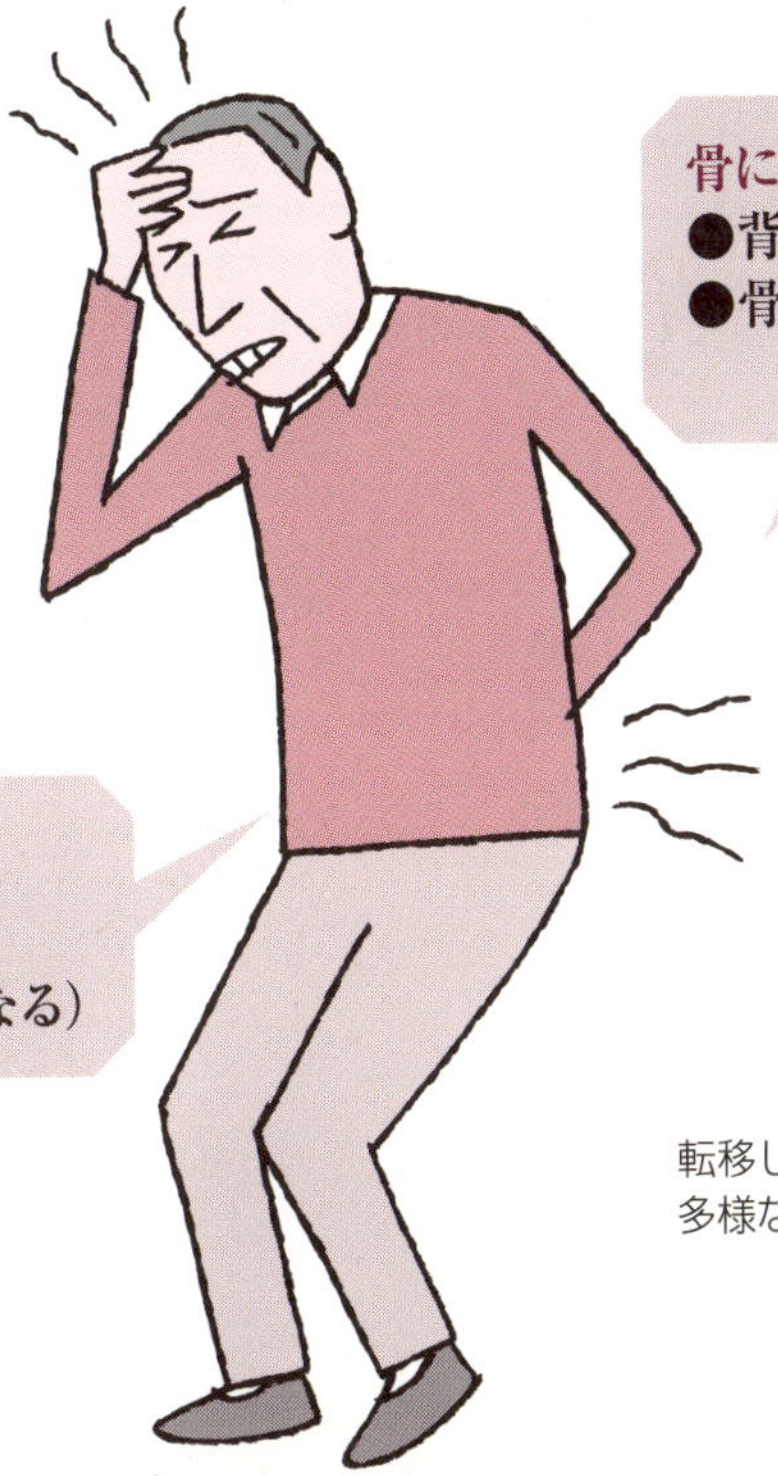

転移した臓器に応じて多様な症状が現れる

肺がんの原因と発生率

喫煙歴のある中高年男性に圧倒的に多い

肺がんは、四〇歳代後半になると、急激に発症率や死亡率が上昇します。危険因子のなかでも筆頭にあげられるのがタバコ。喫煙経験のある中高年男性は、注意が必要です。

喫煙のリスクはきわめて高い

アメリカのデータでは、肺がんの原因の30%はタバコです。喫煙歴の長さ、喫煙量、吸入の深さ、吸っているタバコのニコチン・タール量などが、発生しやすさに関係します。

喫煙者だけでなく周りの人にも被害が及ぶ

タバコの煙は、喫煙者の肺に入るもののほか、吐き出す煙にもまだタールなどがたっぷり含まれている。そのため家族など、喫煙者の周囲にいる人も、肺がんにかかるリスクは高くなる。

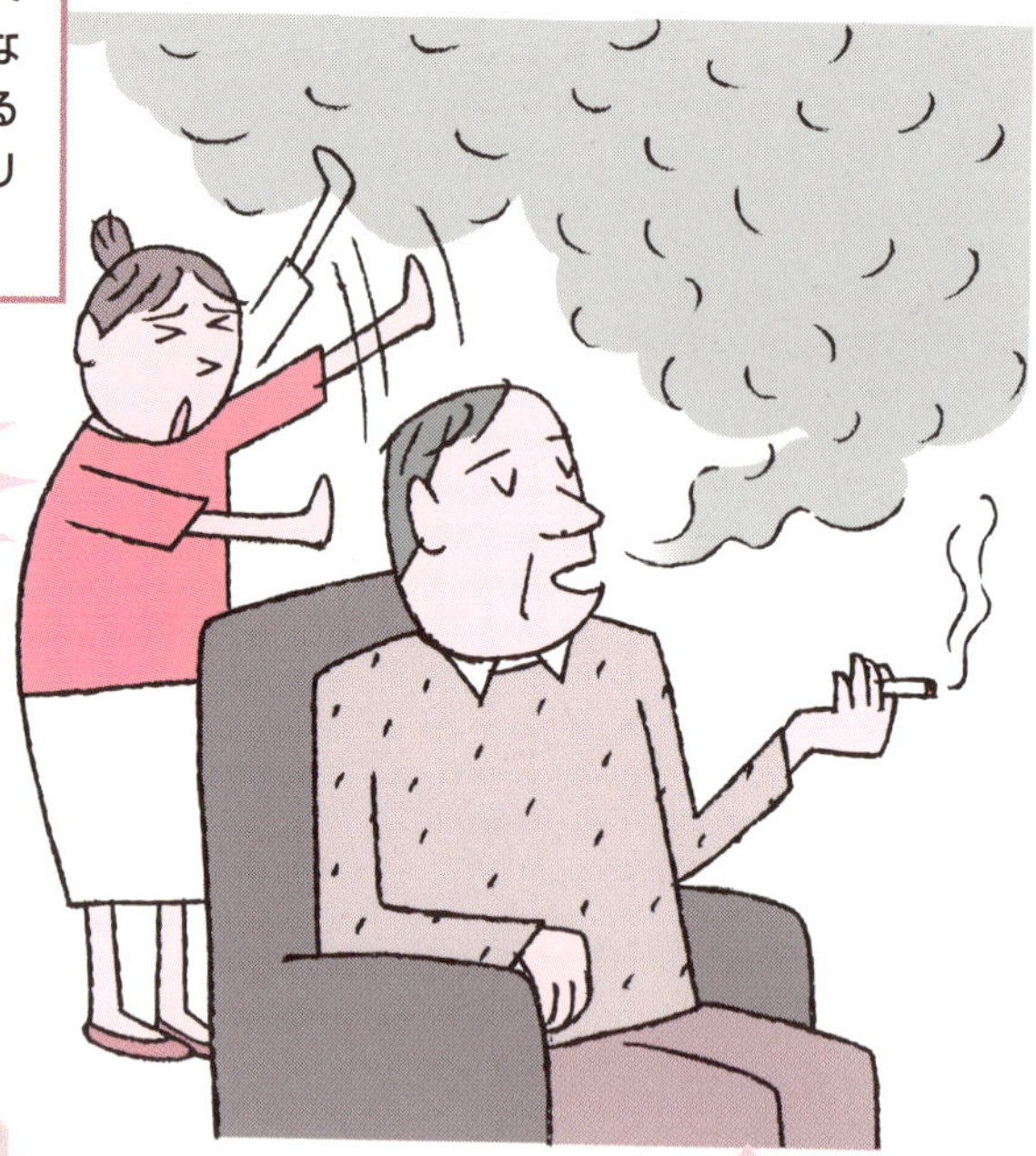

受動喫煙はリスクが1.8倍*

喫煙者はリスクが4.8倍*

*数字は非喫煙者を1としたときの、喫煙男性のがん死亡リスクと、夫からの受動喫煙のがん死亡リスクを示したもの。1983〜2003年の調査結果による

その他の発がん要因
- 遺伝的要因
- ラドン
- 呼吸器の病気（COPD〈慢性閉《へい》塞性《そくせい》肺疾患〉など）
- ストレス　など

ラドンは放射性の天然ガスのひとつ。大量に被曝すると発がんの危険性がある。COPDは気道が詰まる病気の総称で、喫煙者に多い。肺がんも多いといわれている

呼吸とともに肺に入り込むものも危険

タバコだけでなく、大気汚染物質やアスベストなど、呼吸と一緒に吸い込んでしまう物質も、発がんの危険性がある。近年では、大気汚染による微粒子PM2.5なども問題になっている。

男女とも１位。死亡リスクが高い

肺がん自体は、圧倒的に男性に多いのですが、死亡数は、男女ともに第１位です。肺がんは、進行してから発見されるケースが、ひじょうに多いことを物語っています。

▼40歳代後半から罹患率《りかんりつ》が高まる

年齢階級別がん罹患率推移（国立がんセンター、がんの統計 '12より）

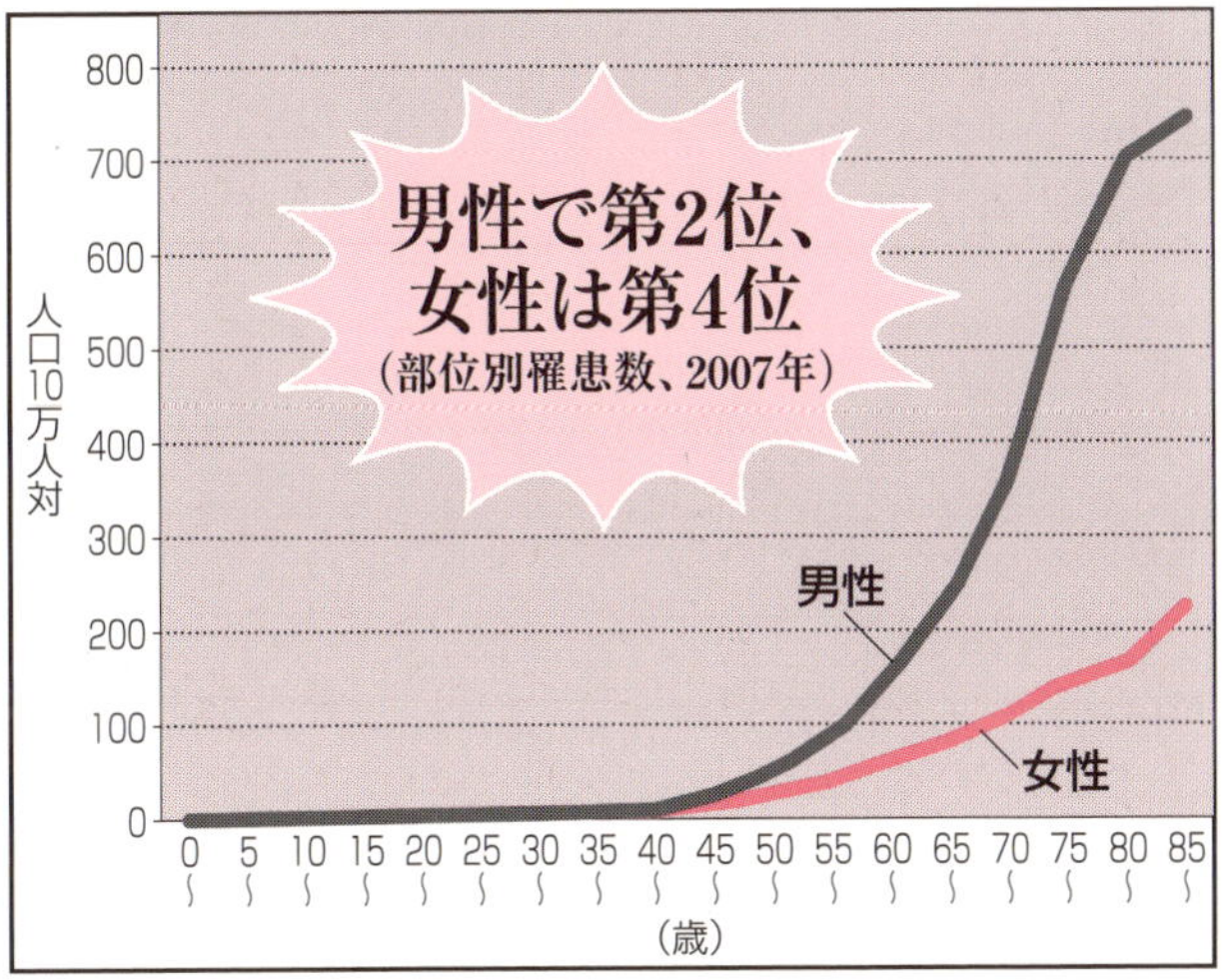

グラフは2007年の状況。肺がんの罹患率（新たに診断された人）は、全がんのうち、男性は第2位、女性は第4位を占める。40歳代後半から、罹患率は急激に上昇する。

▼死亡数は男女とも１位

部位別がん死亡数（国立がんセンター、がんの統計 '12より）

	第1位	第2位	第3位
男性	肺	胃	肝臓
女性	肺	胃	結腸
男女計	肺	胃	肝臓

統計は2011年の状況。早期発見が難しいため、肺がんの死亡数は、性別にかかわらず第1位である。高齢になるほど死亡数が増え、70歳代は50歳代の5〜7倍にも上昇する。

発がん物質が最初に侵入するのが肺

肺がんは、女性より男性に多いがんで、死亡率は男女ともに第一位の病気です。

発がんに関与するものとして、「大気汚染」「アスベスト」「ストレス」などがあげられていますが、なかでも重要な要因とされるのが喫煙です。

タバコの煙には、タール、一酸化炭素、ニコチンなどの危険物質が含まれており、喫煙によってこれらの物質が最初に侵入するのが肺です。そして肺の細胞を刺激して傷つけ、がんが発生すると考えられています。

肺は、全身を巡る血液が必ず通るため、ほかの部位のがんが転移することも多くなっています。

肺の構造

胸の左右にあり、気管支と肺胞から成る

肺は、左右にあるスポンジ状のやわらかい臓器です。外界から酸素を取り入れ、体内の二酸化炭素（炭酸ガス）を外界に排出する、重要な役割を果たしています。

「呼吸」が、肺の役割。全身の血液が肺を通る

肺は、生命の維持に欠かすことのできない「呼吸」をおこなっています。呼吸とは、外界中の酸素と、体内で生じた二酸化炭素を交換すること（ガス交換）です。

酸素と二酸化炭素の運搬をおこなっているのは、血液中の赤血球です。心臓から押し出され、全身を巡って二酸化炭素を受けとった血液は、心臓に戻ると、次に肺に入ります。ここで赤血球が二酸化炭素を離して、酸素を受けとり、再度全身を巡って、酸素を体のすみずみまで送り届けます。

呼吸をおこなっているのは、臓器のなかで肺だけです。生命に欠かせない臓器といえます。

肋骨と筋肉に囲まれている

大事な臓器である肺は、肋骨などの骨や、肋間筋《ろっかんきん》などの筋肉で構成される「胸郭《きょうかく》」と呼ばれる、丈夫な容器に入っています。

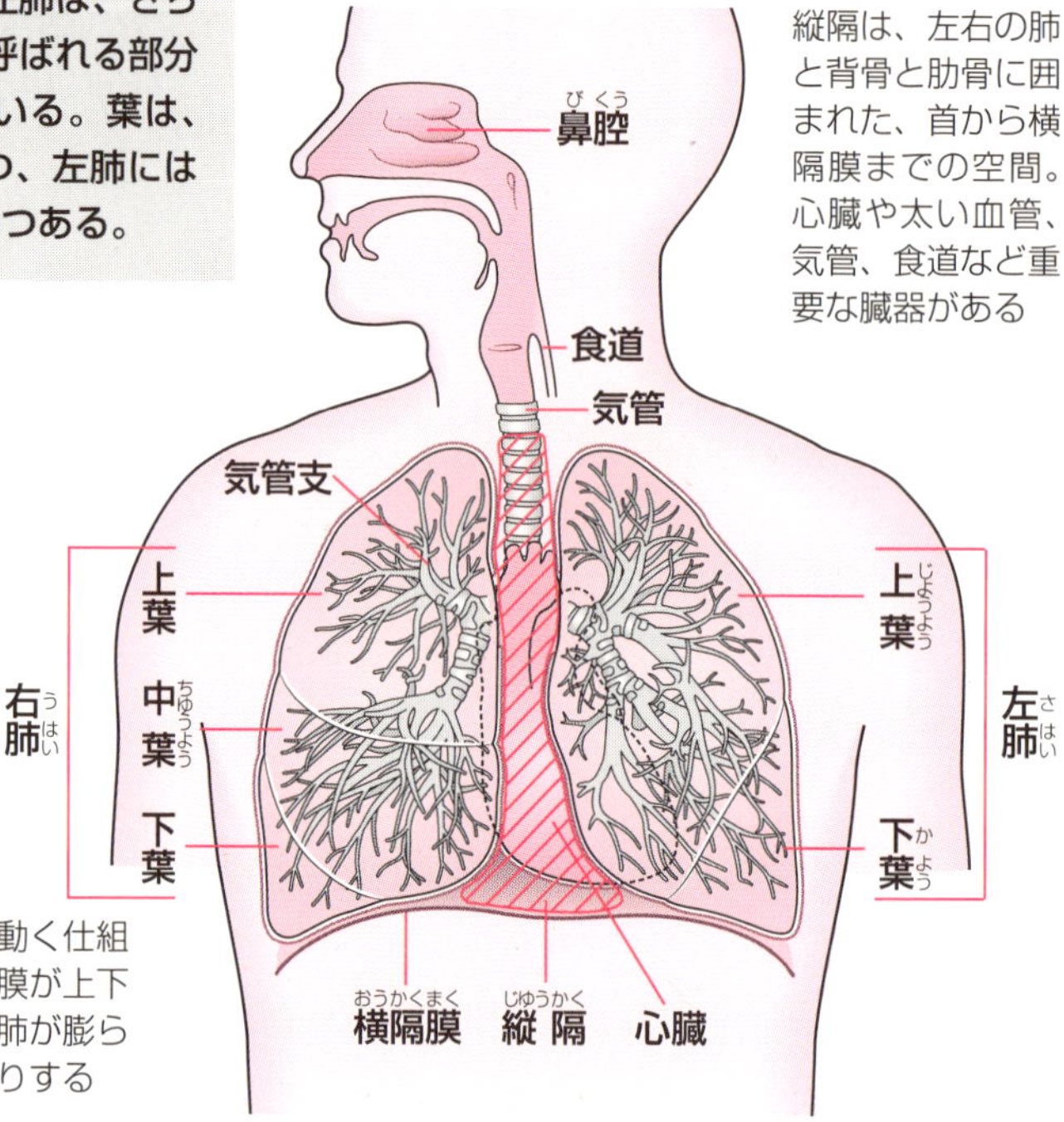

縦隔は、左右の肺と背骨と肋骨に囲まれた、首から横隔膜までの空間。心臓や太い血管、気管、食道など重要な臓器がある

肺自体には自ら動く仕組みがない。横隔膜が上下に動くことで、肺が膨らんだりしぼんだりする

左右の肺はさらに5つに分けられる

肺は、縦隔という部分をはさんで、左右2つある。右肺と左肺は、さらに「葉《よう》」と呼ばれる部分に分かれている。葉は、右肺には3つ、左肺には2つ、合計5つある。

気管支は6層構造

口や鼻からの空気の通り道である「気管」は、左右の肺に入る「気管支」に分岐する。6層構造をもつ気管支は、肺のなかでさらに分岐を繰り返していく。

▼気管支の断面図

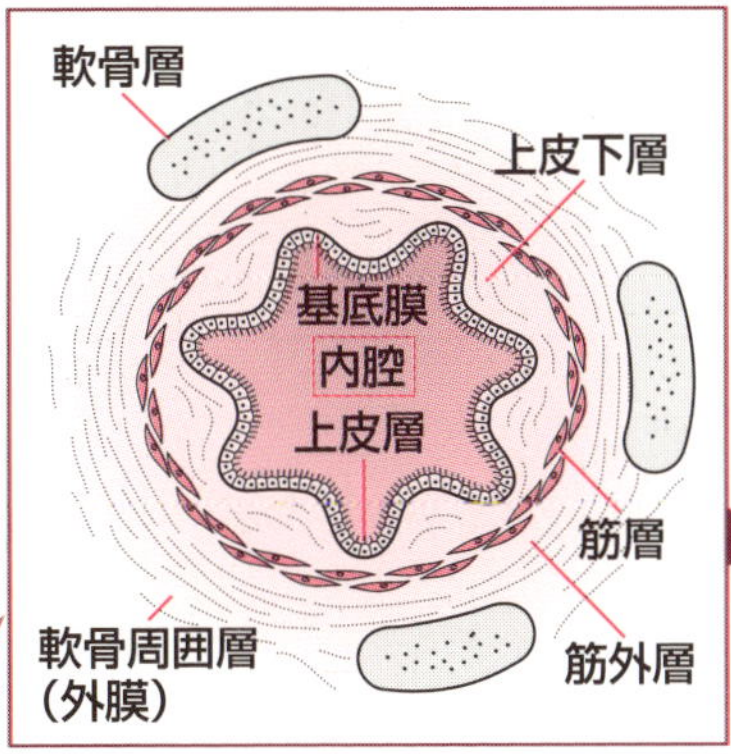

▼気管支の構造

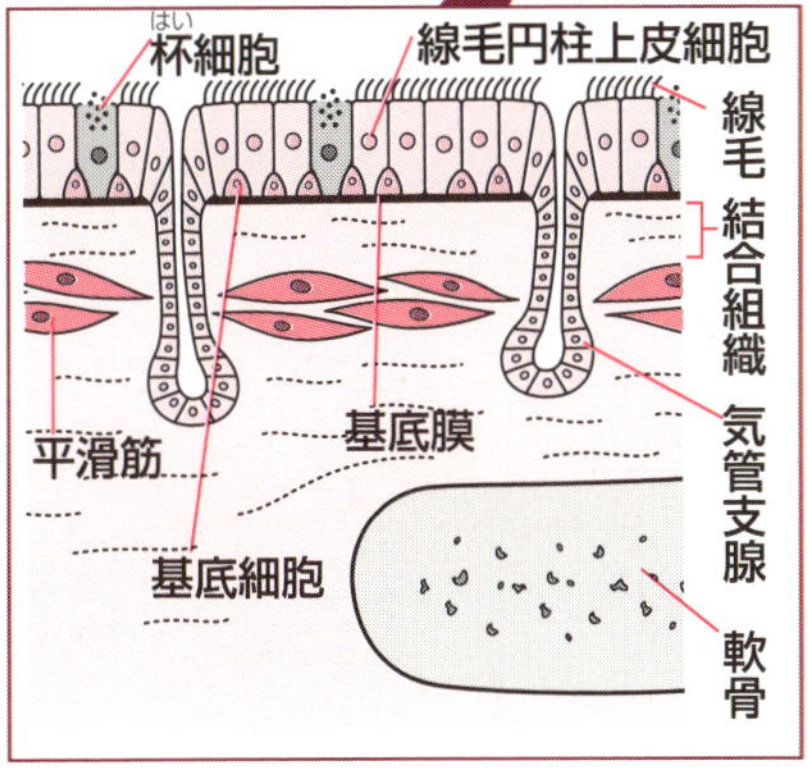

気管支は6層構造（基底膜《きていまく》を除く）。内腔は線毛《せんもう》という細かな突起で覆われた上皮層（細胞）で覆われる。外膜はしっかりした膜ではなく、食道との間を埋める存在

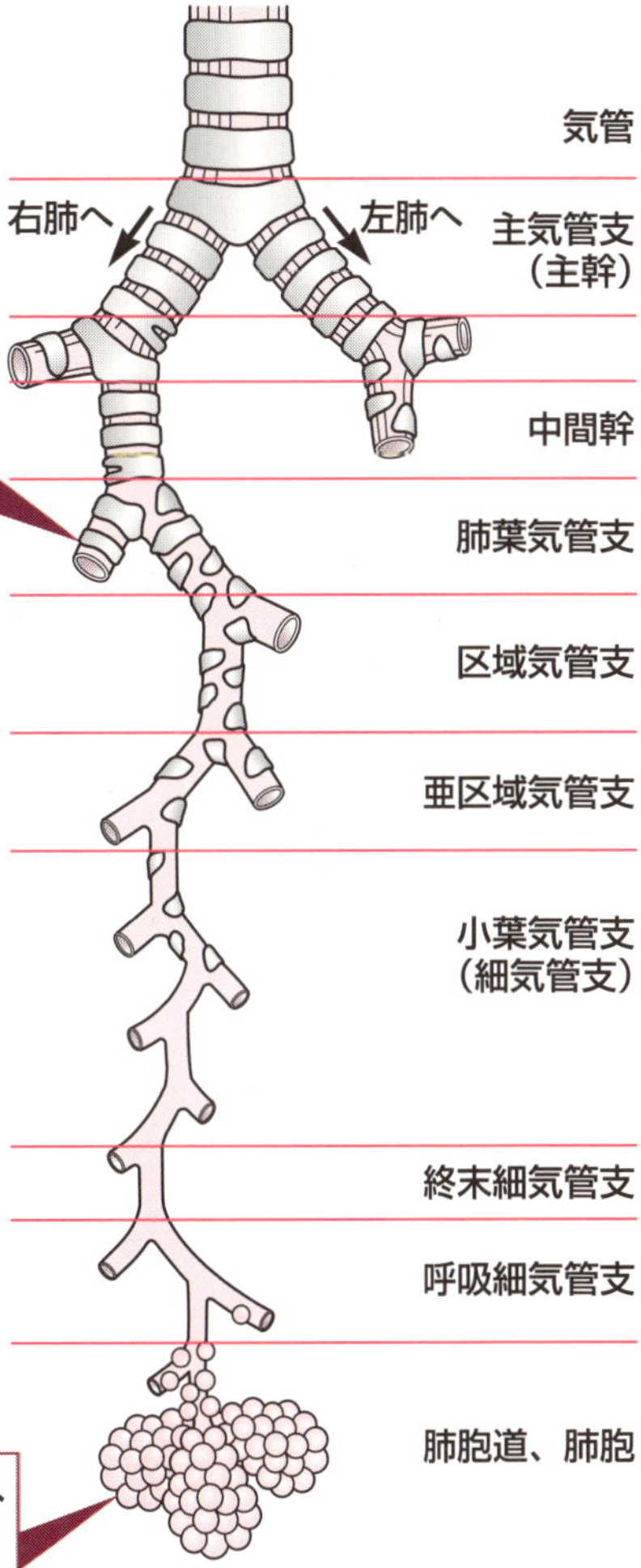

中心型（19ページ参照）のがんは区域気管支よりも太い気管支にできるものを指す。そこから先は末梢型《まっしょうけい》になる

肺胞の周りに血管が張り巡らされている

2～3回ほど枝分かれした気管支は、最後は「肺胞」というブドウの房のような組織にたどり着く。肺胞の周囲には血管が張り巡らされ、ここで血液内の酸素と二酸化炭素の交換がおこなわれる。

▼肺胞の構造

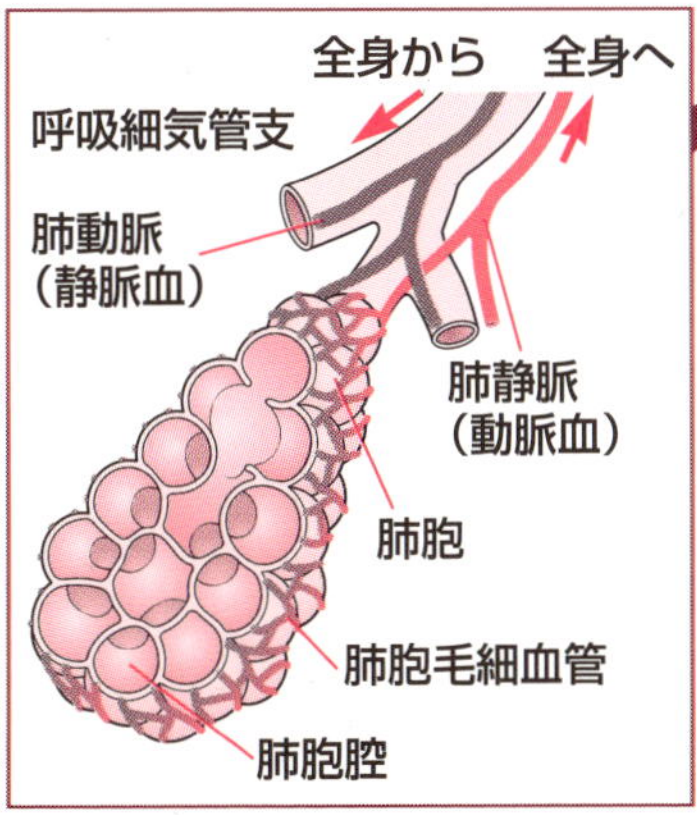

全身の細胞を巡って回収された二酸化炭素を肺胞内に放出し、肺胞から新鮮な酸素を取り入れる

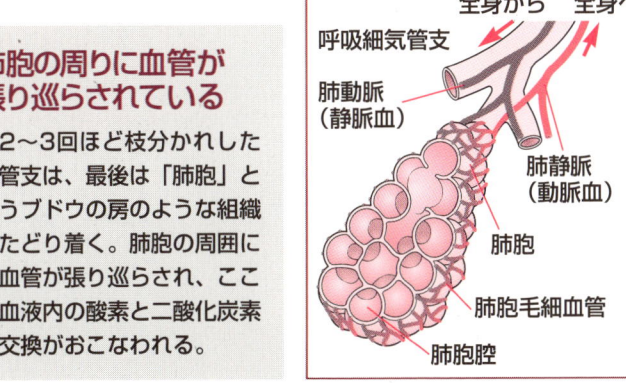

肺がんの特徴

進行が速く、再発や転移が起こりやすい

肺がんは、治療で一度はがんの塊が消えても、また現れる（再発する）ことがよくあります。ほかの部位へ飛び火（転移）することも多く、治療がやっかいな病気の一つです。

発見時、すでに進行している人が多い

肺は呼吸という生命の根幹を担っているだけに、がんが進行して大きくなると、手術で切除できなくなります。再発や転移もしやすく、手術治療が不可能なケースが多くなります。

手術可能は半数程度

早期の肺がんなら、手術療法によってがんを切除できる。しかし進行してから発見されることが多いため、切除手術が対象になるのは、患者さんの半数程度にすぎないのが現実。

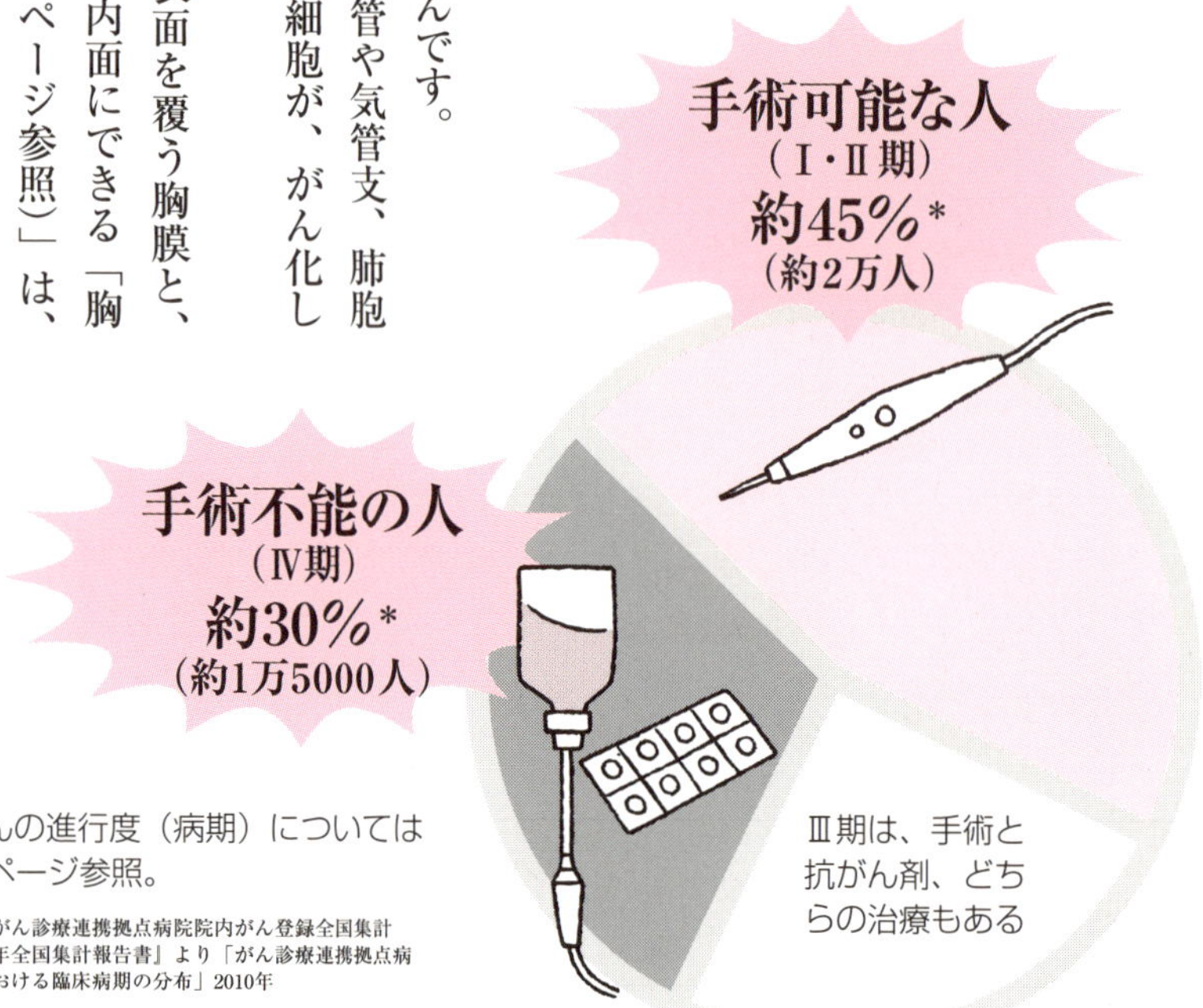

がんの進行度（病期）については38ページ参照。

＊『がん診療連携拠点病院院内がん登録全国集計2010年全国集計報告書』より「がん診療連携拠点病院における臨床病期の分布」2010年

肺がんは、気管や気管支、肺胞の一部ががん化したもの

何らかの要因で、細胞の増殖にかかわる遺伝子に異常が起こると、際限なく増殖する細胞に変貌してしまいます。それが、がん細胞です。がん細胞が増殖を繰り返し、だんだん大きな塊に成長したものが、いわゆるがんです。

肺がんは、気管や気管支、肺胞などを構成する細胞が、がん化して起きます。

なお、肺の表面を覆う胸膜と、その外側の胸腔内面にできる「胸膜中皮《ちゅうひ》腫《しゅ》（一八ページ参照）」は、肺がんとは区別されています。

転移は肺から遠くなるほど進行している

血液やリンパに乗って全身を巡ったがん細胞が、肺以外の部位で増殖してしまうのが、転移。肺がんはがんのなかでも特に、全身に転移する危険性が高い。

がん細胞は、基底膜からできる。がん細胞は増殖を繰り返して、内腔側・外膜側・左右・口側・肺胞側に向かって進む

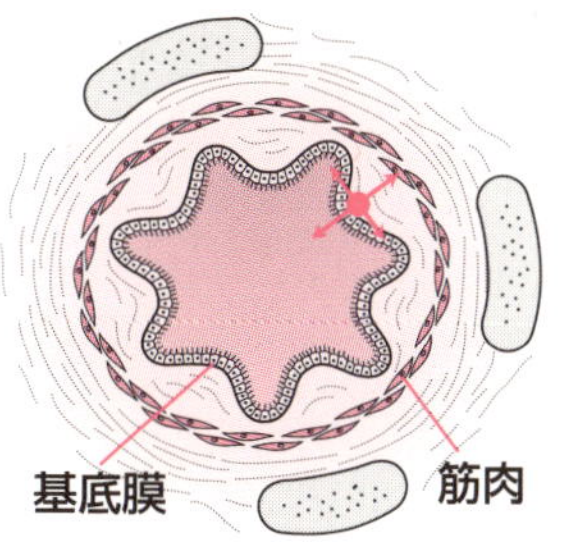

発生

基底膜から発生し周囲に広がっていく

肺の細胞の遺伝子（がん抑制遺伝子とがん増殖遺伝子）が傷ついてがん化し、際限なく増殖を繰り返す。やがて周囲の組織へと侵入しながら、だんだん大きな塊へと成長していく。

転移

血液やリンパの流れに乗って体全体へ広がる

肺で生まれたがん細胞は、血液やリンパの流れに乗り、全身を巡ってしまうことがある。そのため、体内のどの部位にでも、がんが発生する危険性がある。

リンパ節転移

リンパ節は、リンパ管のところどころにある、節状の組織で、最も転移しやすい部位。肺周囲のリンパ節転移が多いが、進行すると肺から遠いリンパ節にも転移するようになる。

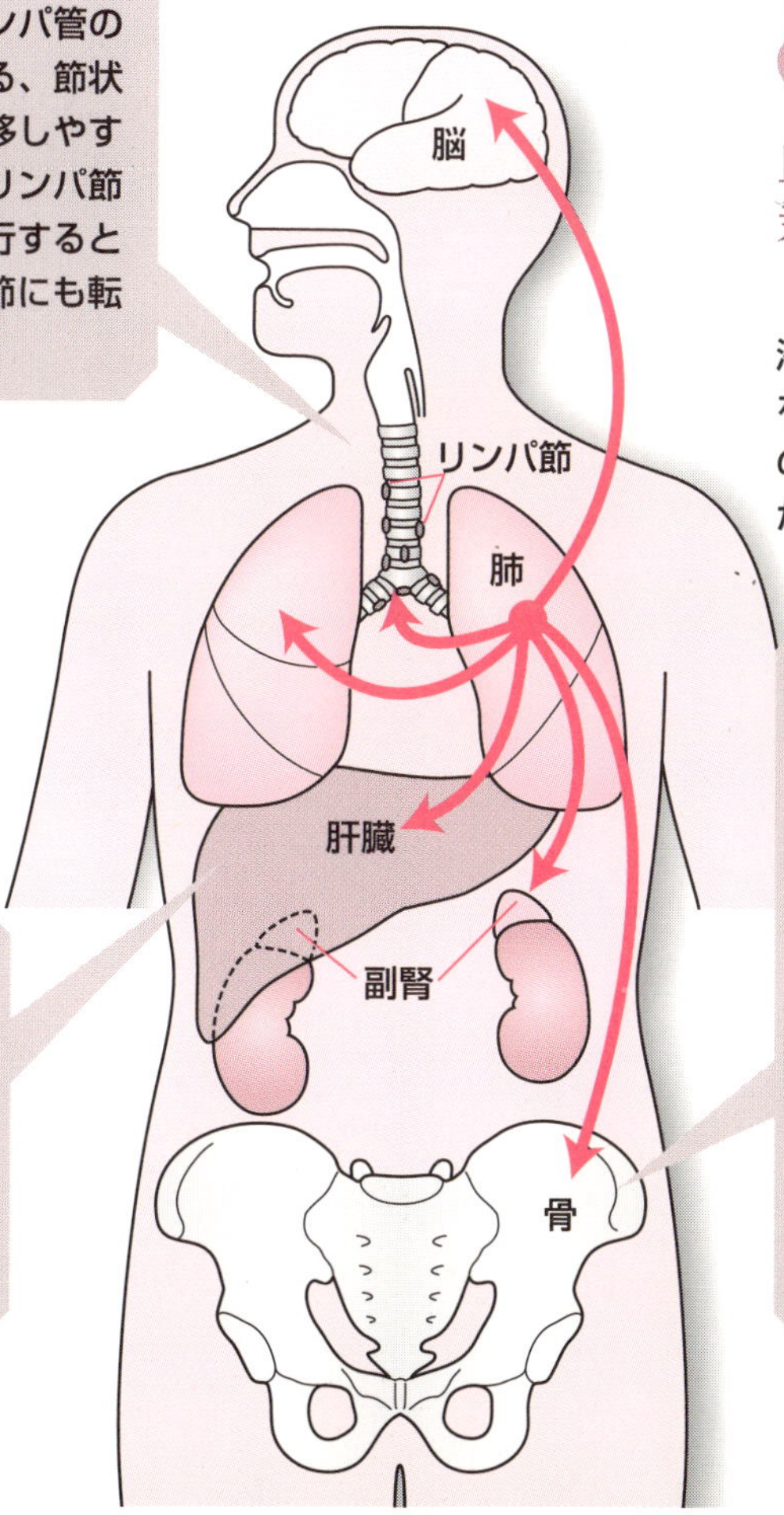

全身の臓器のなかでも転移しやすい臓器がある。転移の状態によって、病期が左右される（38ページ参照）

血行性転移

- 脳転移
- 肺内転移
- 肝転移
- 骨転移
- 副腎《ふくじん》転移

など

肺で生じたがん細胞が、血管に入って血流によってほかの部位に転移するタイプ。最も多いのが、脳への転移。そのほか、肝臓や骨、副腎など、さまざまな部位に転移する。

播種性《はしゅせい》転移

がんの塊から、がん細胞がはがれ落ち、種をまくように散らばってしまうタイプの転移。肺を覆う胸膜などへの播種性転移が多い。

がんのできやすい場所

最近は肺の奥にできるがんのほうが多い

肺のさまざまな部位で、がんが発生します。肺の入り口付近にできる中心型《ちゅうしんけい》（肺門型《はいもんがた》）、肺の奥にできる末梢型《まっしょうけい》（肺野型《はいやがた》）などがあり、発生部位により、それぞれ特徴があります。

肺の膜や縦隔にもがんができる

肺の内部以外にも、がんができることがあります。左右の肺を隔てる縦隔に発生する「縦隔腫瘍《しゅよう》」、肺を覆う膜などにできる「胸膜中皮腫」は、一般的な肺がんと区別され、治療法なども異なります。

中皮腫は、肺を覆う膜にがんができる

胸膜や、胸腔の内面などに発生するものを「胸膜中皮腫（メソテリオーマ）」という。ほとんどが、アスベストを吸い込むことで起きる。急速に胸膜全体に広がるため、抗がん剤などの治療が中心になる。治りにくいがん。

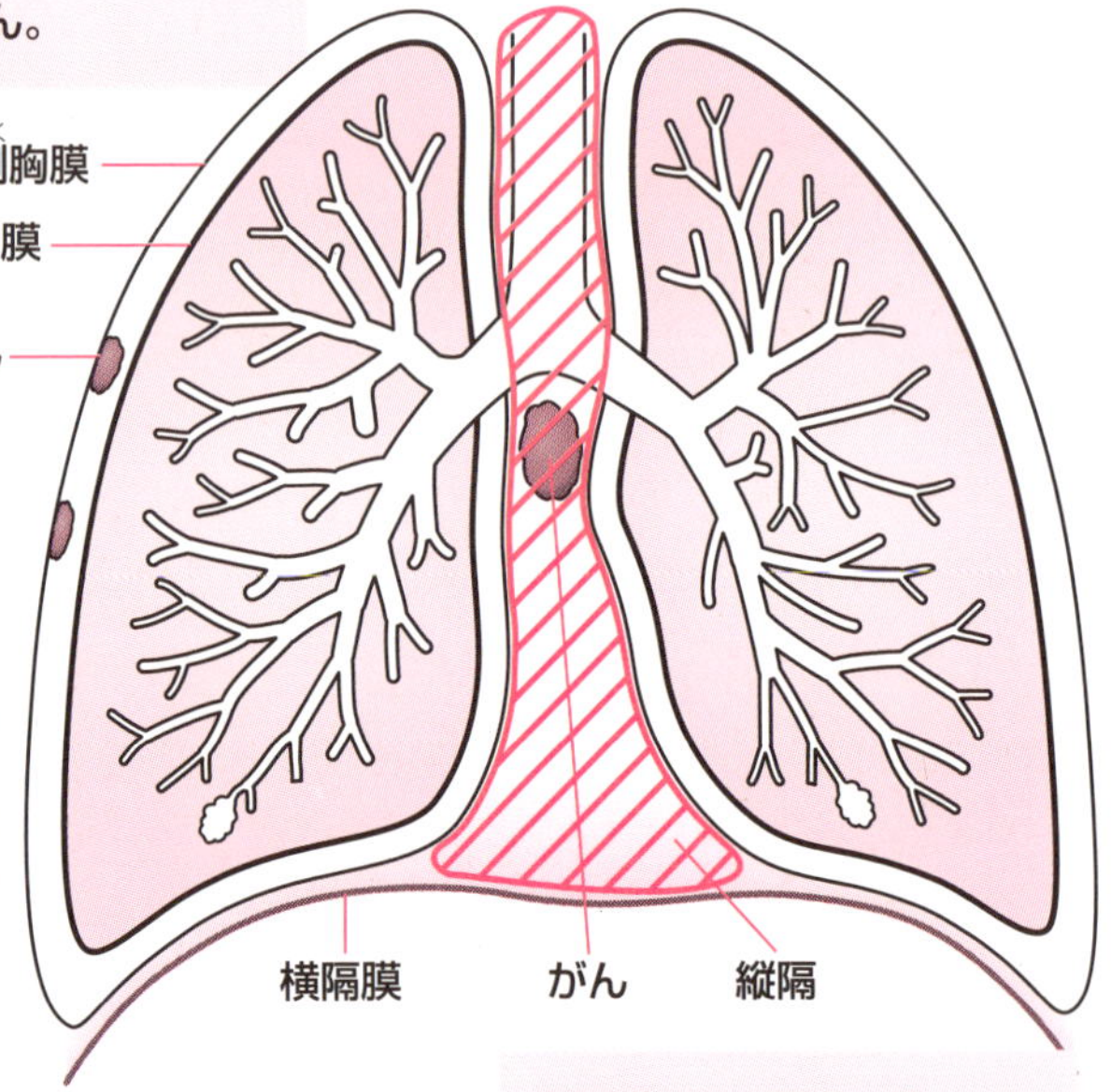

胸膜のあいだには、肺が滑らかに動くように、ごく少量の「胸水」がある。中皮腫では胸水の異常な増加が見られ、胸水から検査する

縦隔にもがんができることがある

縦隔自体は臓器ではないが、縦隔にある気管や胸腺《きょうせん》などにできる各種のがんの総称を「縦隔腫瘍」という。早期は無症状のことが多く、進行すると臓器に応じた症状が現れる。良性と悪性があり、良性は手術で切除すれば治る。

タイプによってできやすい場所も違う

肺がんにはさまざまな種類があります。がんが発生した場所による分類では、大きく二つに分けることができます。

ひとつは、肺の入り口付近、気管支の太い部分にできる、中心型（肺門型）肺がんです。咳や痰などの症状が出やすいのですが、集団

検診などでのエックス線検査では、心臓などの陰になって、発見しにくいことがあります。

もうひとつは、何回も分岐した、肺の奥のほうにある細い気管支や肺胞にできる末梢型（肺野型）肺がんです。近年は、日本などの先進国で増加しています。

喫煙者は中心部に、非喫煙者は末梢に多い

肺がんは、肺の入り口に発生する中心型と、肺の奥にできる末梢型に分けられます。中心型肺がんは、喫煙と深く関係していますが､末梢型肺がんは、非喫煙者にも多く見られます。

中心型（肺門型） 30%

太い気管支にできる

肺の入り口の太い気管支の壁の細胞が、がん化したタイプ。ヘビースモーカーによく見られるもので、肺がん全体の30%を占めている。咳や痰などの症状が、早くから現れる。

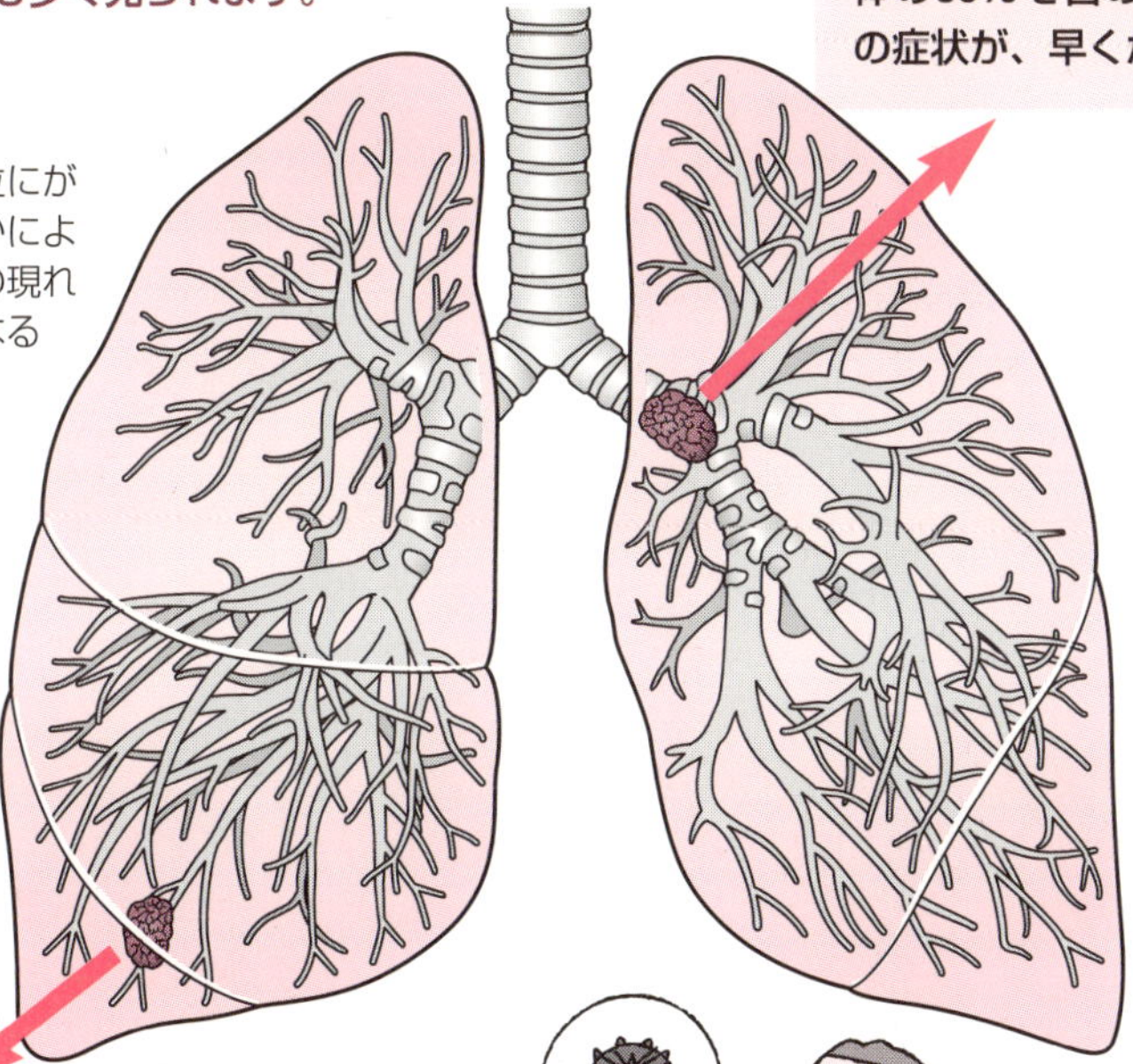

肺のどの部位にがんができるかによって、症状の現れる時期も異なる

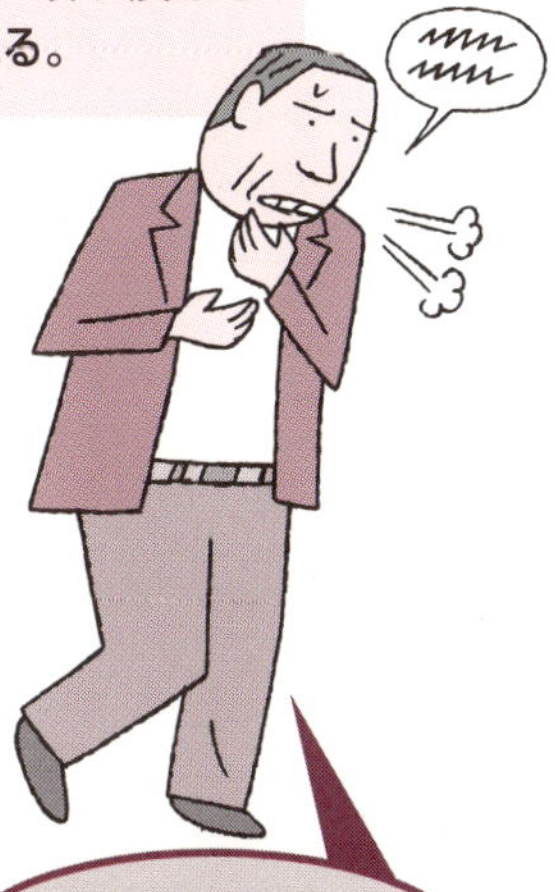

比較的早めに症状が現れやすい

中心型の場合は、咳や痰などの症状が早めに現れやすい

末梢型（肺野型） 60%

末梢の細い気管支や肺胞にできる

末梢型は、肺の奥にある細い気管支や肺胞にできるタイプ。早期のがんでは、症状は現れにくい。先進国で増えており、日本では肺がん全体の60%を占めている。

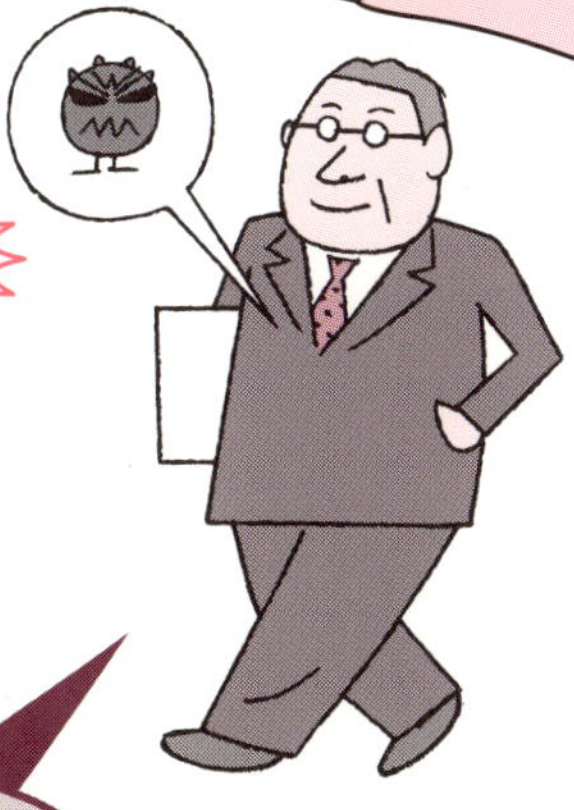

進行するまで症状がほとんどない

末梢型の場合は、かなり進行するまで、ほとんど症状が現れない

早期発見の手段

リスクのある人はCTを二〜三年に一回受ける

肺がんは、早期に発見して、的確な治療を受けることが大切です。早期には無症状の場合が多いので、早期発見には検診が欠かせません。定期的に、画像検査を受けましょう。

早く見つけられれば治る確率が高い

がんは一般に、早期に発見すればするほど、治る確率は高くなります。自覚症状が現れてから受診したときには、進行していることが多いため、治癒率が下がります。早期発見には、定期的ながん検診の受診が必要です。

だれが? 喫煙者など

リスクの高い人

40歳以上の人はみな、定期検診を受けておきたい。特に必要なのが、喫煙者など下図のような危険因子を複数もっている人。肺がんにかかりやすいことを自覚して、積極的に検診を受けよう。

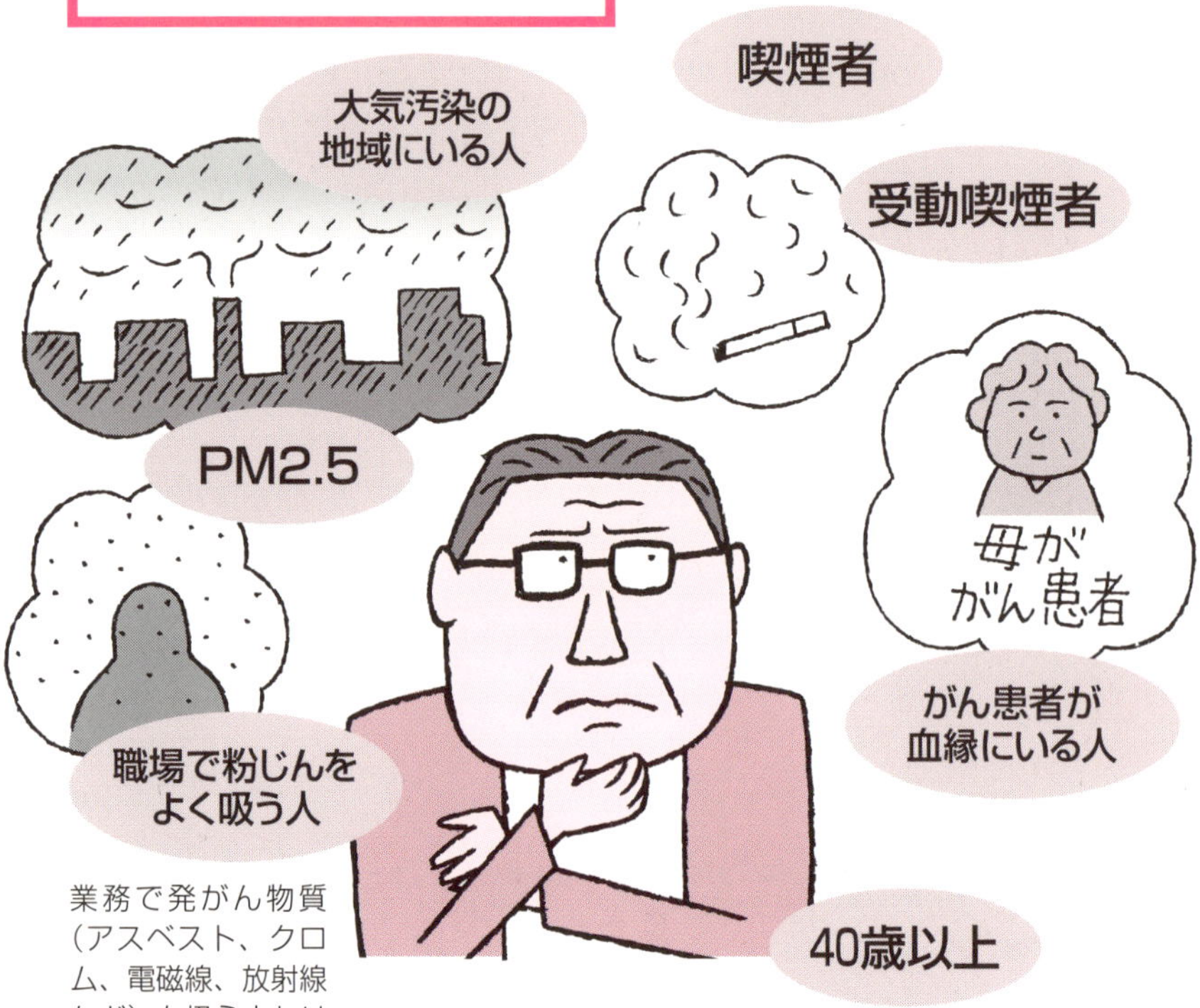

喫煙者
大気汚染の地域にいる人
受動喫煙者
PM2.5
母ががん患者
がん患者が血縁にいる人
職場で粉じんをよく吸う人
40歳以上

業務で発がん物質（アスベスト、クロム、電磁線、放射線など）を扱う人もリスクが高い

これらの要因が重複するほど、発がんのリスクが高くなる

何を？ CT検査など

画像検査がベスト

痰の中のがん細胞を検査する「喀痰細胞診《かくたんさいぼうしん》検査」だけでは、早期の肺がんを発見するのは難しい。エックス線検査やCT検査などの画像検査を、必ず受けておきたい。

どこで？ 呼吸器内科など

がんの診断ができるところ

喫煙経験がないなどリスクの低い人は、地域の集団健診でもかまわない。しかしリスクが高い人は、呼吸器内科で検査を定期的に受けておきたい。肺がん専門の呼吸器内科ならベスト。

CTなら2～3年に1回受ければOK

多方面からエックス線を照射し、コンピュータで解析するCT検査なら、肺の鮮明な画像が得られ、かなり小さながんでも発見できる。そのため2～3年に一度でかまわない。肺がんが急増する50歳以上は、CT検査がお勧め。

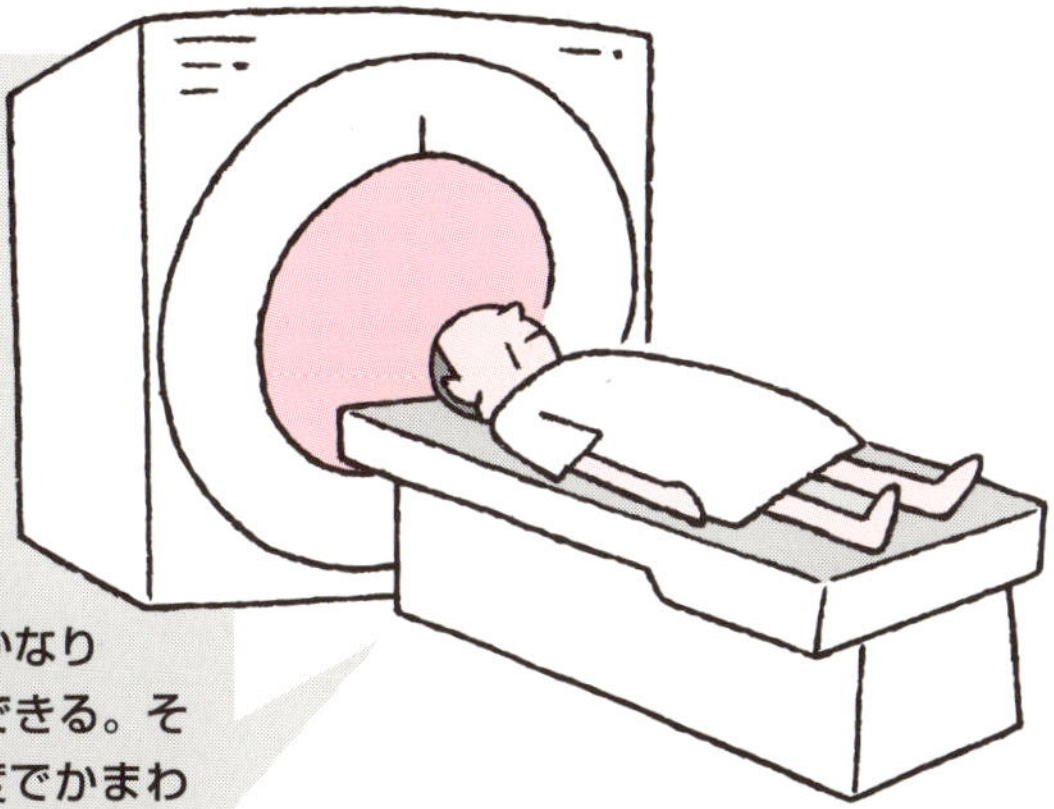

胸部エックス線は年に1回受ける

最も一般的な画像検査が、エックス線検査。ただ、がんが1.5cm以上に成長しないと、発見しにくい。したがって、毎年必ず検査を受けておきたい。

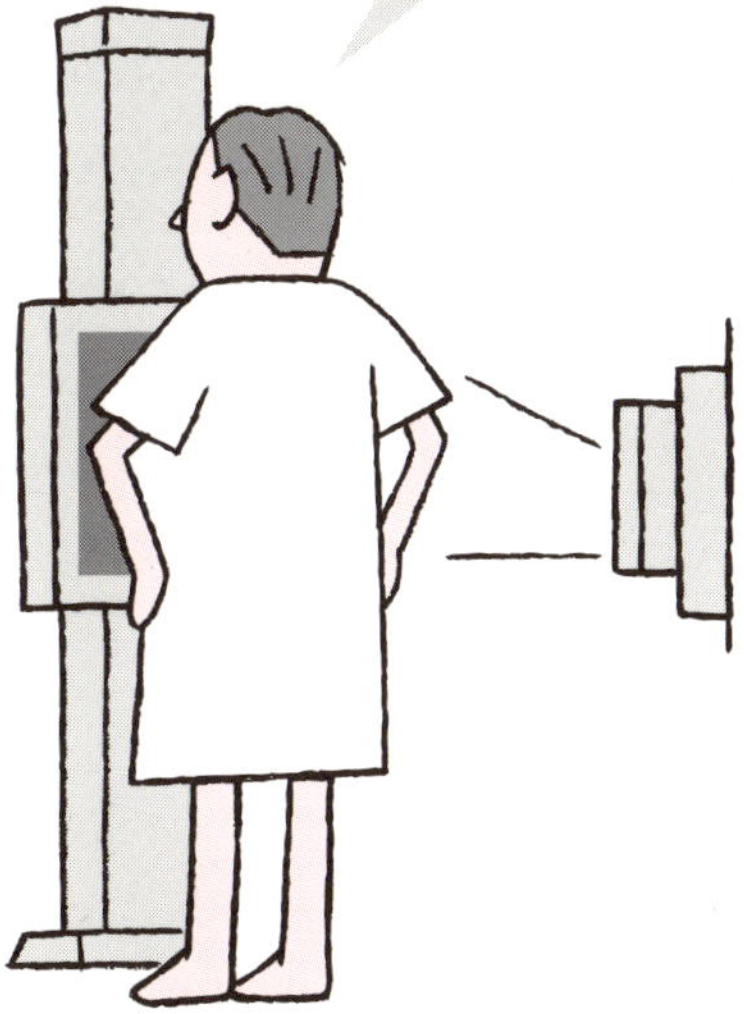

どちらも、がん検診でよくおこなわれる検査。体への負担はあまり大きくないので、定期的に受けたい

がん検診の受診者は多くないのが現状

肺がんは早期発見すれば、確実に治りますが、がん検診を受ける人が少なく、進行してから発見されることが多いのが現状です。

地方自治体でおこなっている肺がん検診を受けている人の割合は、一七パーセント*にすぎません。自覚症状が現れてからでは遅いので、ぜひ検診を受けてください。

お勧めは、エックス線検査を毎年か、ごく小さい病変も発見できるCT（コンピュータ断層撮影）検査を、二～三年に一度受けること。とくにリスクの高い人は、定期検診を欠かさないでください。

*厚生労働省、平成23年地域保健・老人保健事業報告より

予防のために①

タバコは発がん物質の塊。まずは禁煙

喫煙経験がなくても、肺がんは発生します。しかし肺がんの非常に大きな危険因子が、タバコであることは間違いありません。禁煙することが、何よりの予防法です。

禁煙後五～九年で明らかにリスクが下がる

タバコの煙のなかには、発がん物質が数十種類も含まれていることがわかっています。これらの物質を吸い込むと、その刺激で気管支などの細胞が遺伝子異常を起こし、がんが引き起こされると考えられています。

タバコは、肺がんだけでなく、口腔《こうくう》がんや咽頭《いんとう》がん、食道がん、胃がんなど、さまざまな部位のがんの危険因子でもあります。

肺がんをはじめとした多くのがんの予防のためには、禁煙にとり組むことが何より大切です。

禁煙後五～九年すれば、発がんリスクが確実に下がります。

あきらめずに禁煙を目指そう

「今からでは遅い」「何回も禁煙したのに成功しなかった」などと、あきらめている人もいるはず。今からでも決して遅くありません。成功を目指して、いますぐ禁煙を実行しましょう。

喫煙年数と本数がかさむほど危険

喫煙年数が長ければ長いほど、1日に吸う本数が多ければ多いほど、肺がん発症のリスクは高まる。銘柄のタール量や、吸い方が深さなども発症のしやすさに関係する。

▼喫煙による相対危険度

(Sobue T, et al.: Jpn. J. Cancer Res.85: 464-473, 1994.2)

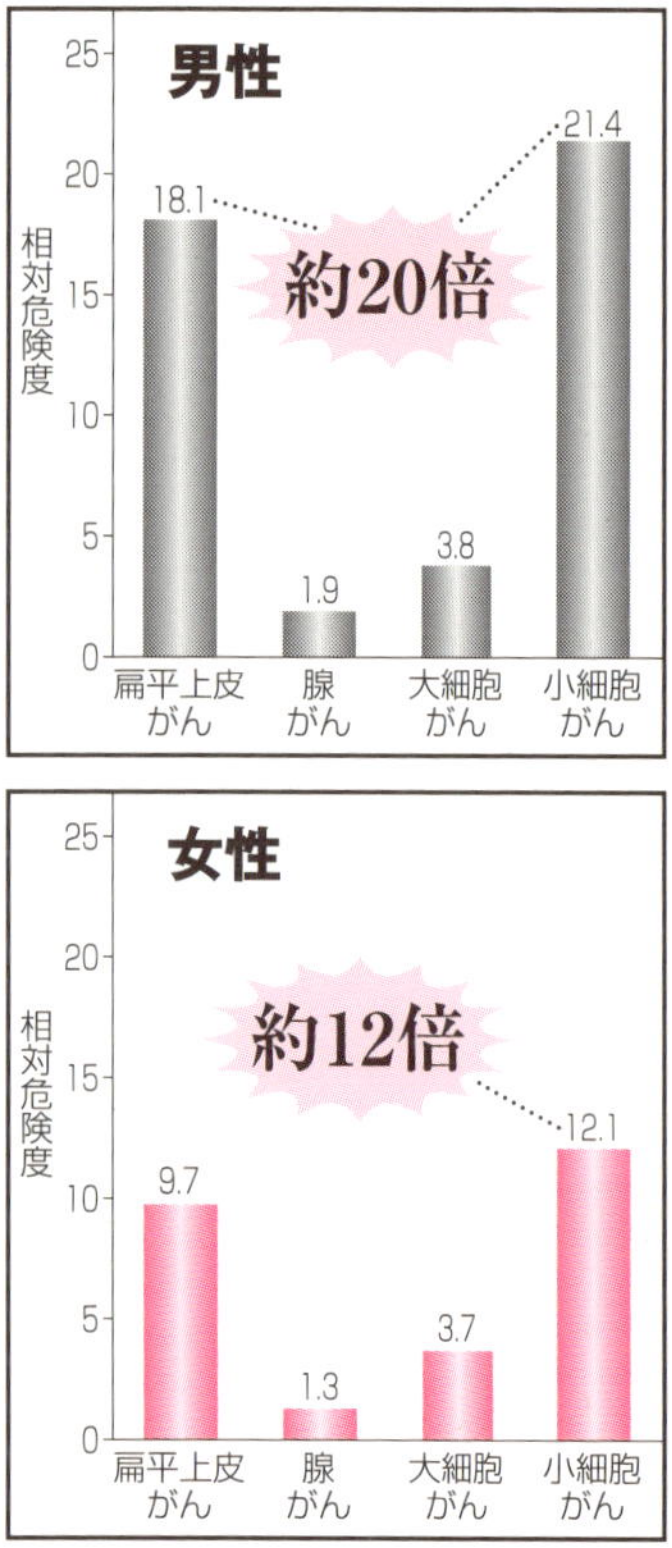

グラフは大阪での症例対象研究の結果。非喫煙者を1としたときにリスクが何倍になるかを示したもの（肺がんの種類は36ページ参照）

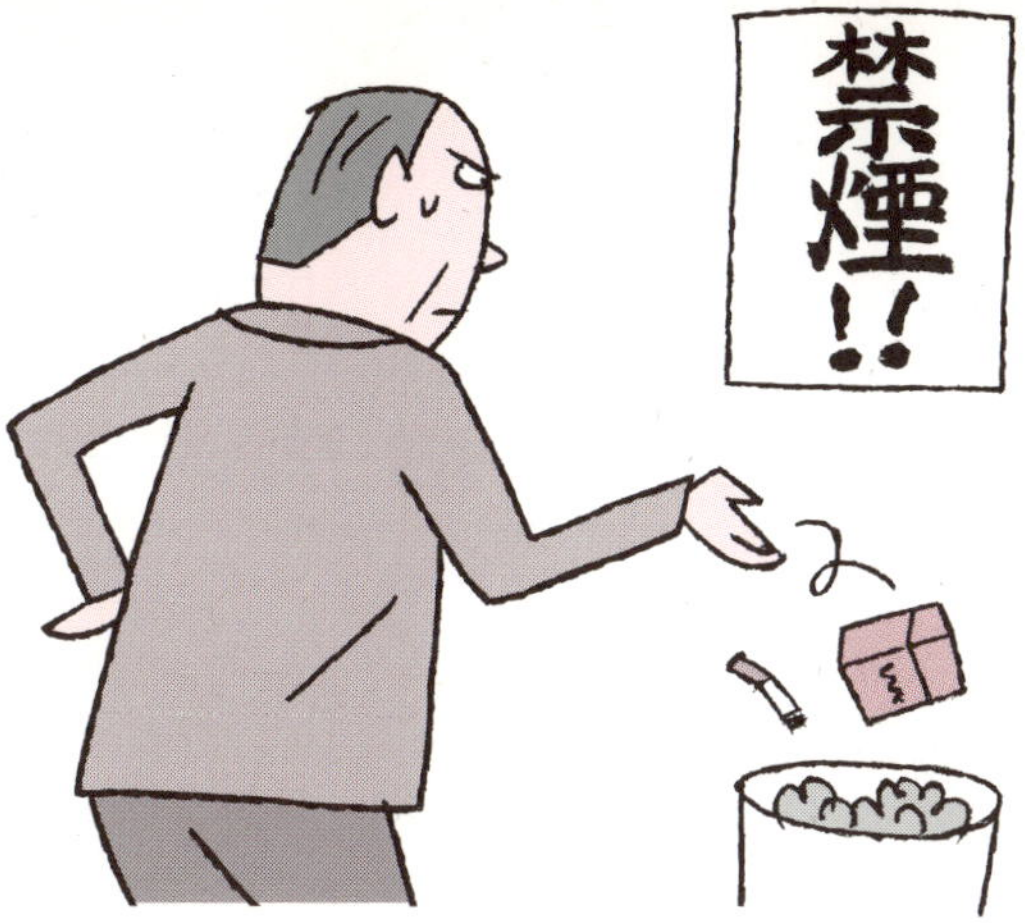

禁煙には、がん予防以外に肺気腫《はいきしゅ》やCOPDなどの呼吸器疾患、高血圧の改善など、一石何鳥ものメリットがある。確たる意思をもって禁煙に取り組もう

心理的依存を絶つ

- 灰皿やライターを捨てる
- 乗り物や飲食店で禁煙席を選ぶ
- 飲み会では非喫煙者の隣に座る　　など

なかなか禁煙ができない理由のひとつは、喫煙が日常生活の一部になり、ストレス解消や気持ちの切り替えに必要であると、心理的に依存した状態になっていること。生活を見直して、その依存を絶ちきることが必要。

ニコチン依存から抜け出す

- ニコチン入りのガムや貼り薬（処方薬）を使う
- 禁煙補助薬（処方薬）を使う　　など

タバコに含まれるニコチンに対する依存は、禁煙を困難にさせている最大原因。禁煙して体内のニコチン濃度が低下すると、イライラしたりボーッとしたりするなどの禁断症状が現れる。少しずつ禁煙して、依存を絶ちきる。

身近に喫煙者がいる場合は

- 室内での喫煙をやめてもらう
- 定期的に検査を受ける　　など

肺がん発症リスクが高いのは、一緒に暮らし、タバコの煙にさらされている家族も同じ。少なくとも室内での喫煙をやめてもらい、家族も定期検診を欠かさないようにしよう。

医療機関を利用して禁煙する方法もある

自分の意思だけでは禁煙できない場合、禁煙外来などを受診するとよいでしょう。ニコチン入りのガムやパッチ（貼り薬）を使い、少しずつ依存から離脱していきます。禁煙補助薬などもあります。

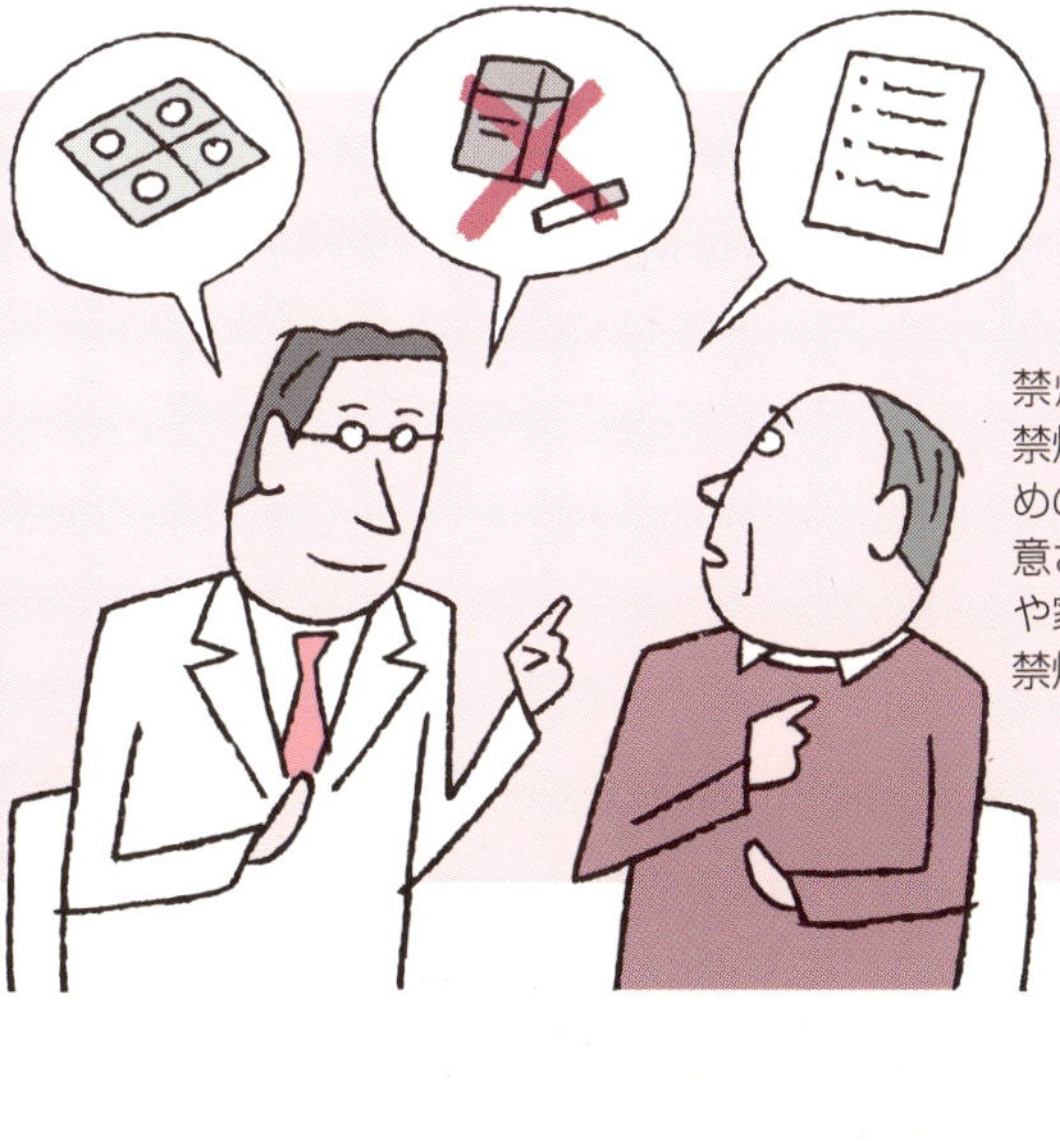

禁煙外来などでは、禁煙を成功させるためのプログラムが用意されている。医師や家族と二人三脚で禁煙を成功させよう

予防のために②

食事は偏らずにとり、適度に運動する

肺がんをはじめ、がん全体を予防するには、食事や運動などの日常生活での注意も必要です。がんを防ぐ生活は、体全体の健康維持につながるだけに、全ての人におすすめです。

肺がんだけでなく全身のがんの予防にもなる

肺がんを予防する食事や運動など日常生活の注意は、肺がんだけでなく全身のがん予防にもつながります。さらには高血圧や糖尿病などの生活習慣病を防ぎ、全身の健康維持に役立ちます。

むやみにサプリメントをとっても意味がない

がん予防に効果的とされる食べ物や栄養素も、たくさん摂取するとかえって逆効果という場合があります。したがって、それらの食べ物やサプリメントを過剰に摂取しても意味はありません。

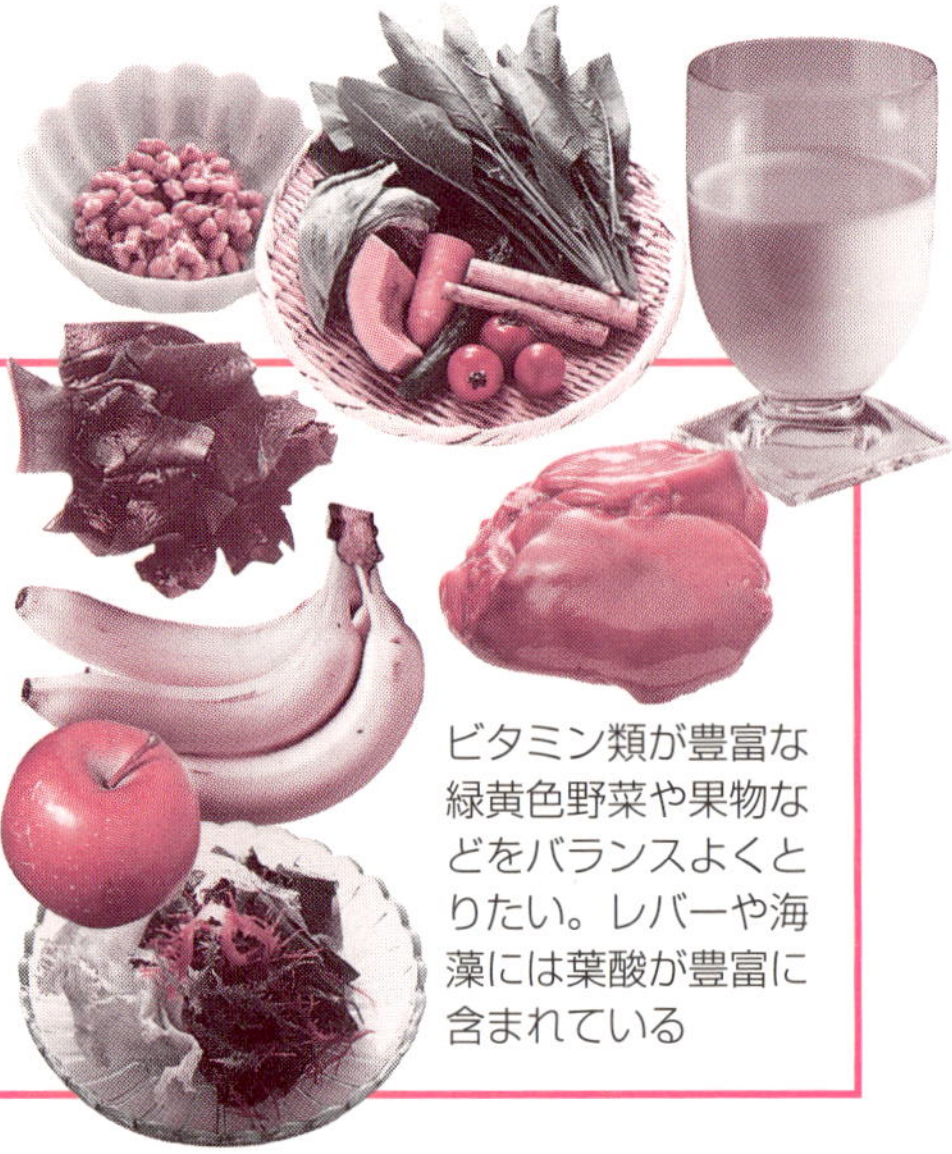

ビタミン類が豊富な緑黄色野菜や果物などをバランスよくとりたい。レバーや海藻には葉酸が豊富に含まれている

ビタミン類は特に積極的にとりたい

ビタミンB類、とくに葉酸（ビタミンB複合体）やビタミンCなどのビタミン類は、がん予防につながるとされる。外食中心の生活では、摂取不足になりがちな栄養素。右のような食品を積極的にとりたい。

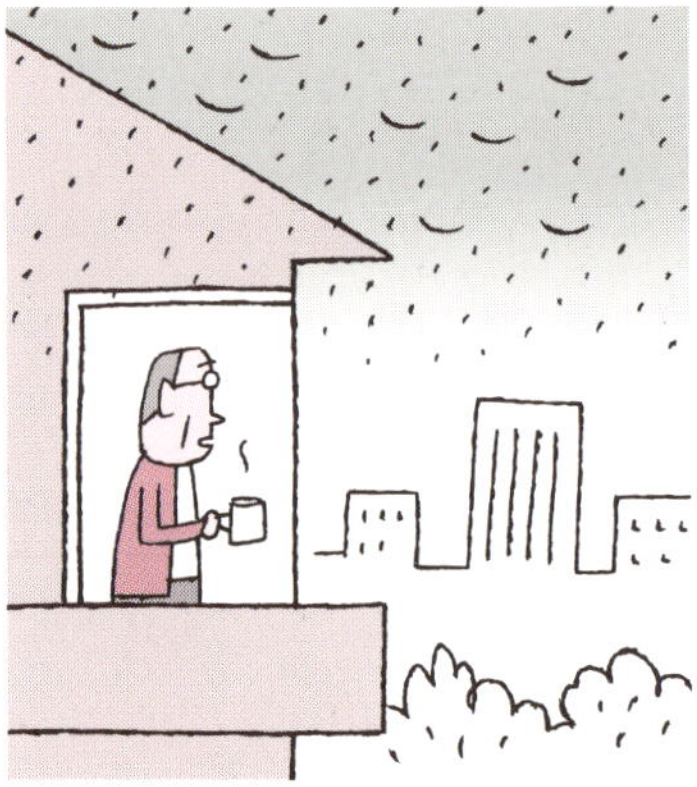

大気汚染対策は、なるべく避けるしかない

目に見えない大気汚染物質、話題のPM2.5も、肺がんの原因のひとつ。汚染のひどい場所にはなるべく行かないようにしたり、仕方なく行く場合はマスクをするなどして、できるだけ吸い込まないように工夫をする。

室内では空気清浄機を使う。洗濯物は室内干しにしたり乾燥機にかける大切なのは、偏らずに、まんべんなく栄養をとることです。どうしても不足がちになる、野菜や果物を積極的にとりましょう。また、塩分摂取はなるべく控えます。

　適度な運動をして、体内の代謝を活発にすることも、がん予防に効果があります。特別な運動をしなくても、日々、活動的に過ごすことが重要です。

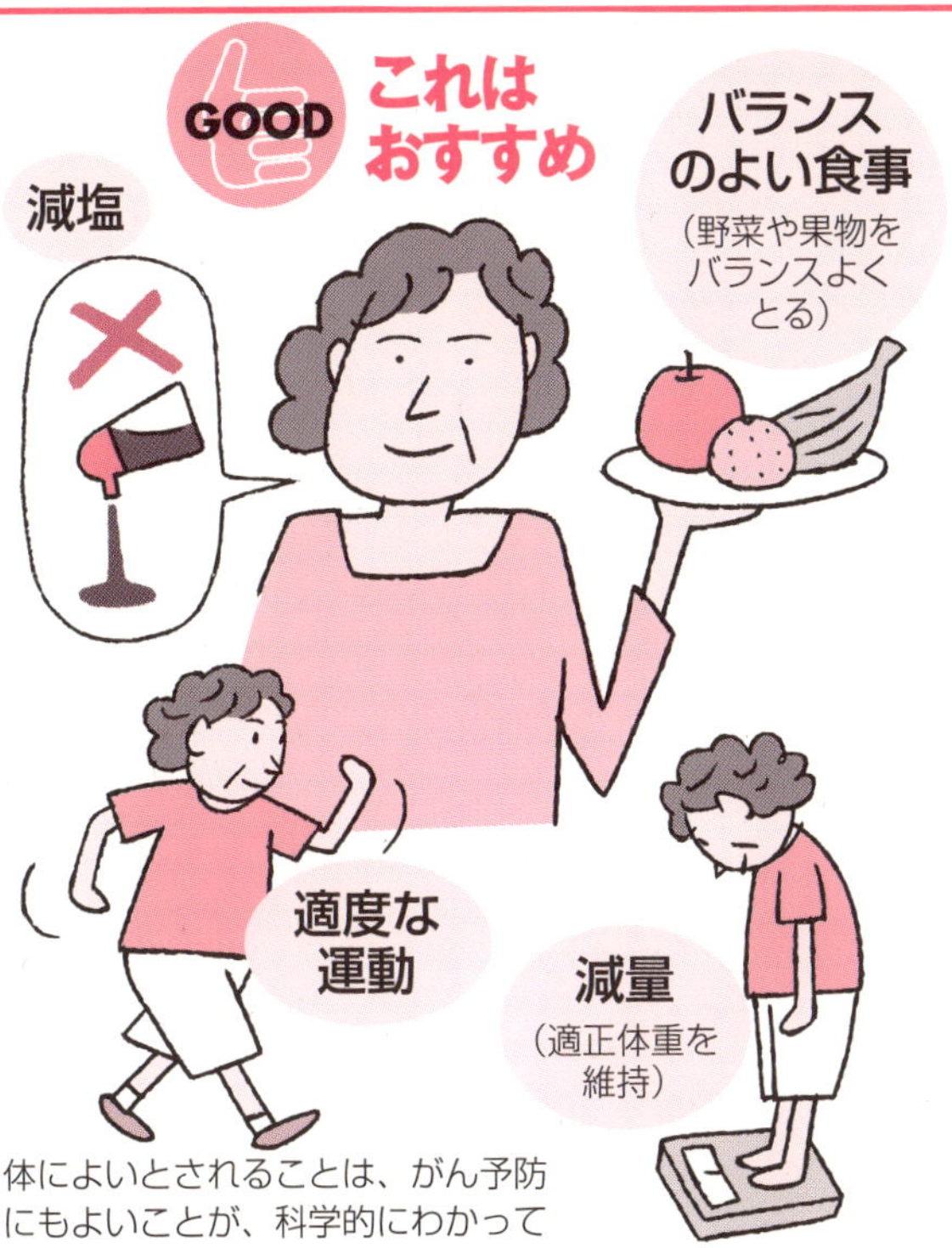
GOOD
これはおすすめ
減塩
バランスのよい食事
（野菜や果物をバランスよくとる）
適度な運動
減量
（適正体重を維持）

体によいとされることは、がん予防にもよいことが、科学的にわかっている。積極的におこなおう

体によいことは実行しよう

　栄養バランスのよい食事や適度な運動をはじめ、減量、減塩、動物性脂肪を控えるなど、健康によいとされることはたくさんある。健康にプラス＝がん予防にもプラスと考え、積極的に生活に取り入れよう。

体を傷つけるようなことは止め、持病はきちんと治す

　熱い飲食物や喫煙、大量飲酒などは、知らず知らずのうちに体を痛めつけ、発がんを促進させてしまうこともある。肺がんと関連する「COPD」や「じん肺」などの肺疾患には、きちんと対処を。

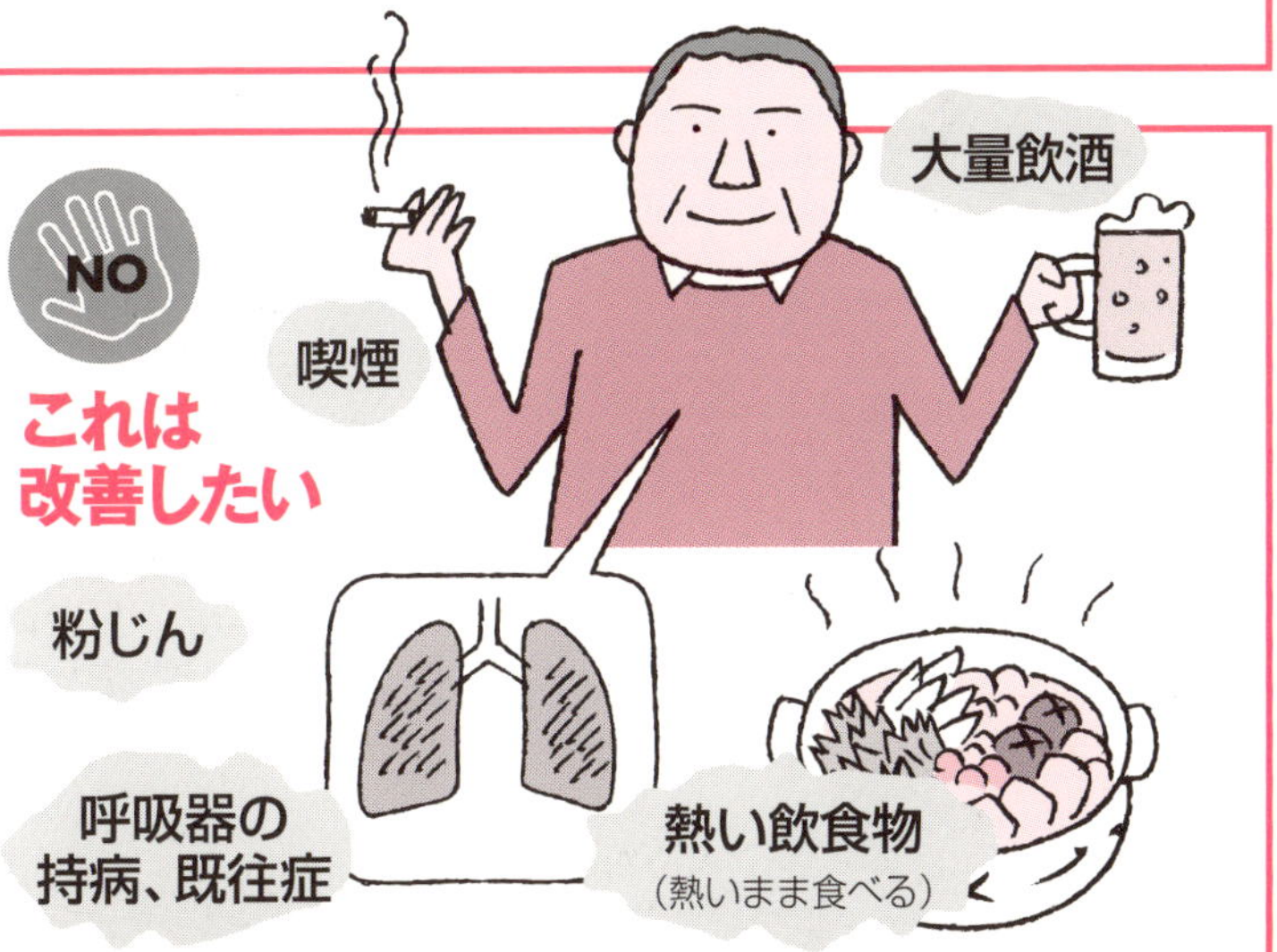

改善できるものは、きちんと改善しておく

COLUMN

血縁者にがん患者がいる人は特に注意

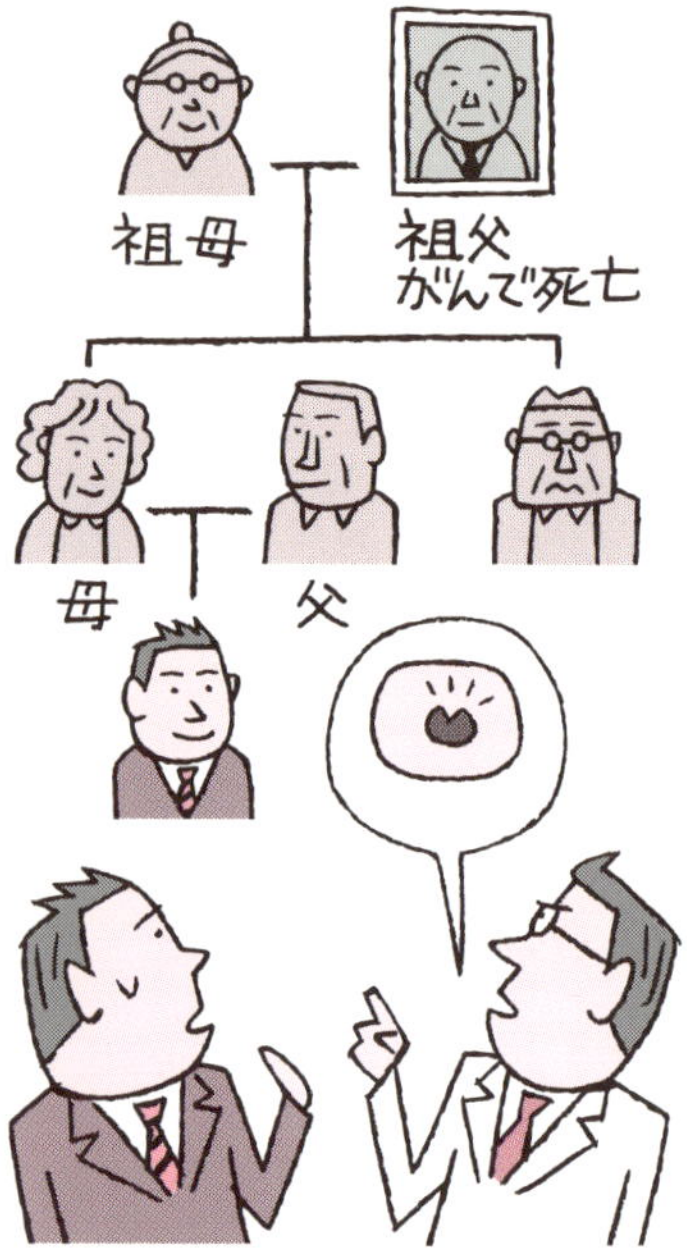

検診をこまめに受けよう

遺伝子（細胞）に傷がつきやすいという体質は、血縁者に遺伝する。血縁者にがん患者がいる人は、40歳以上になったら定期的に検診を受けよう

がんになりやすい体質は遺伝する

がんは、細胞の増殖にかかわる遺伝子の傷が、積み重なって起きます。この傷ついた遺伝子自体が、遺伝するわけではありません。

ただ、遺伝子の傷つきやすさという体質は遺伝します。肺の細胞が傷つきやすい人、胃の細胞が傷つきやすい人など、傷つきやすい部位も人それぞれあると考えられています。

血縁者に肺がんの人が多いと、肺の細胞の傷つきやすさが遺伝している可能性があります。そうした体質的な遺伝から、がん患者になる危険性は高くなるわけです。

ただし、がん患者が血縁にいないからといって、がんが絶対発生しないということはありません。

ごく一部に、遺伝性（家族性）のがんもありますが、一般的ながんはこれとは違います。

生活習慣が似ているのも要因のひとつ

家族や血縁者は、生活習慣も似ているものです。食べ物の好き嫌い、過食・運動不足など肥満を起こしやすい生活、喫煙や大気汚染などの生活環境……。

体質的な遺伝に、こうした共通の要因も加わるため、血縁者にがんが多くなると思われます。

2

検査と診断が治癒への第一歩

がんが疑われたら、がんの大きさや転移の状況を
詳しく調べなければなりません。
精密検査の結果から、がんの進行度（病期）が診断されます。
それによって今後の治療法や見通しも決まってきます。

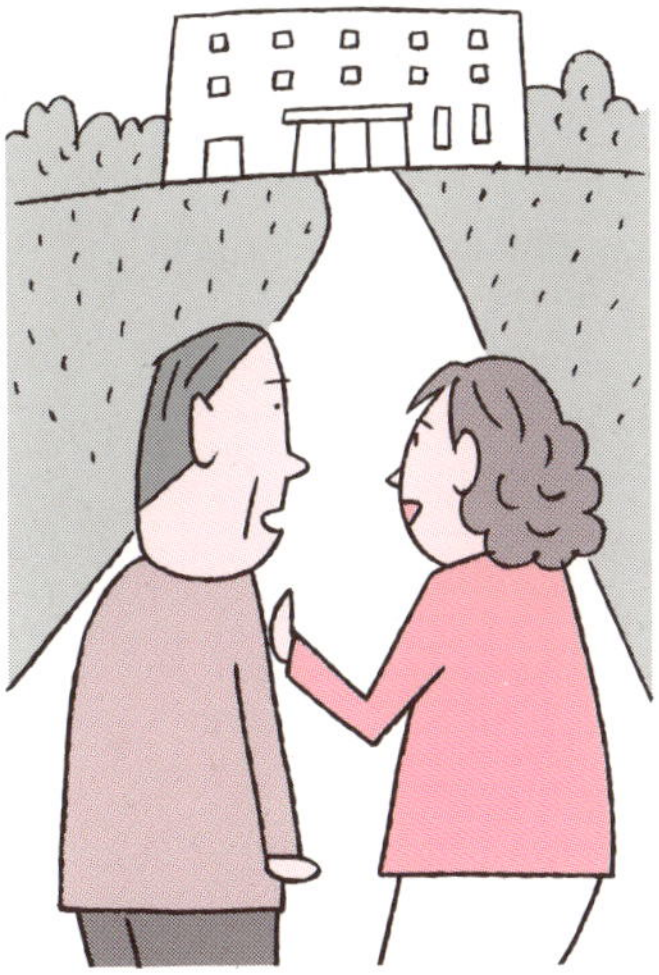

がんと診断されるまで

画像や細胞から、種類や病期を診断する

がん検診や症状などから、肺がんの疑いがあるときは、より詳しい検査をおこない、がんか否かを確定します。がんの広がり具合も詳細に検査して、治療方針を決めます。

受診

症状がある人や検診で要精検になった人は肺がん専門の医療機関へ

肺がんが疑われたら、肺がんが得意な呼吸器内科や外科を受診。最初は問診がおこなわれる。症状や生活状況、既往症（過去にかかった病気）などが、診断の重要なデータになる。

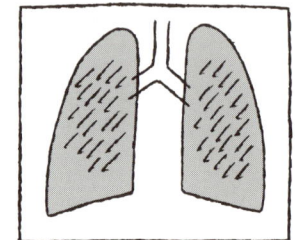

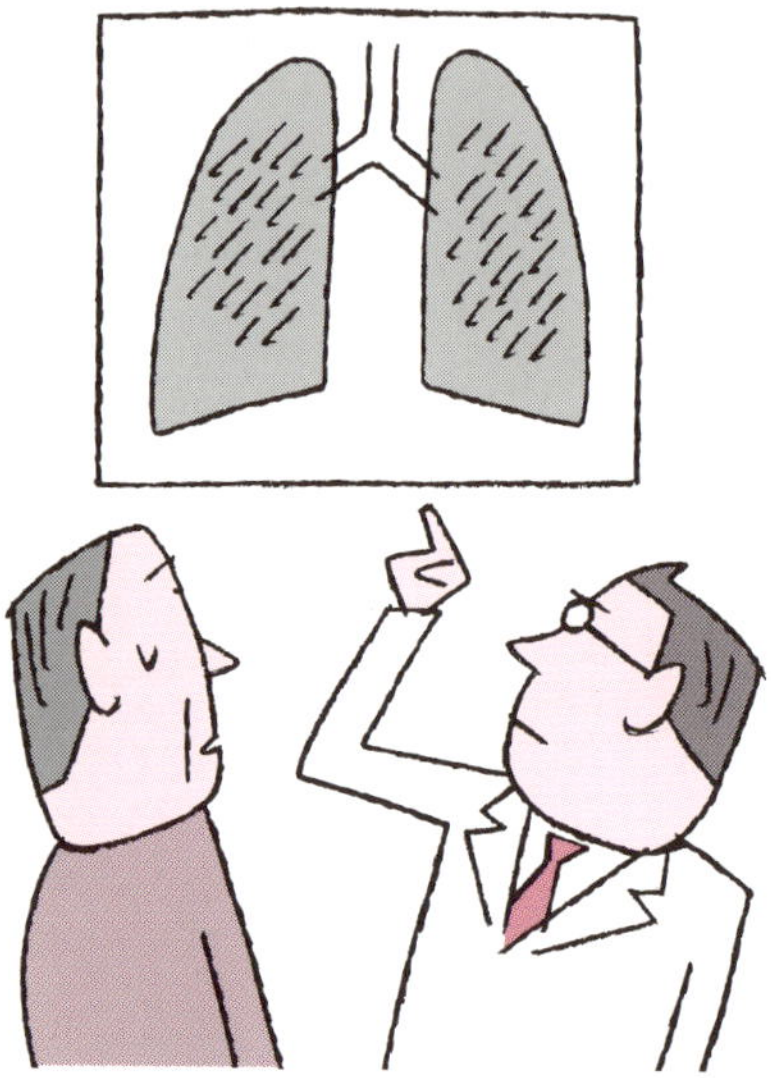

検診で「要再検査」「要精検」などの結果が出たら、必ず医療機関を受診する。がんなどの病気が診断できるところにしよう

体に負担の少ないものからおこなう

診断のための検査は、まず体に負担の少ない画像検査から始めます。その結果、より詳しいデータが必要な場合は、多少体に負担のかかる検査がおこなわれることがあります。

画像検査

●CT検査
●エックス線検査
異常の有無やその部位を調べる

外来でできる画像検査を受け、肺の状態をみてもらう。異常の有無、どのような異常か、がんの可能性をチェックされ、ほかの病気との鑑別をされる。確定診断まではできないが、専門医なら肺がんか否かは、推定できる。

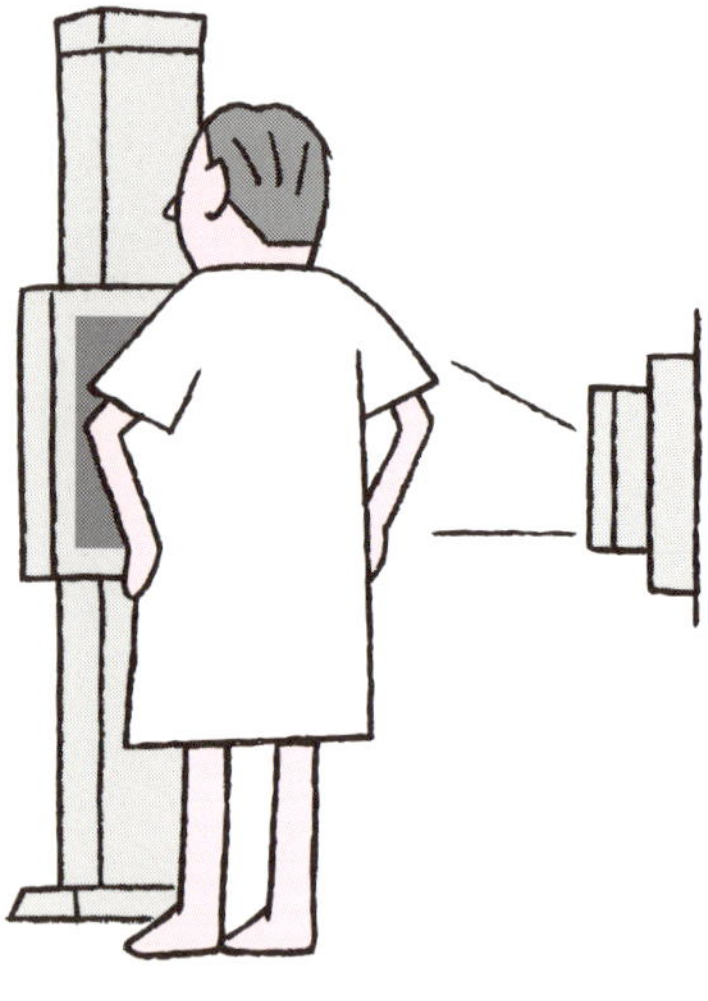

自治体や企業の集団がん検診では、胸部エックス線検査が一般的。検診でがんが疑われたら、肺がんを専門とする医療機関でCT検査を受けることが多い

検診でがんが疑われ症状があったら必ず受診

肺がん検診で、精密検査を勧められても（要精検）、多忙なことなどを言い訳に、つい放置しがちです。咳や痰などの症状があった場合も、働き盛りの年代では特に、どうしても受診が遅れてしまいます。

検診でがんの疑いがあったり、呼吸器症状があったりしても、詳しい検査の結果、特に問題がないこともよくあります。しかし肺がんの可能性もあるのですから、精密検査は必ず受けてください。

肺がんの疑いがあるとき、医療機関では詳細な画像検査をおこなったり、肺の細胞を採取して調べたりして、がんの有無を診断します。さらにどの程度進行しているかを判定し、それをもとに治療方針を決めていきます。

進行度診断に必要なのは3つ

- ●原発巣《げんぱつそう》（最初のがん）の状態（T因子）
- ●リンパ節転移の状態（N因子）
- ●ほかの臓器への転移の状態（M因子）

がんの病期（ステージ）を決める要素は、最初に発生したがんの深さや大きさ、リンパ節転移の状態、ほかの臓器への転移の有無。3つを総合判定して病期を決める（38ページ参照）。

確定診断

●経皮的針生検
●気管支鏡検査　など
がんかどうかを調べる

肺がんの疑いが濃い場合、がん細胞の有無を確認する。気管支鏡を入れたり、皮膚の上から針を刺したりして、がんとおぼしき患部の組織の一部を採取して、がん細胞の有無やがんの種類を顕微鏡で調べる（32ページ参照）。

病期診断

●CT検査、MRI検査
●骨《こつ》シンチグラフィー
●FDG-PET　など
がんの広がり、転移を調べる

詳細な画像検査を受け、がんができている場所、深さ、大きさ、リンパ節転移や、ほかの臓器への転移の有無などを、詳しく調べる。それによって、肺がんの病期（進行度）を確定する。

総合判定と治療方針の決定

検査の結果を総合して最終診断がおこなわれる。その診断をもとに、考えられる治療法を医師から説明を受け、患者さん本人が納得のいく治療方針を決める（インフォームド・コンセント）。

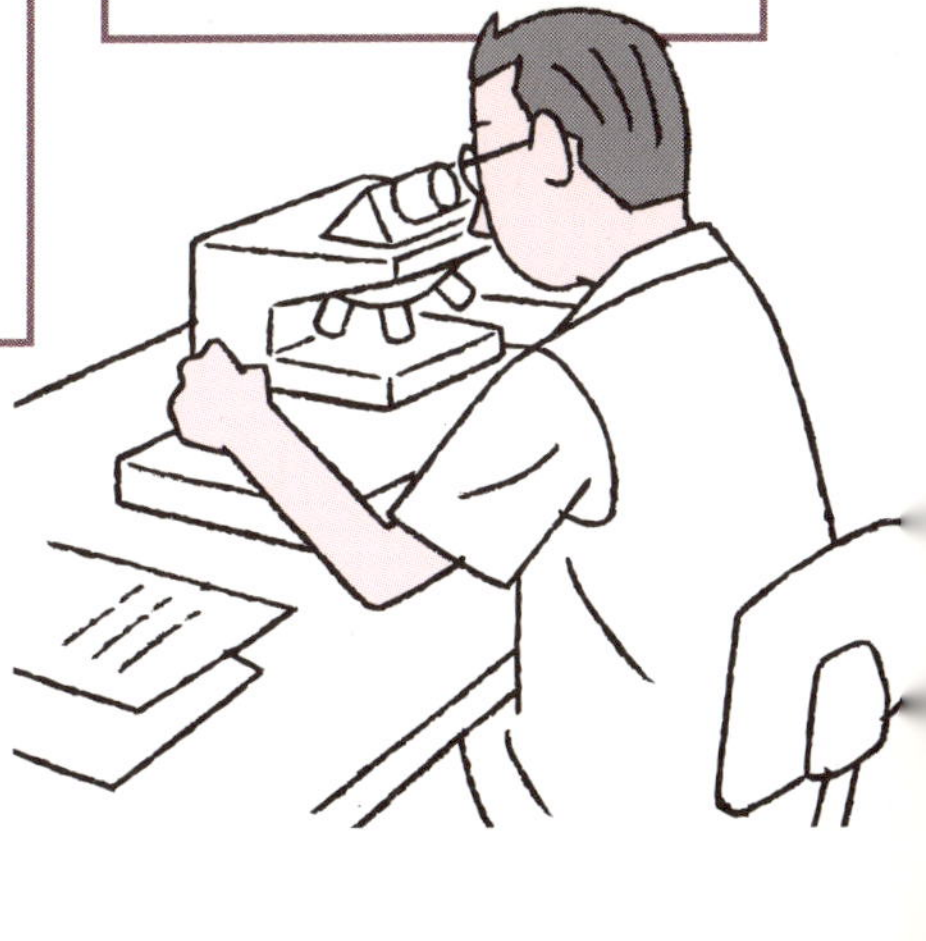

採取した組織は、顕微鏡で細胞の形などを詳しく調べる。細胞の形から悪性度や予後（今後の病状の見込み）も予測できる

画像検査

CTで小さいがんを見つけられる

肺の異常を発見するのに威力を発揮するのが、画像検査です。特にCT検査では、ごく小さいがんも発見でき、がんの広がり具合なども詳しくわかります。

確定診断の方法を決めるためにも重要

体の内部を見ることができる画像検査は、肺がん診断の最重要検査法です。主におこなわれるのは、胸部エックス線検査と、CT検査です。特にCT検査は、小さながんまで発見できるため、欠かせない検査法です。

画像検査では、がんの有無や広がり具合などを調べますが、もうひとつ重要なのが、確定診断の方法を決めることです。CT検査で判明した、がんの位置などにより、確定検査の方法を選択します。

なお、エックス線検査やCT検査は、体への負担が少ないとはいえ、放射線被曝《ひばく》の問題はあります。

画像で異常の存在を確認

体の内部は直接見ることができませんが、画像検査なら、体にあまり負担をかけずに詳細に内部を観察できます。それにより肺の異常の有無や、異常の程度を判定することができます。

エックス線検査

簡単で被曝量も少ない 最も基本的な検査

通常は、背中方面から放射線を当てて撮影する、最も一般的な検査。被曝量が少なく、繰り返し受けられるため、がん診断のためだけでなく、鑑別診断や治療後の判定検査など、さまざまな目的でおこなわれる。

利点
- 簡便で、検査時間が短い
- 痛みなどなく受けられる

欠点
- ごく初期の病変が写らないことがある　など

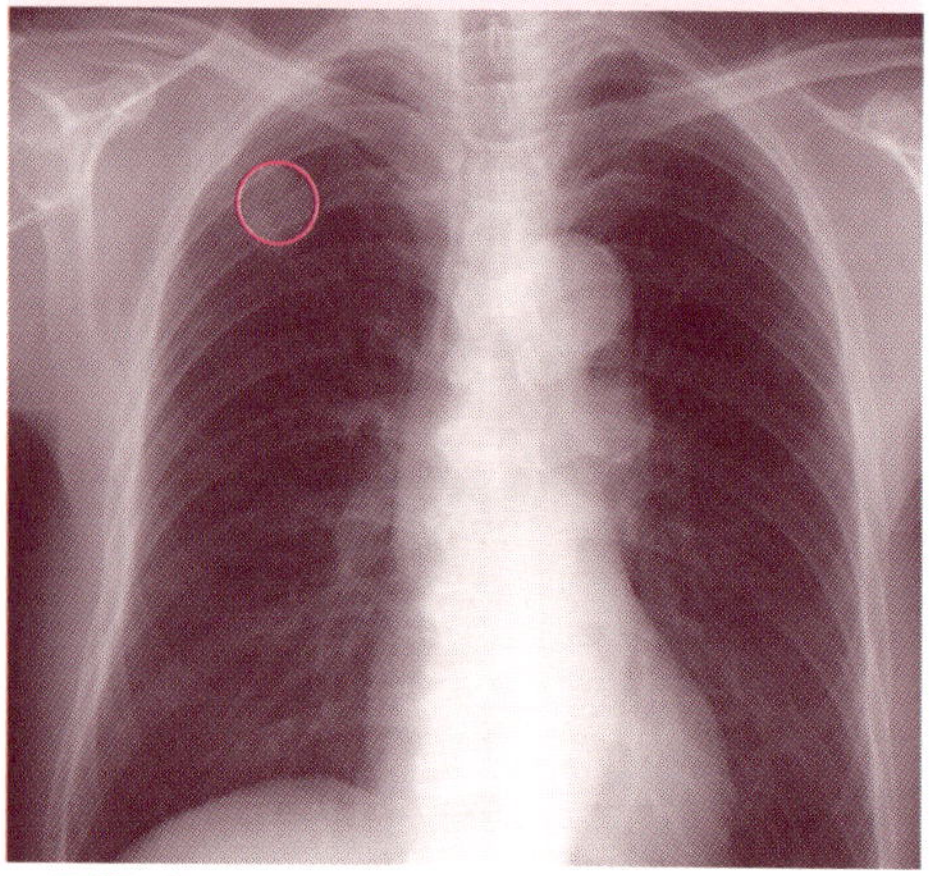

▲早期がんのエックス線写真
右肺（写真左側）の丸い影（丸で囲んだところ）が肺がん。この後精密検査をしたところ、腺がんで病期ⅠAだった（治癒率は89.3%）

CT検査

1cm以下のがんも見つけられる

CT（コンピュータ断層撮影）検査は、検査装置の中心に体を入れて、エックス線を当ててコンピュータ解析し、詳細に画像化する重要な検査法。造影剤を入れてから撮影する方法もある。

利点
- ●体への負担はほとんどない
- ●数mm単位の小さな肺内の異常を発見できる

欠点
- ●多少時間がかかる（5分以内）
- ●エックス線検査より被曝量が多め

など

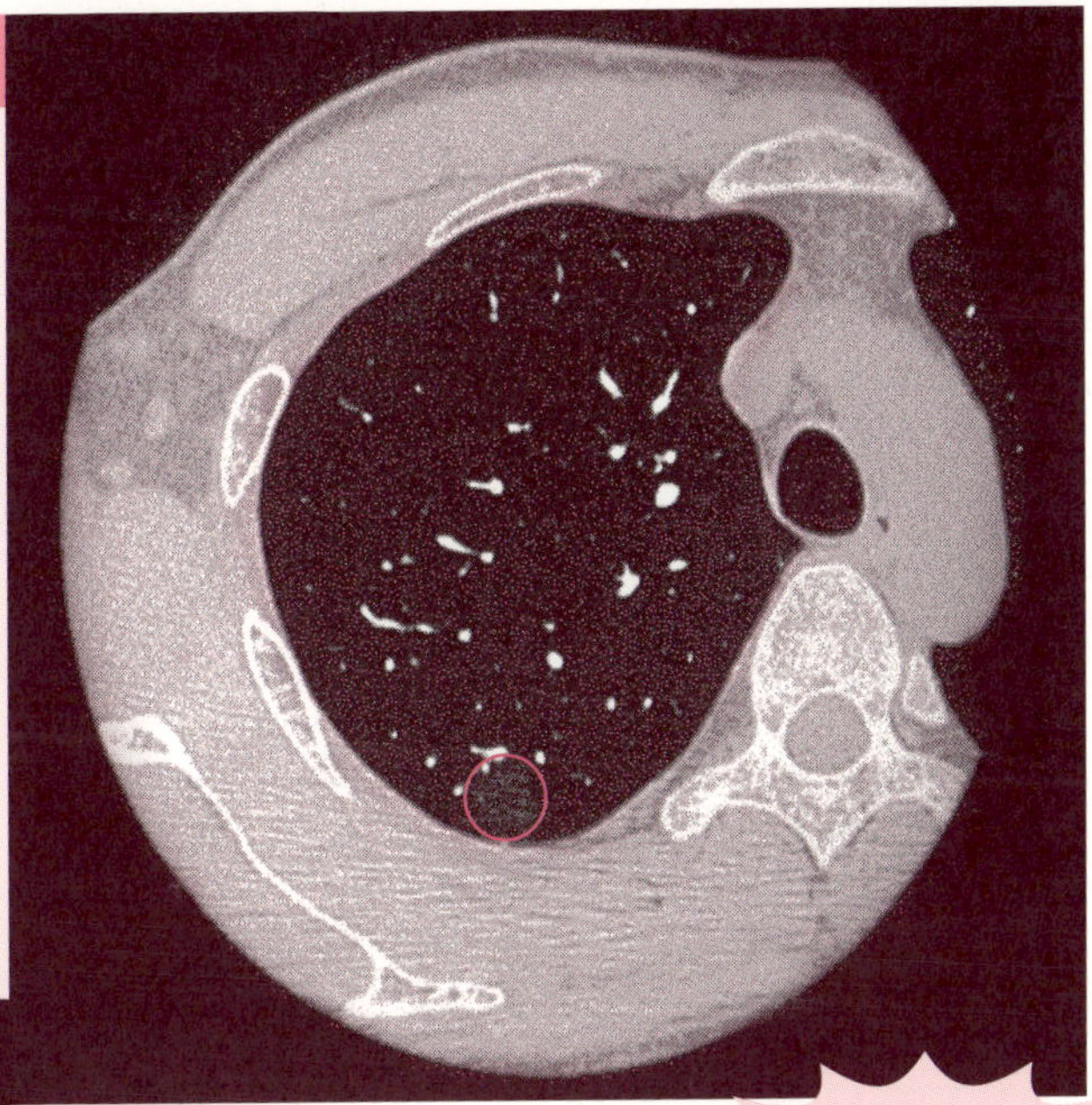

▲ごく早期の肺がん（GGO）

丸で囲んだすりガラスのような陰影を、GGOという。早期がんのなかでも最も早い時期のもの。部分切除が可能で、リンパ節切除も不要。予後が良く、100%の完治が可能。CTでなければ発見できない。

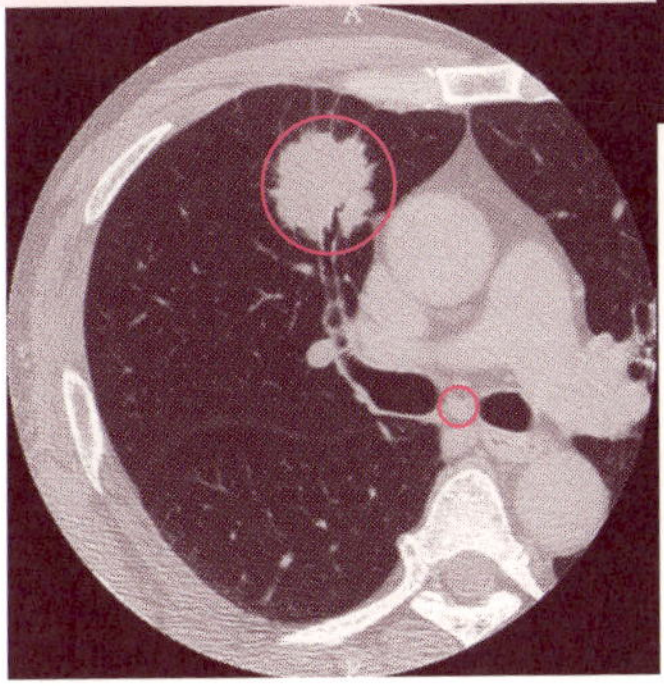

◀進行した肺がん（ⅢA期）

丸の中の白い部分ががん。特に上の影は、輪郭がギザギザしている様子から、腺がんとわかる。下の小さな影は、気管支分岐部のリンパ節の転移（治癒率46%）

検診では喀痰細胞診がおこなわれることもある

痰の中に、がん細胞が含まれていることがあるため、意図的に痰を出して、がん細胞の有無を調べるのが喀痰細胞診検査。簡単な方法で、肺がん検診にも用いられているが、がん細胞を検出できる確率は高くない。

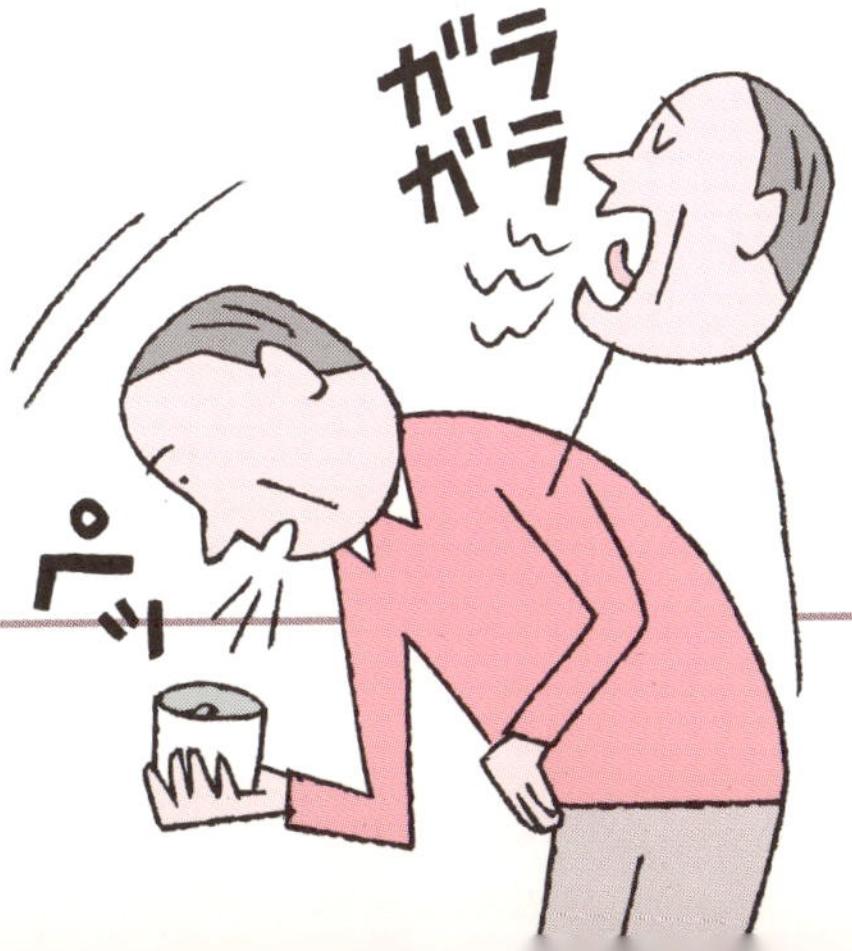

①起床後、水でうがいをして、口のなかをきれいにする

②大きな咳をして、検査容器の中に痰を出す。唾液などができるだけ混ざらないようにする

確定診断の検査

気管支鏡や針生検でがんの種類を調べる

画像検査だけでは、肺がんの確定診断はできません。画像検査で疑いがあったときは、気管支鏡検査や針生検をおこなって、採取した細胞や組織を調べます。

採取方法は病変の部位によって決まる

中心型肺がんでは、「気管支鏡」、末梢型肺がんでは、「針生検」「ナビゲーション細気管支鏡」が適しています。そのほか、胸にいくつか孔《あな》を開けて内視鏡を入れる「胸《きょう》腔鏡《くうきょう》」による検査法もあります。

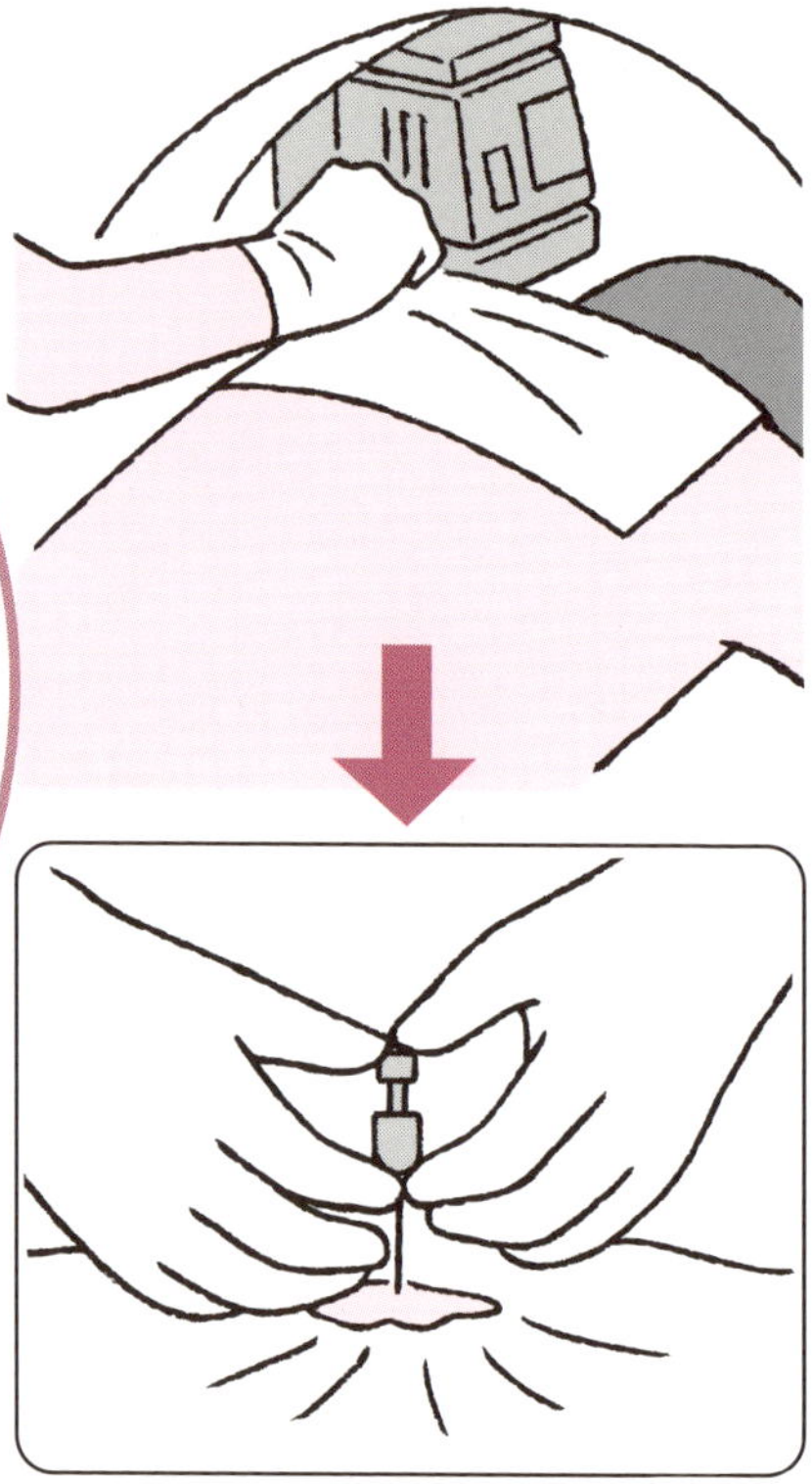

CTやエックス線で、針を刺す部位を確認しながら、組織の一部を採取する。近年はナビゲーション細気管支鏡検査の普及で、減少傾向にある

がんの細胞を採取し、正確に診断するのが目的

確定診断では、実際に肺の病変を採取します。

方法の一つが、「気管支鏡検査」です。口から肺の内部まで、気管支鏡を挿入して、内部を直接観察したり、病変の一部を採取したりします。とくに中心型肺がんの場

末梢型の肺がんにおこなう

経皮的肺針生検

エックス線やCTで体内を透視しながら、生検用の針を皮膚から肺に向かって刺していき、細胞や組織を採取する。胸腔に胸水がたまりやすいタイプのがんの場合、同様の方法で水を抜くこともある

入院　1〜2泊

合併症
●気胸《ききょう》（肺が裂けてしぼむ）
●出血（喀血《かっけつ》。口や鼻から血が出る）　など

検査時間は15〜30分程度だが、各種合併症が起こる危険性があるため、検査入院が必要

合に、よくおこなわれます。

末梢型肺がんの場合には、胸の皮膚から肺に針を刺して病変を採取する方法や、ナビゲーション細気管支鏡検査があります。

細胞や組織を採取したら、顕微鏡で、がん細胞の有無を調べます（細胞診、組織診）。この検査でがん細胞の存在が確認されれば、ここで初めて肺がんと診断されます。

採取した細胞を顕微鏡で調べる

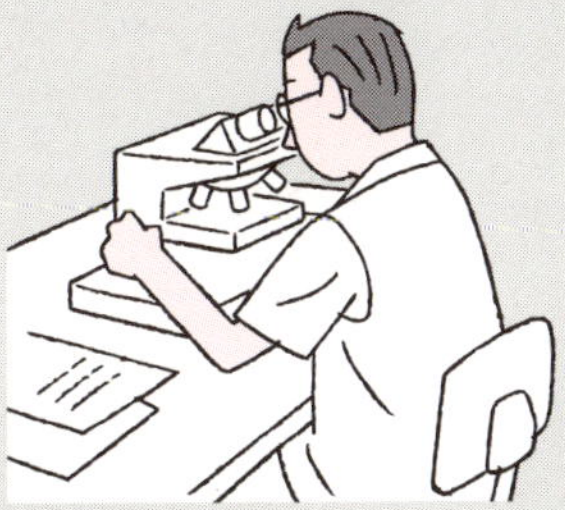

細胞の形によって、がんの種類がわかる（36ページ参照）

採取した細胞や組織は、顕微鏡で詳しく調べる。がん細胞の有無だけでなく、がんの種類も推定できる。組織のほうは採取量が多くなるが、細胞の並び具合などもわかり、より多くの情報が得られる。

中心型の肺がんにおこなう 気管支鏡検査

のどや気管の粘膜に、局所麻酔と鎮静剤を施してから、気管支鏡を挿入する。気管支壁の状況を確認しながら進んでいき、病巣に到達したら、処置具を用いて、細胞や組織を採取する

入院　一般的には日帰り（1泊する場合も）

合併症
- ●出血（検査中〜検査後）
- ●気胸
- ●発熱、肺炎
- ●麻酔薬によるアレルギー　など

検査後、麻酔が切れるまで2時間ほど飲食禁止。麻酔の効果が消えれば、通常の生活に戻れる

末梢型の肺がんにおこなう ナビゲーション細気管支鏡検査

細い気管支鏡をCTとコンピュータで病変部に誘導して、細胞や組織を採取する。比較的新しい検査方法で、施設によっては受けられない場合もある。入院日数や合併症などの注意点は、気管支鏡検査と同じ

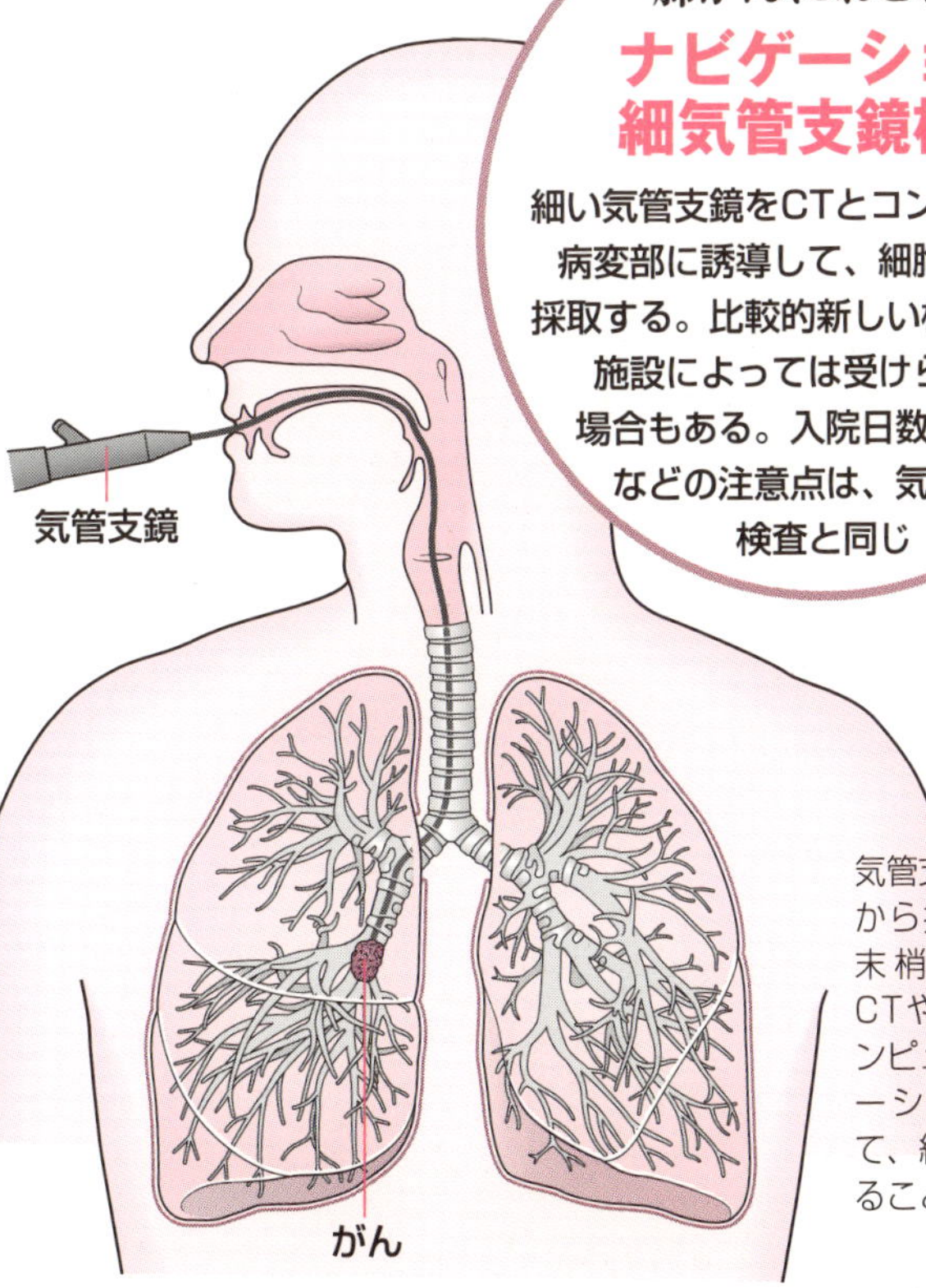

気管支鏡は口か鼻から挿入される。末梢の場合も、CTや超音波、コンピュータナビゲーションを用いて、組織を採取することがある

病期診断の検査

骨シンチグラフィーやCTで転移を調べる

がんの大きな問題の一つが、リンパ節やほかの臓器への転移です。転移の有無や場所を詳しく調べて、肺がんの病期を決定します。それにより、治療方針も決まります。

全身を撮影して転移の状態をみる

肺がんは、脳や骨、肝臓、副腎などに転移しやすいことがわかっています。治療方針を決めるためにも、全身の検査を受け、転移の有無と場所を、正確につかむ必要があります。

CTは頭からつま先まで、数mm〜1cmの厚さで体内の異常を調べられる

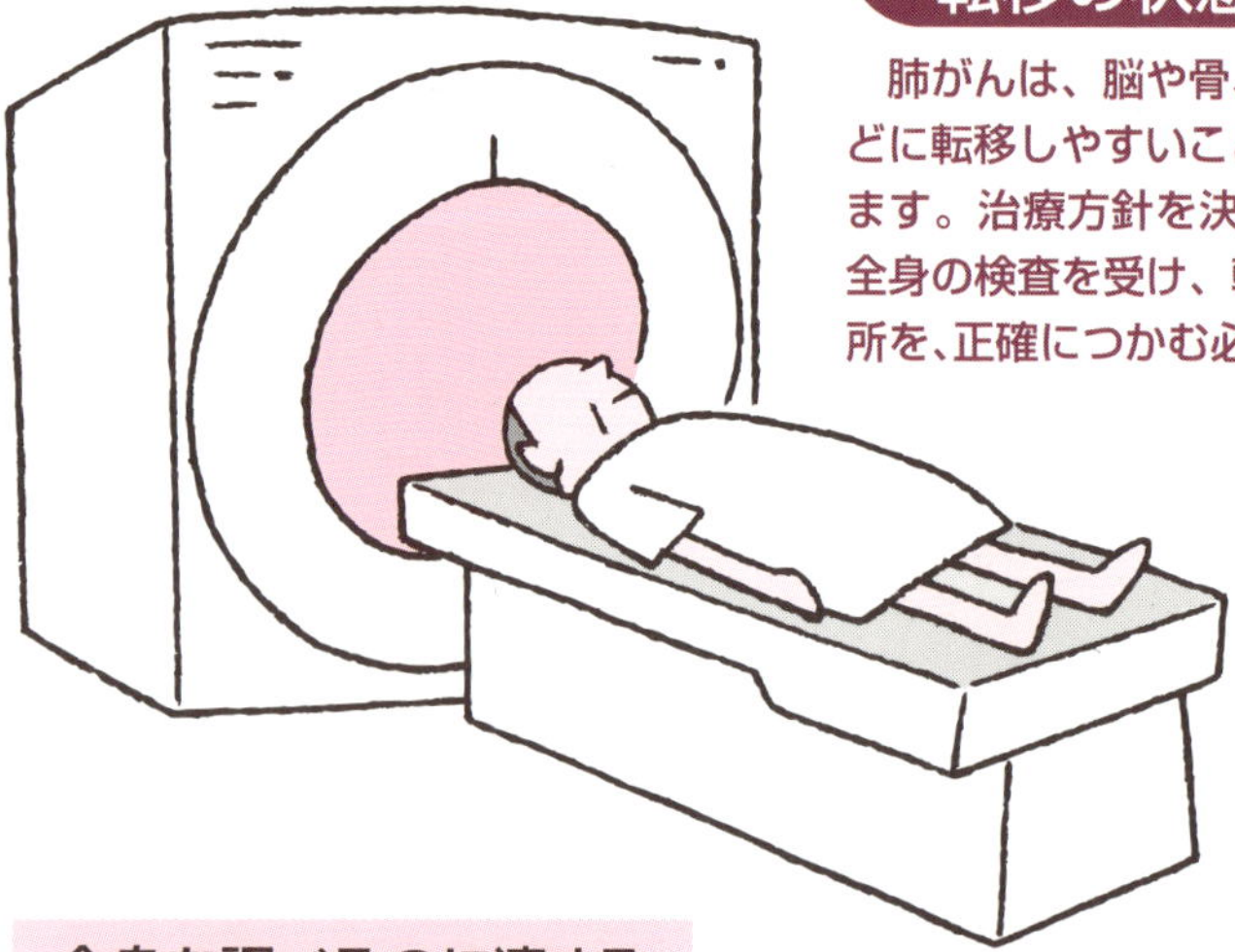

全身を調べるのに適する CT、MRI

肺の別の部位、肝臓、副腎など、とくに胸部や腹部への転移の有無を調べるには、CT検査が有効。脳への転移が疑われる場合は、MRI（核磁気共鳴画像法）検査がおこなわれることが多い。

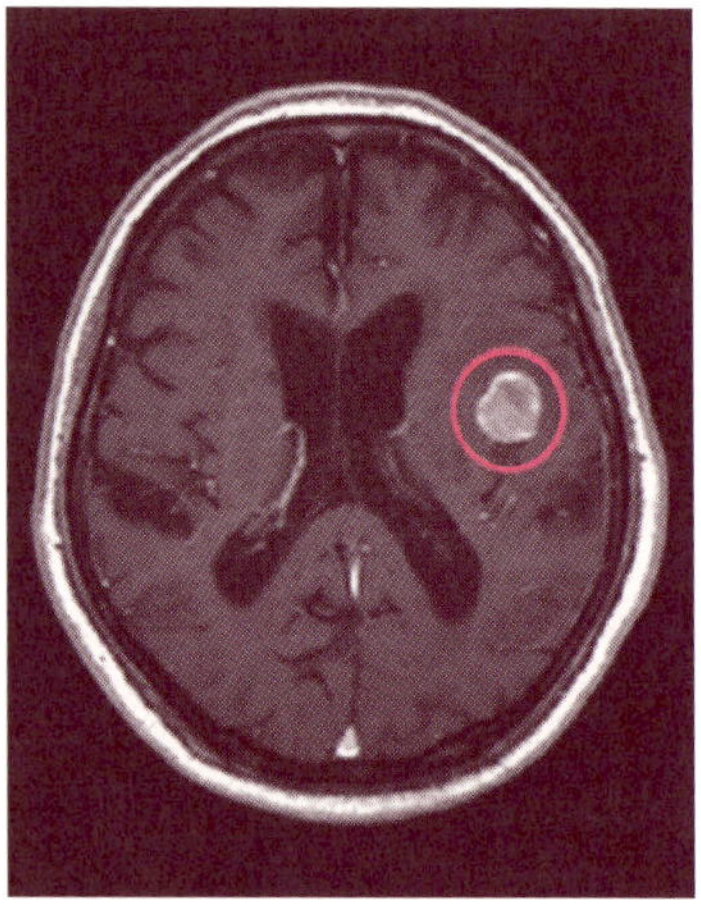

▲脳転移を写したCT画像
丸で囲んだ部分が脳に転移したがん。肺以外の臓器に転移が見られると病期はⅣ期。肺がん（腺がん）からの転移

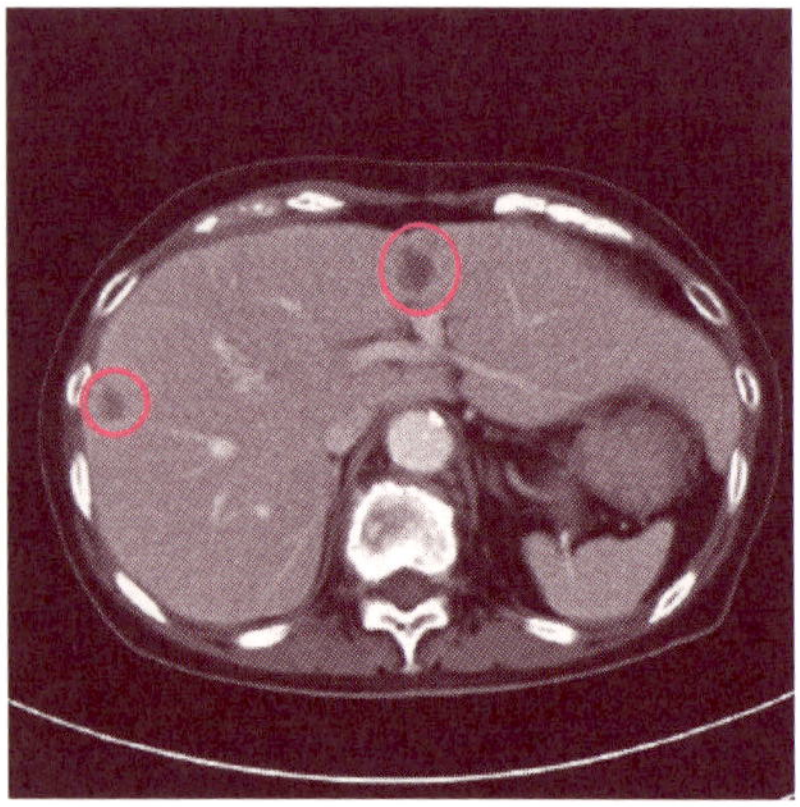

◀肝転移を写したCT画像
肝転移が2ヵ所（丸で囲んだ部分）に見られる。肺がんからの転移で、病期はⅣ期。完治は難しい

胸やおなかを調べる 超音波検査

超音波検査は、腹部の転移を調べるのに有効。とくに肝臓への転移を発見しやすい。内視鏡検査と組み合わせて、縦隔リンパ節転移のチェックもおこなわれる。

薬剤を入れてがんを目立たせる FDG-PET検査

がんに集まりやすい性質の放射性の医薬品（ポジトロン）を体内に入れ、それが放出する放射線をとらえて、画像化する検査法。骨だけでなく、全身の転移を一度に調べることができる。

▼FDG-PETによる肺がん
右肺（写真左側）の丸で囲んだ部分が、肺がん（腺がん）。転移は発見されなかった

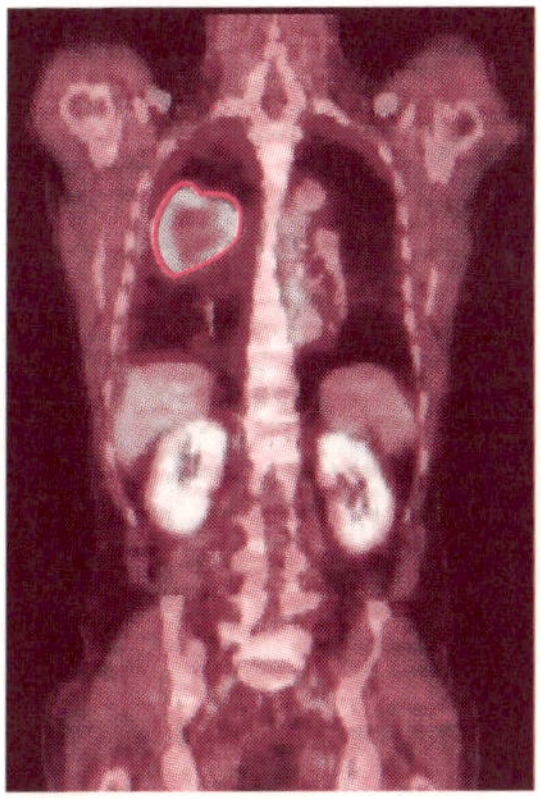

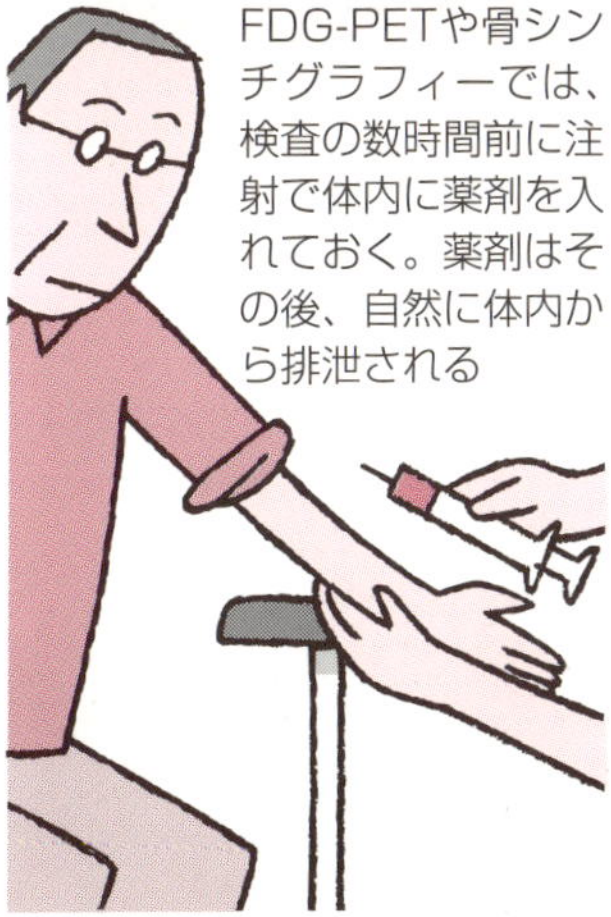

FDG-PETや骨シンチグラフィーでは、検査の数時間前に注射で体内に薬剤を入れておく。薬剤はその後、自然に体内から排泄される

全身の骨を調べる 骨シンチグラフィー

がんに集まりやすい性質のある放射性の医薬品（テクネチウム）を体内に入れ、一定時間たってからエックス線撮影をおこなう検査。特に骨の状態を調べる検査で、転移のある部位の骨は黒く写る。

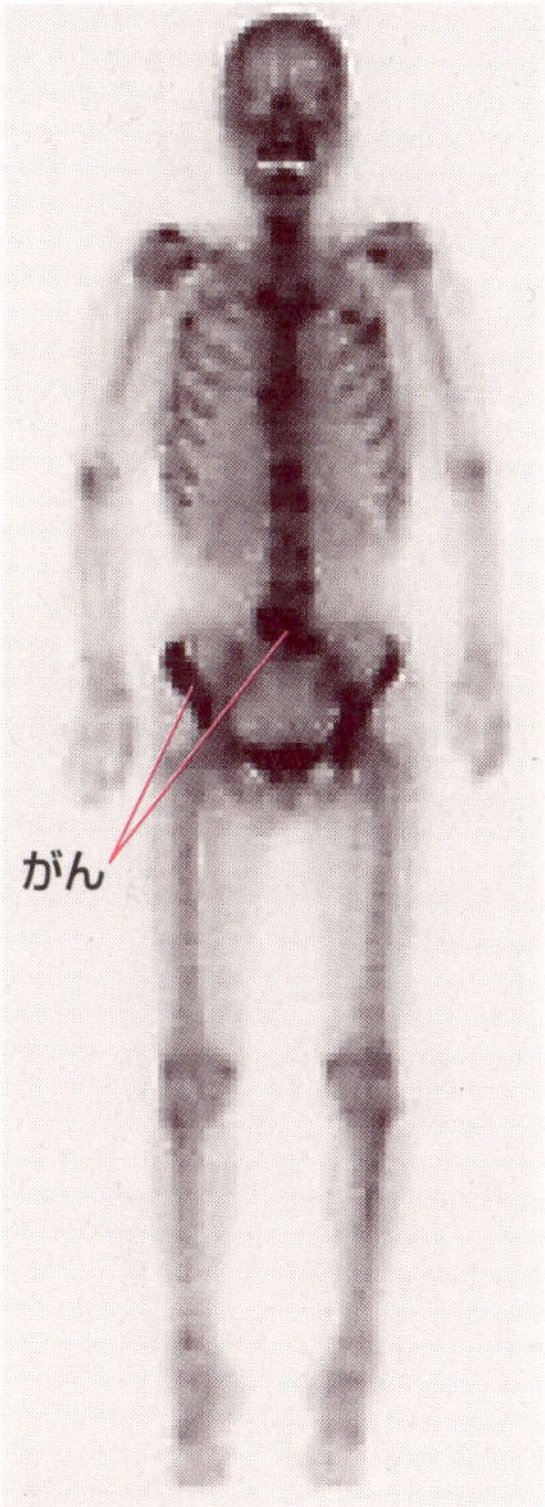

▲骨転移を写した骨シンチグラフィーの画像
濃く黒くなっているところが転移したがん。転移が脊椎骨（背骨）と骨盤に多発しているのがわかる。病期はⅣ期

症状からではわからないがんの広がりを確認する

肺がんは、ほかの臓器に転移しやすいがんの一つです。

ほかの臓器に転移すると、それによる症状が現れることもありますが、それだけで転移の有無を知ることはできません。

また、転移の有無や転移している場所によって、治療方針も変わってくるため、がんの広がり具合を正しく把握しておく必要があります。

MRIやCTなどの画像検査をはじめ、「骨シンチグラフィー」や「FDG-PET」などの検査法を駆使して、全身の状態をチェックします。

がんの種類

昔は扁平上皮がん、今は腺がんが多い

がん細胞には、多くの種類があります。日本ではかつて、喫煙と関係の深い「扁平上皮がん」が多かったのですが、現在は肺がんの半分以上が「腺がん」です。

非小細胞がんが約90%を占める

ひと口に肺がんといっても、がんの〝顔つき（細胞の形、悪性度）〟による分類はさまざまです。それぞれ、特徴やできやすい場所、治療法も異なります。肺がんでは、非小細胞がんと小細胞がんに大きく分けられます。

◆非小細胞がん

「扁《へん》平《ぺい》上《じょう》皮《ひ》がん」「腺《せん》がん」「大細胞がん」など、小細胞がん以外の肺がんを、まとめて非小細胞がんという。これらはすべて、治療法が共通している。

腺がん　約55%

- 非喫煙者や女性にも多い
- 肺の奥（肺野部）にできやすい

形が、粘液を分泌する腺細胞などに似ている、肺がんのなかでもっとも多いタイプ。肺の奥に発生することが多い。

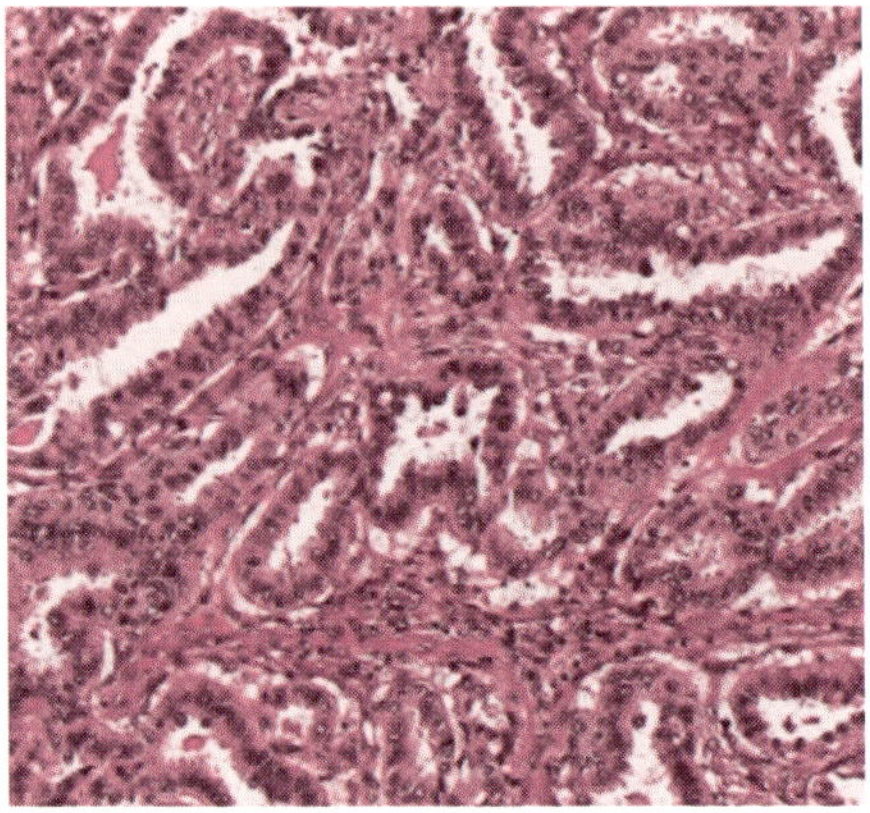

▶細胞が規則的に並び、特徴的な塊をつくっている

扁平上皮がん　約30%

- 喫煙者に多い（非喫煙者にもありうる）
- 肺の入り口（肺門部）にできやすい

気管支にある、円柱上皮細胞が扁平上皮細胞へがん化したもの。太い気管支にできる中心型肺がんに多い。発症には、喫煙が深く関係している。

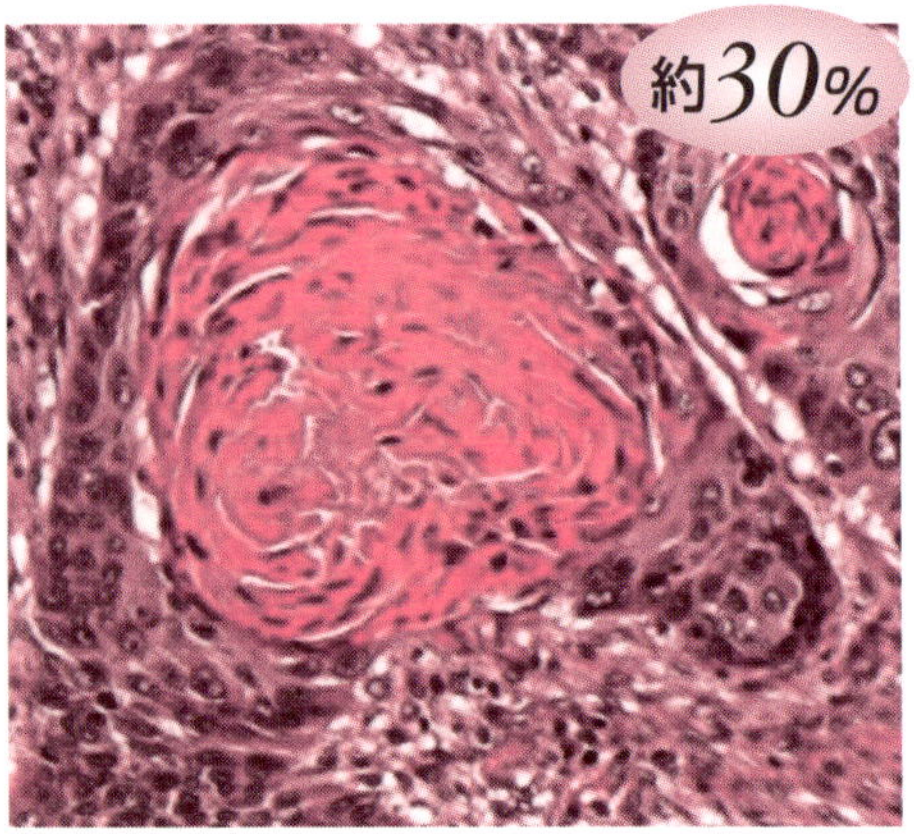

◀平たい細胞が並んでいる

◆小細胞がん

約10%

●喫煙者に多い

●肺の入り口（肺門部）にできやすい

名称どおり、ほかの肺がんに比べて小さな細胞が塊をつくる。増殖スピードが速く、再発や転移をしやすい。喫煙との関係が深い。

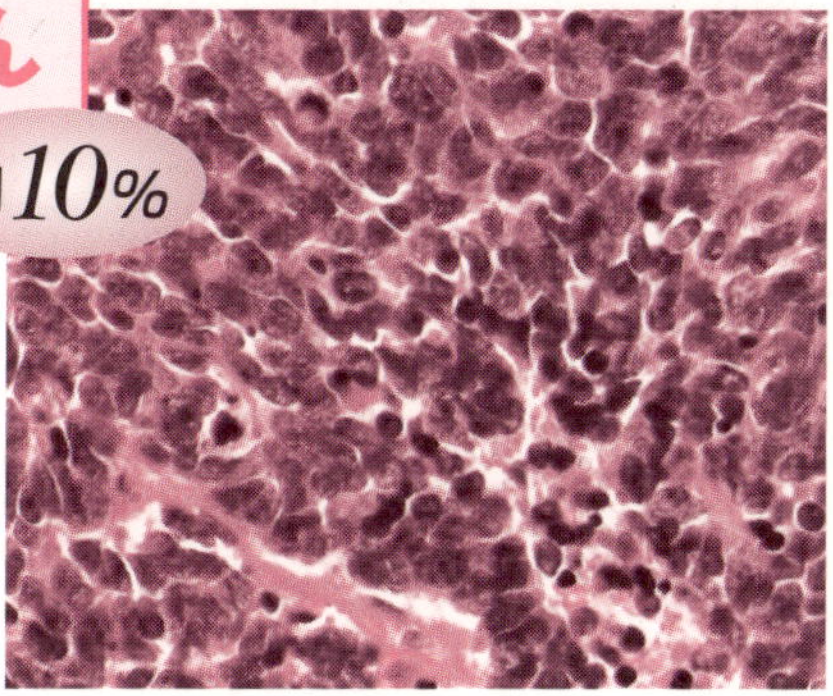

▲小さい細胞が数多く並んでいる

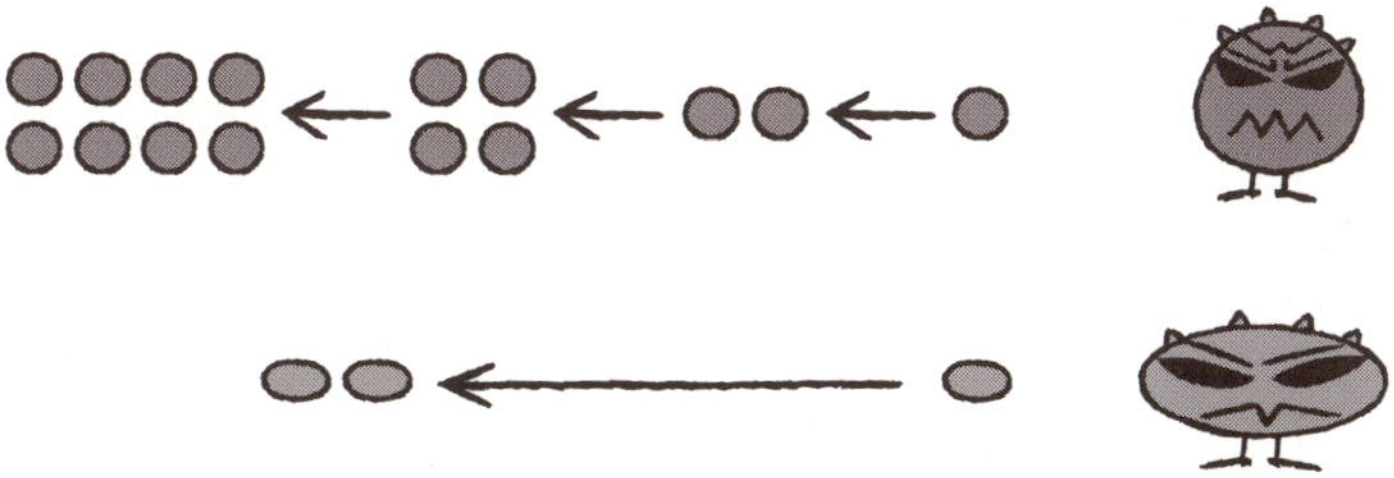

細胞は未熟なほうが、分裂・増殖が活発。小細胞がんは、未熟な細胞からなるがんなので進行が速い。扁平上皮がんや腺がんは比較的成熟した細胞からなるがんで、進行は比較的遅い

非小細胞がんか小細胞がんかで治療法が異なる

肺がんは、がん細胞の形や構造などで、非小細胞がんと小細胞がんに分けられます。これは悪性度や治療法が異なるためです。

非小細胞がんは、悪性度が比較的低く、「扁平上皮がん」「腺がん」「大細胞がん」などが含まれます。非小細胞がんの治療の主体は手術です。

一方、小細胞がんは悪性度が高く、進行が速いために、ほかのがんとは区別されます。手術が適応になることは少なく、抗がん剤や放射線が治療の主体になります。

大細胞がん

少ない

●珍しいタイプ

●肺の奥にできやすい

非小細胞がんのなかで、扁平上皮がんでも腺がんでもないタイプをまとめて大細胞がんと呼ぶ。再発や転移をしやすい。

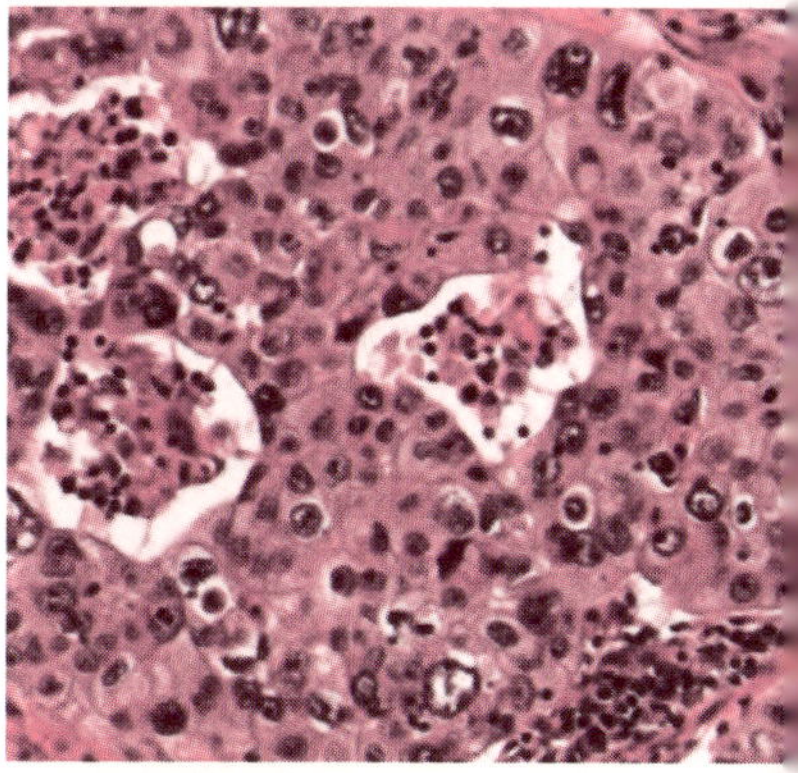

▲大きな細胞が並んでいて、ほかのがん細胞のような特徴がない

まれなタイプ

■カルチノイド
■大細胞神経内分泌がん
■がん肉腫
■粘表皮がん
■腺様のう胞がん　　など

「カルチノイド」は、かつて良性腫瘍とされていたもので、悪性度は低い。「大細胞神経内分泌がん」は、大細胞でありながら小細胞と同じ性質をもつタイプ。「がん肉腫」は、がん細胞と肉腫が混在していることが多い。

がんの病期

大きさや範囲、転移の有無で細かく分ける

がんと診断されて気になるのが、どの程度進行しているかの、「病期」です。転移の有無なども考慮して細かく分けられた病期によって、適した治療法が選ばれます。

検査結果から総合的に判断

肺がんの病期は、Ⅰ期からⅣ期までに分かれています。各種の検査結果から、下のようなT分類、N分類、M分類をそれぞれ評価し、総合的に判断して、病期を決めます。

T分類
（原発巣の状態）

Tは、腫瘍（tumor）の頭文字。T分類は、最初に発生したがんの、大きさ、部位、隣接臓器への浸潤《しんじゅん》（がんが入り込む）具合などのT因子により、Tx～T4までに分類したもの。

Tx 原発巣を確認できない（細胞診のみ陽性）

T0 腫瘍なし（がんの塊をつくっていない）

Tis 上皮内がん（GGOも含む）

T1 a：腫瘍が2cm以下。b：腫瘍が2cmより大きく3cm以下

T2 a：腫瘍が3cmより大きく5cm以下。あるいは3cm以下で胸膜に浸潤している。b：腫瘍が5cmより大きく7cm以下

T3 腫瘍が7cmより大きい。胸壁や横隔膜、縦隔胸膜、壁側胸膜のいずれかに浸潤。同じ肺葉内に転移がある。無気肺（気管支がふさがれ空気が入らなくなる）、あるいは肺炎が片側の肺全体に及ぶ

T4 腫瘍が縦隔、心臓、大血管、気管、背骨、気管支分岐部に浸潤している

N分類
（リンパ節転移の状態）

Nは、リンパ節（lymph node）の略。リンパ節への転移があるかどうか、ある場合には、転移の程度はどのくらいかのN因子により、N0～N3まで分類したものが、N分類。

N0 リンパ節転移がない

N1 腫瘍と同じ側の気管支周囲リンパ節か、肺門リンパ節転移、あるいは肺内のリンパ節に転移

N2 腫瘍と同じ側の縦隔リンパ節、あるいは気管支分岐部リンパ節に転移

N3 腫瘍の反対側のリンパ節に転移。前斜角筋前または鎖《さ》骨上《こつじょう》窩《か》リンパ節転移

M分類
（遠隔転移の状態）

Mは、転移（metastasis）の頭文字。肺内も含め、ほかの臓器や肺から遠いリンパ節への転移も、遠隔転移とする。遠隔転移の有無によって、M0とM1に分類。

M0 転移なし

M1 a：腫瘍の反対側の肺に転移あり。胸膜《きょうまく》播種《はしゅ》。胸水にがん細胞がある。b：ほかの臓器への転移あり

▼TNM分類の病期分類

がんの進行

病期		T因子	N因子	M因子
0		Tis	N0	M0
Ⅰ	A	T1a、T1b	N0	
	B	T2a	N0	
Ⅱ	A	T1a～T2a	N1	
		T2b	N0	
	B	T2b	N1	
		T3	N0	
Ⅲ	A	T1a～T2b	N2	
		T3	N1、N2	
		T4	N0、N1	
	B	すべてのT	N3	
		T4	N2	
Ⅳ		すべてのT	すべてのN	M1a、M1b

TNM分類から大きく4つに分かれる

左図のように、TNM分類の組み合わせにより、病期は大きくはⅠ期～Ⅳ期に分かれる。それぞれの病期によって、適した治療法がある。各病期についての詳細は、次ページ参照。

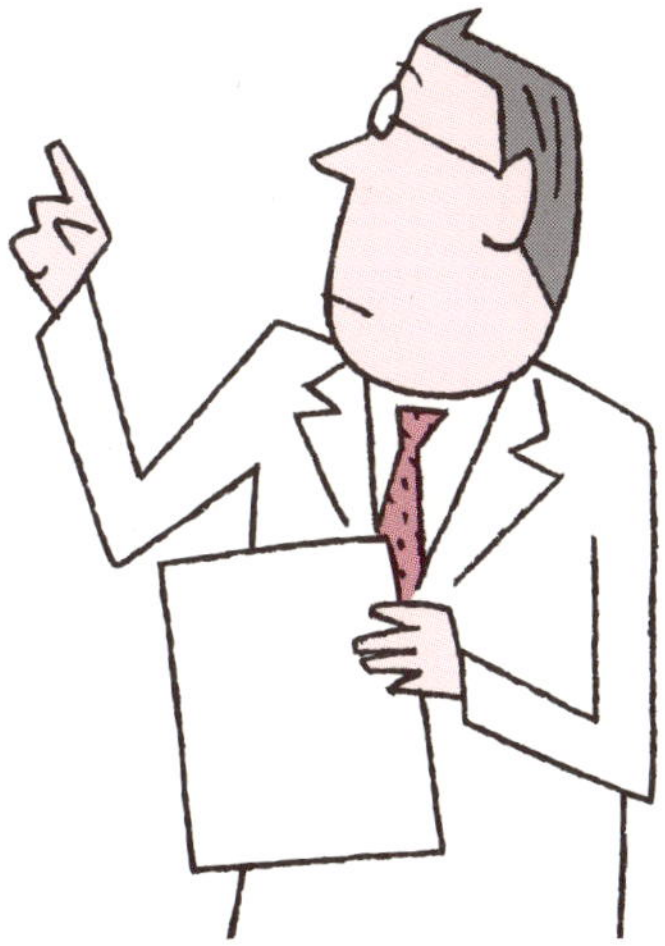

画像検査や組織検査などの結果を総合して、病期が判断される

「早期」の範囲は明確に決まっていない

肺がんが進行している程度を示したのが、国際対がん連合「UICC」と国際肺癌学会「IASLC」が採用した「TNM分類」です。がんの状態、リンパ節や臓器への転移の状況を総合評価して、0期からⅣ期まで分類しています。

よく「がんも早期なら治る」といいます。早期がどの病期を指すか、じつは決まっているわけではありません。ただ日本では、中心型肺がんの場合は、がんが気管支壁の中にとどまり、リンパ節転移、遠隔転移のないもの、末梢型では、直径二センチメートル以下で、リンパ節転移、遠隔転移のないものを、早期肺がんとしています。世界で最も進んだ分類法です。

Ⅰ～Ⅳ期は、そのなかでもさらに細かく分類される。Ⅰ～Ⅳ期だけでなく、まだがんとはいえないTx期、がんが気管支粘膜上皮内にとどまる0期もある。

病期によって治療や予後がわかる

科学的根拠に基づいて、それぞれの病期に適した治療法が推奨されています。通常、これに基づいて、治療法を選択します。また病期別に治療後の5年生存率が示されており、今後の見通し（予後）を知ることができます。

Ⅰ期

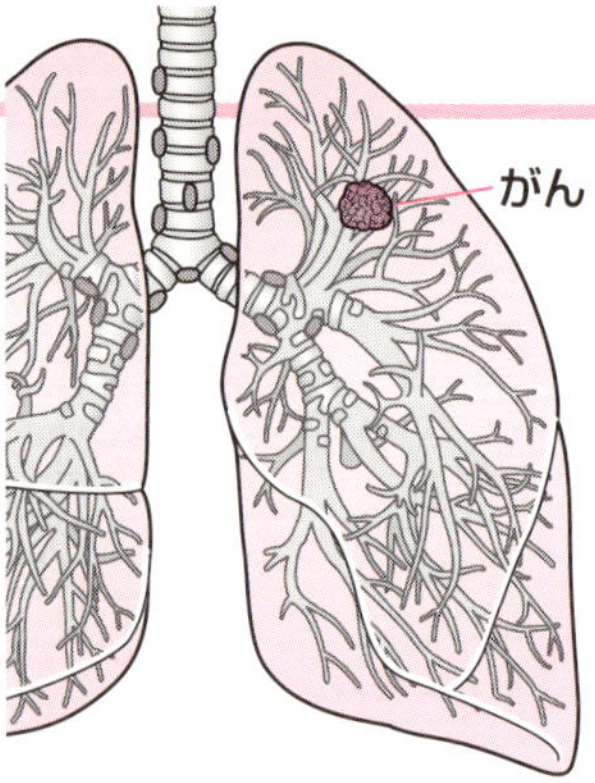

A ・2cm以下（T1a）か2〜3cm（T1b）。リンパ節転移や遠隔転移はなし（N0、M0）

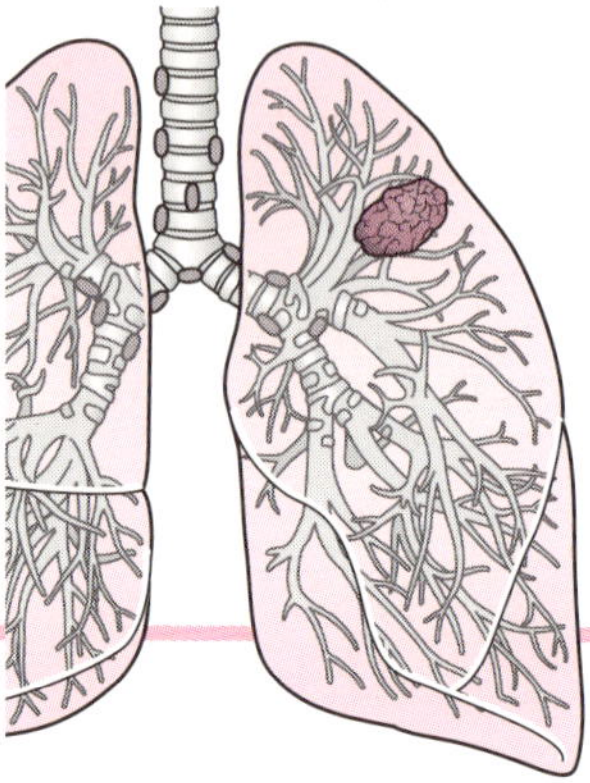

B ・3cm以上5cm以下
・3cm以下で胸膜に浸潤。転移なし（T2a、N0、M0）

Ⅱ期

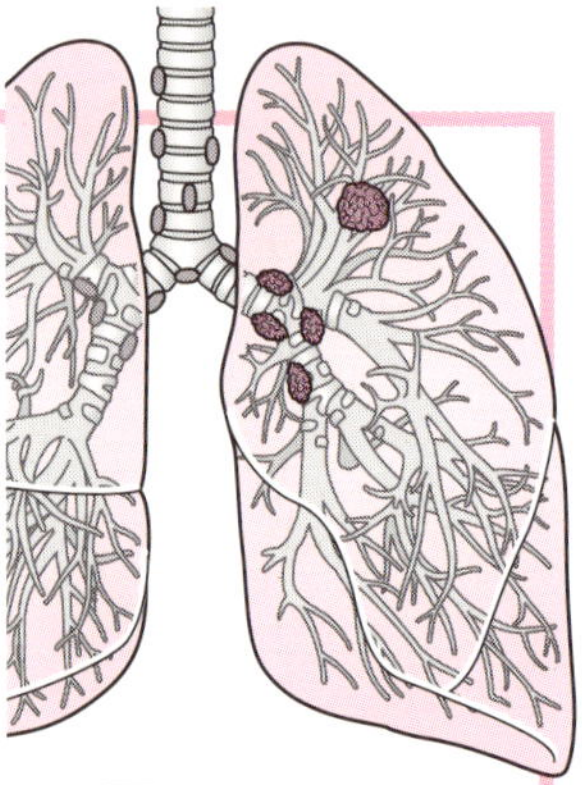

A ・3cm以下（T1a、T1b）で、同じ側の肺門リンパ節に転移あり（N1）
・5cm以下か、胸膜に浸潤している3cm以下で（T2a）、同じ側の肺門リンパ節に転移あり（N1）
・5〜7cm（T2b）で転移なし（N0、M0）

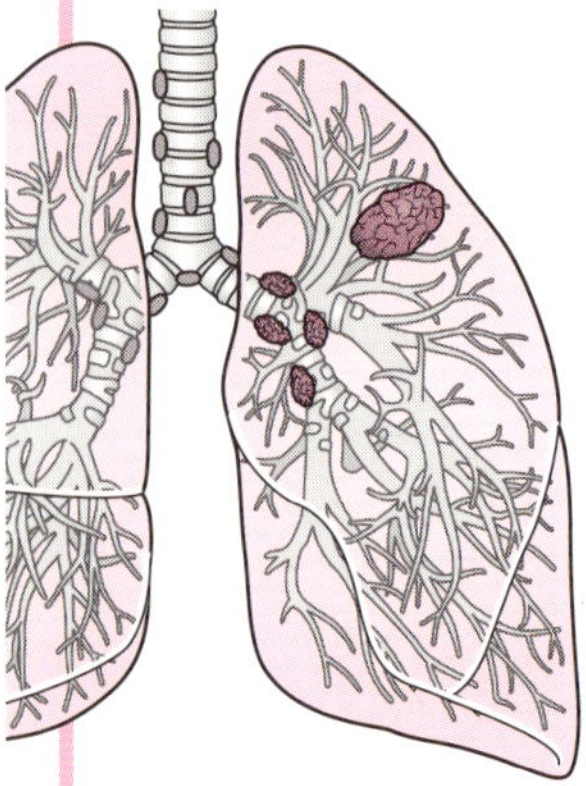

B ・5〜7cm（T2b）で同じ側の肺門リンパ節転移あり（N1、M0）
・7cmより大きく、胸壁や横隔膜、縦隔胸膜、壁側胸膜、気管支分岐部の2cm以内に浸潤。同じ肺葉内にがんがある。無気肺あるいは肺炎が片側の肺全体に及び（T3）、転移はなし（N0、M0）

手術を受けた場合 術後に再評価される

Ⅰ〜Ⅱ期なら、手術療法がおこなわれます。

手術時に、実際に病巣を見てみると、隠れた部位への広がりや転移など、画像検査などではわからなかったことが発見されることもあります。

そのため、術後に再度、病期の評価がおこなわれます。必要な場合は治療が追加されます。

Ⅲ期

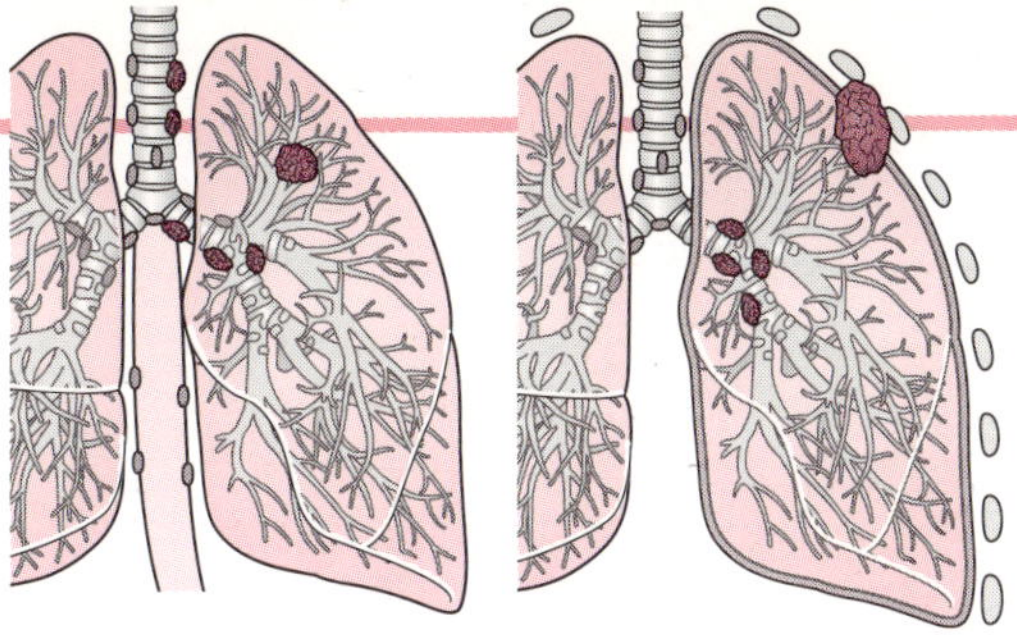

A ・3cm以下（T1a、T1b）で、腫瘍と同じ側の縦隔リンパ節に転移あり（N2）、遠隔転移なし（M0）
・3〜5cmか、胸膜に浸潤がある3cm以下（T2a）で、同じ側の縦隔リンパ節転移あり（N2）、遠隔転移なし（M0）
・5〜7cm（T2b）で同じ側の縦隔リンパ節転移あり（N2）、遠隔転移なし（M0）
・7cmより大きく、胸腔に浸潤（T3[*1]）。同じ肺葉内にがんがある。リンパ節転移は縦隔や肺門にあり（N1、N2）
・縦隔、心臓、大血管、気管、背骨、気管支分岐部に浸潤（T4）、リンパ節転移はないか同じ側の肺門にあり（N0、N1）

B ・がんの大きさに関係なく、リンパ節転移が腫瘍の反対側や前斜角筋前、または鎖骨上窩にあり（N3）
・縦隔、心臓、大血管、気管、背骨、気管支分岐部に浸潤（T4）、同じ側の縦隔や反対側の縦隔、肺門、前斜角節、鎖骨上窩のリンパ節に転移（N2、N3）

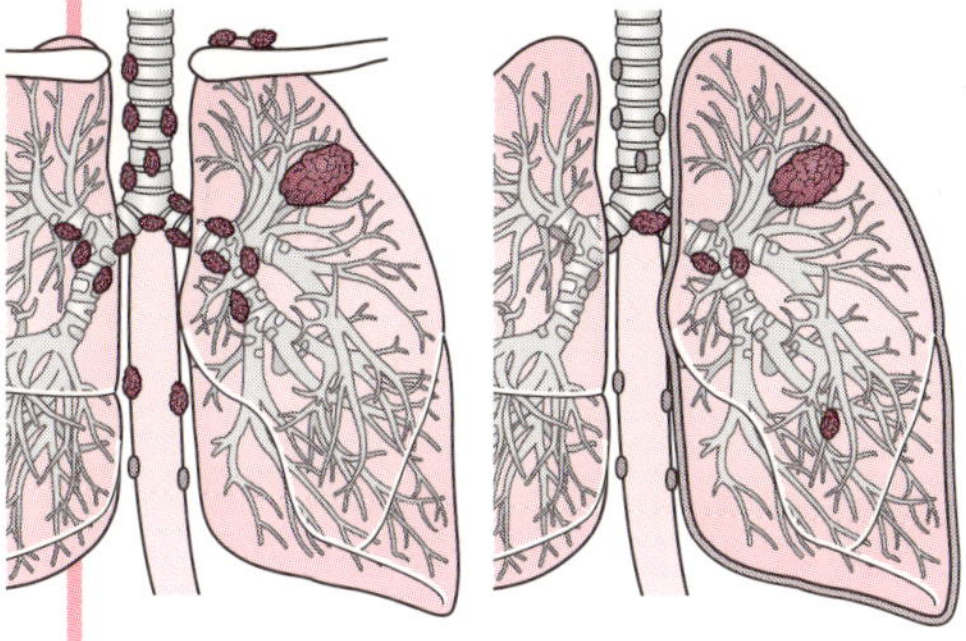

Ⅳ期

・大きさやリンパ節転移に関係なく、がんの反対側の肺に転移。胸膜播種（M1a）、悪性胸水[*2]
・臓器転移あり（M1b）

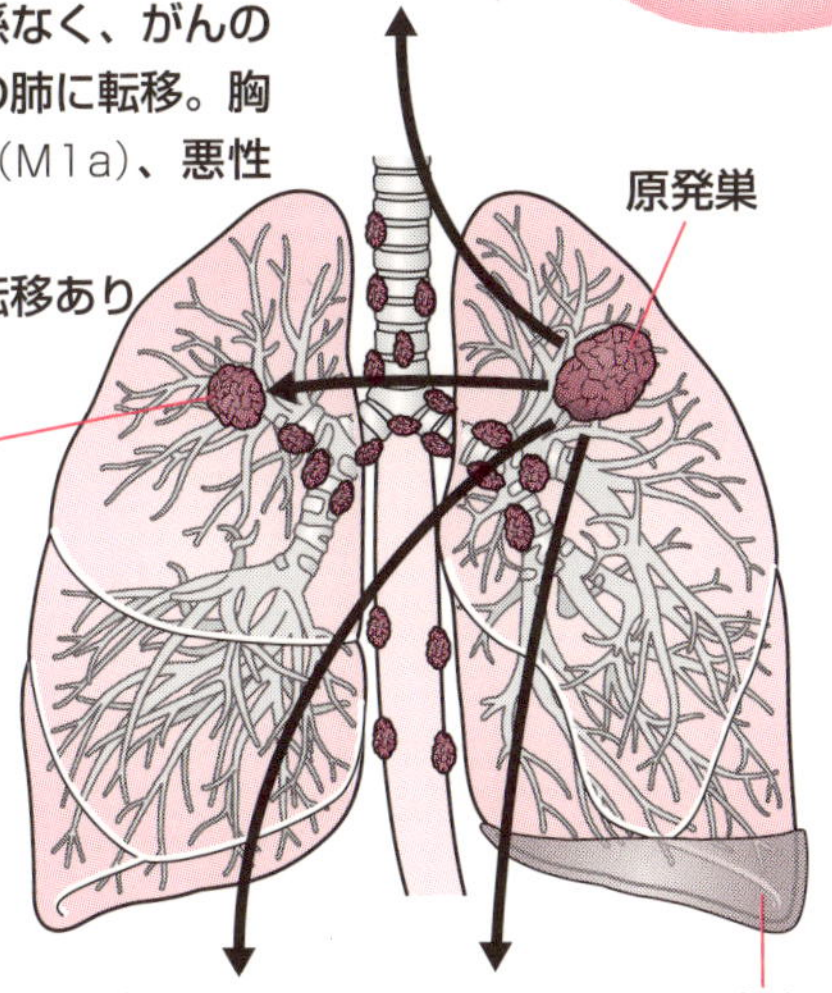

小細胞がんは2つに大別される

ここに紹介した病期は、主に非小細胞がんに当てはまる。小細胞がんは、進行が非常に速いため、これとは別に「限局型」と「進展型」の2つに分類して、それぞれの標準的な治療法が呈示されている。

限局型（LD）	進展型（ED）
片側の胸郭内にがんがとどまる。放射線療法で根治照射が可能な範囲にとどまる（両側の縦隔リンパ節、腫瘍と同じ側の肺門リンパ節、鎖骨上窩リンパ節、胸水に転移あり）	LDの範囲を超えてがんが広がっているもの

＊2　がんが原因となって、胸腔内に胸水が異常に貯留した状態

＊1　胸腔とは胸壁、横隔膜、心膜、縦隔胸膜、気管支分岐部の2cm以内。T3には同側の無気肺か閉塞性肺炎も含まれる

治療の選択

非小細胞がんか小細胞がんかで異なる

肺がん治療の柱は、手術療法、化学療法、放射線療法です。どの治療法を選択するか、あるいはどれを組み合わせるかは、病期ごとに推奨される、標準的な方法が決められています。

三つの治療法のなかからベストな方法を選択する

肺がんの主な治療法は、「手術療法」「化学療法（抗がん剤治療）」「放射線療法」の三つです。

がん全般では、最も一般的なのが手術によって病巣を摘出することです。患者さんの手術後のＱＯＬを考え、できるだけ小さく手術をするようになりました。しかし根治が望める場合には、片肺を全摘出する手術もおこないます。

進行してから発見されることが多い肺がんでは、手術が適用できるケースは少ないのが現状です。多くは、化学療法や放射線療法、またはその組み合わせで、ベストな方法を選択していきます。

病期や体の状態に基づいて判断する

病期に応じた、標準的な治療法が呈示されています。あくまで標準的なものであり、病状は患者さん一人ひとり違うため、医師と患者さんがよく話し合って決めます。

◆治療を決める要因は3つ

治療方針を決める要因のひとつは、非小細胞がんか小細胞がんかという、がんの種類。ふたつ目は、がんの進行度、つまり病期。そして年齢、全身の健康状態などの、患者さんの状態も加味して決めていく。

●がんの種類
（非小細胞がん、小細胞がん）

●がんの病期
（大きさ、浸潤、転移）

●患者さんの状態
（年齢、全身状態〈PSスコア〉、心臓や肺・腎臓・肝臓の機能、既往症・持病など）

▼PSスコア

スコア	状態
PS0	全く問題なく活動できる。発がん前と同じ生活が、制限なくできる
PS1	肉体的に激しい動きはできないが、歩行ができ、家事や事務などの簡単な仕事や座っての作業ができる
PS2	歩行ができ、自分の身の回りのことはできるが、作業はできない。日中の50%はベッドの外で過ごせる
PS3	限られた身の回りのことしかできない。日中の50%以上を、ベッドやいすで過ごす
PS4	全く動けず、自分の身の回りのこともできない。完全にベッドやいすで過ごす

患者さんの全身状態を判定するためのスコア。5段階で示され、一般的にPS0〜2が治療可能とされる。3以上でも、症状の緩和などになるようなら、治療がおこなわれることもある

◆小細胞がんは化学療法が主

小細胞がんは、早期から転移しやすいという特徴があり、ごく早期でも摘出手術だけではなく、抗がん剤による治療を加えるのが一般的。進展型の場合は、抗がん剤治療が中心になる。

限局型

手術(＋化学療法)

ごく早期の小細胞がんで、がんが片肺だけで、リンパ節転移のない場合、手術療法をおこない、術後に抗がん剤治療を加えて、転移や再発を防ぐのが一般的

進展型

化学療法

転移のある進展型は、基本的に手術療法が適用されない。抗がん剤による化学療法と放射線療法を組み合わせるのが一般的。転移予防のため、脳にも放射線を照射する（全脳照射、84ページ参照）

◆非小細胞がんは全ての治療法を組み合わせる

非小細胞がんは、小細胞がんと比べると、早期では転移しにくく、抗がん剤が効きにくいのが特徴。そこで、早期は手術を選択し、化学療法や放射線療法を加える。進行すると、化学療法と放射線療法が中心になる。

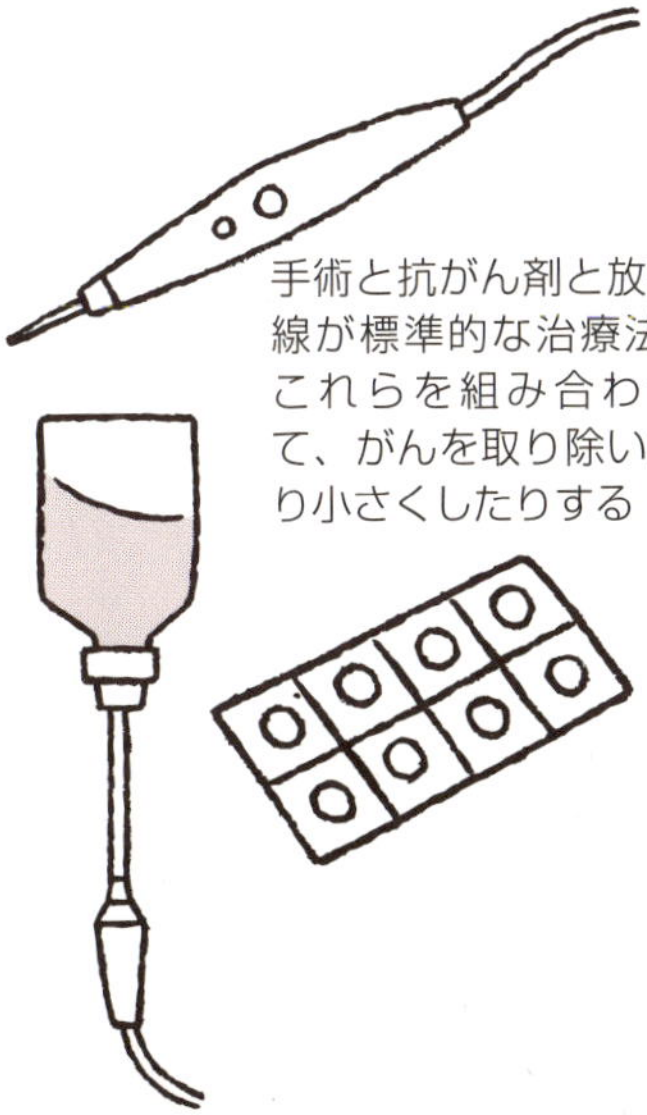

手術と抗がん剤と放射線が標準的な治療法。これらを組み合わせて、がんを取り除いたり小さくしたりする

ⅠA期

手術

がんが3cm以下で、リンパ節転移がなければ、手術で病巣を摘出する。化学療法や放射線療法を加える必要はないと考えられる。しかし、副作用の少ない経口抗がん剤を、術後2年間服用することで、治癒率が向上するというデータもある

ⅠB、ⅡA、ⅡB期、ⅢA期の一部

手術＋化学療法（術後）

手術が適用されるが、再発や転移を防ぐため、術後に化学療法を加える。リンパ節転移がみられるⅢAでは、手術可能な場合と、手術不可能な場合がある

ⅢA、ⅢB期

化学療法＋放射線療法

広範囲にリンパ節転移がある場合、手術療法は適用できない。化学療法をおこなうか、化学療法と放射線療法を組み合わせる

Ⅳ期

化学療法

反対側の肺や、骨、脳などへの遠隔転移がある場合は、全身を治療する必要がある。そのため化学療法が中心になる

COLUMN

特殊な気管支鏡でより正確に診断可能

早期がんの発見や診断が簡単になる

気管支鏡検査は、近年、特殊なタイプを用いて、より正確に検査や診断ができるようになっています。

●蛍光気管支鏡検査

次の二つの方法があります。

自家蛍光診断法（ＡＦＤ）では、気管支の正常な組織は、特定の波長の光に反応して、自ら緑色に発光します。しかしがんがあると、この自家発光が起こりません。

光線力学的診断法（ＰＤＤ）は、がん細胞にだけ集まる薬剤を使い、レーザー光線でがんが赤く光る性質を利用して、がんを診断する検査方法です。

これらを利用すれば、正常組織とがん組織の違いがはっきりして、早期がんの発見や、がんの広がりの正確な把握ができます。

●超音波気管支鏡検査

内視鏡の先端に、超音波のプローブ（超音波の送受信機器）を搭載した、特殊な気管支鏡でおこなう検査です。プローブを気管支の壁にあてて、気管支壁の内部の状況を検査します。

通常は、気管支の内側の異常しか発見できませんが、超音波を用いると、約五センチの深さの状況まで、詳細に調べられます。とくに、気管支周辺のリンパ節や臓器の状況が、明瞭にわかります。

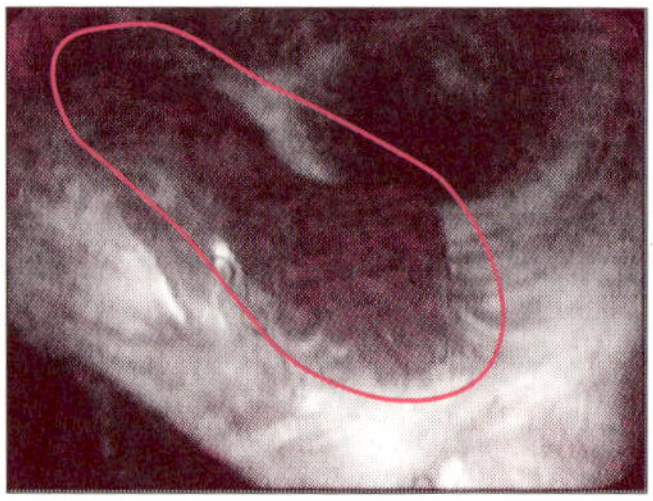
▲AFDの画像。囲んだ部分は暗くなっており、がんの範囲が明確にわかる

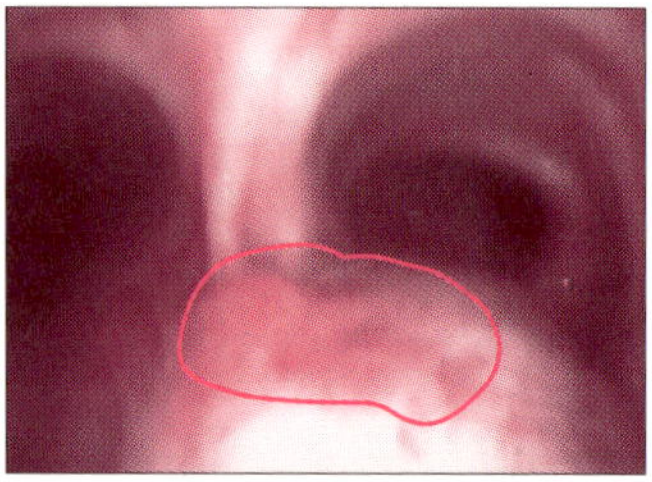
▲通常の気管支鏡の画像。囲んだ部分にがんがある

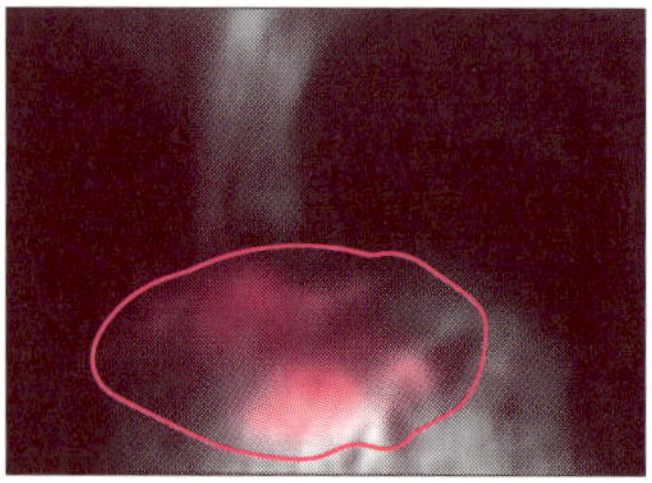
▲PDDの画像。検査の4時間前に薬を注射すると、がんが赤く光る

3

体に負担の少ない手術方法が増えた

がんの根治が期待できる治療法が、手術療法です。
研究や器具の開発が進み、体に負担の少ない安全な方法が増えてきました。
再発や合併症の可能性はありますから、
きちんと知識を身に付けて治療法を選択しましょう。

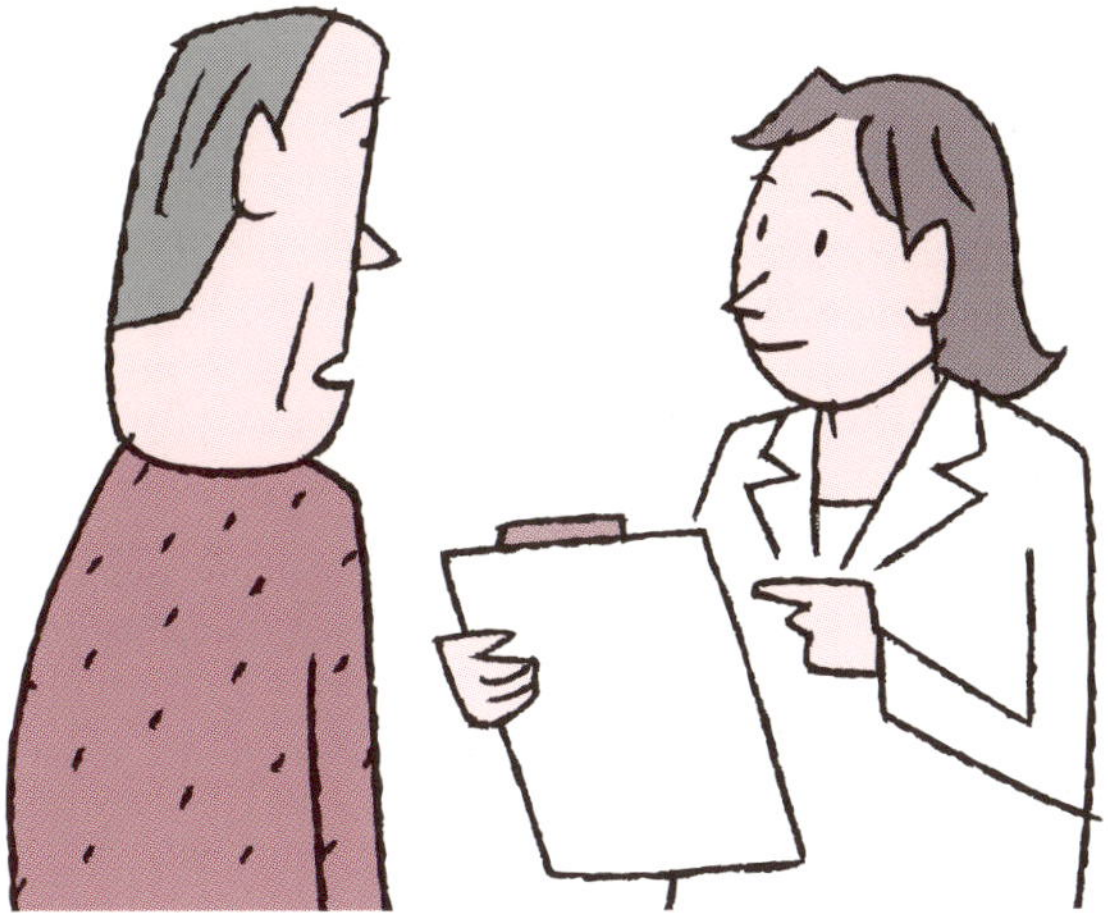

集学的治療

複数の治療法を組み合わせて効果を高める

進行しやすく、再発や転移も起こりやすいのが肺がんです。それだけに、手術が適用される病期でも、抗がん剤や放射線による治療を組み合わせた、集学的治療がおこなわれます。

三本柱の治療を効果的に組み合わせる

肺がんの主な治療法は、「手術療法」「化学療法（抗がん剤など）」「放射線療法」の三つです。

ほかの固形がんと比べ、肺がんでは手術療法が適用できる範囲が少ないのが現状です。進行するまで発見できないケースが多かったり、肺の周囲にはリンパ節が多く、転移・再発しやすいためです。

治療が難しいがんの一つですが、手術にほかの治療法を組み合わせた集学的治療が発達し、近年は治癒する率が年々高まっています。

なお、病期では手術療法が適用できないケースでも、腫瘍の圧迫による症状を緩和する目的で、手術がおこなわれることもあります。

局所療法と全身療法でがんを根絶

肺がんは、再発・転移が多く、根本的な治癒が難しい病気です。手術療法が適用できる比較的早期のがんでも、局所療法と全身療法を組み合わせた「集学的治療」をおこなうのが一般的です。

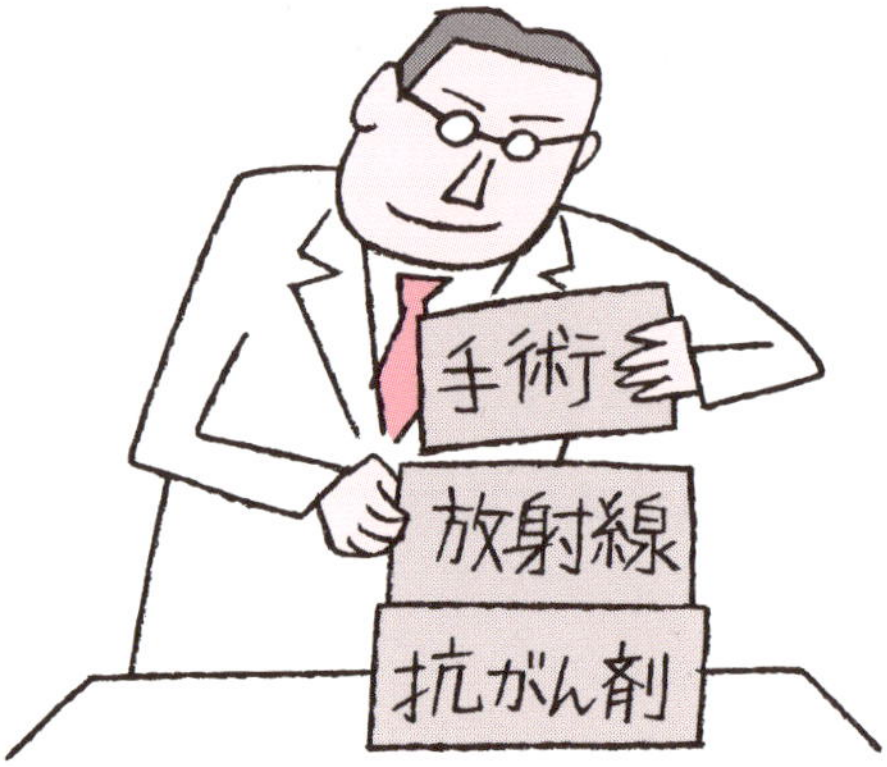

治療法は、単独よりも複数を組み合わせたほうが、効果が高い。ただし体への負担も増える

局所療法

- 手術療法
- PDT
- 放射線療法

がんの部位だけを治療する方法が局所療法。早期がんに適したPDT（48ページ参照）や、がんを切除する手術療法、がんに放射線を当てる放射線療法（70ページ参照）が含まれる。

＋

全身療法

- 化学療法

血液やリンパ液を介して、全身に散らばったがん細胞を治療するためにおこなう治療法を、全身療法という。抗がん剤などの薬剤を点滴で体内に入れて、全身を治療する化学療法（76ページ参照）が、これにあたる。

◆がんが「治る」かどうかは5年生存率で判断

がんは再発・転移が多いため、一般の病気の治癒率とは少し異なる評価方法を用いる。手術をおこなう場合、がんと診断されてから5年間、生きていられるかという「5年生存率」で、判断される。

小細胞がんが手術対象になることはごく稀

小細胞がんは進行が速いため、ごく早期でないと手術が適用できない。反面、非小細胞がんに比べて、抗がん剤が効きやすいという特徴があり、治療は化学療法が中心になる（43ページ参照）

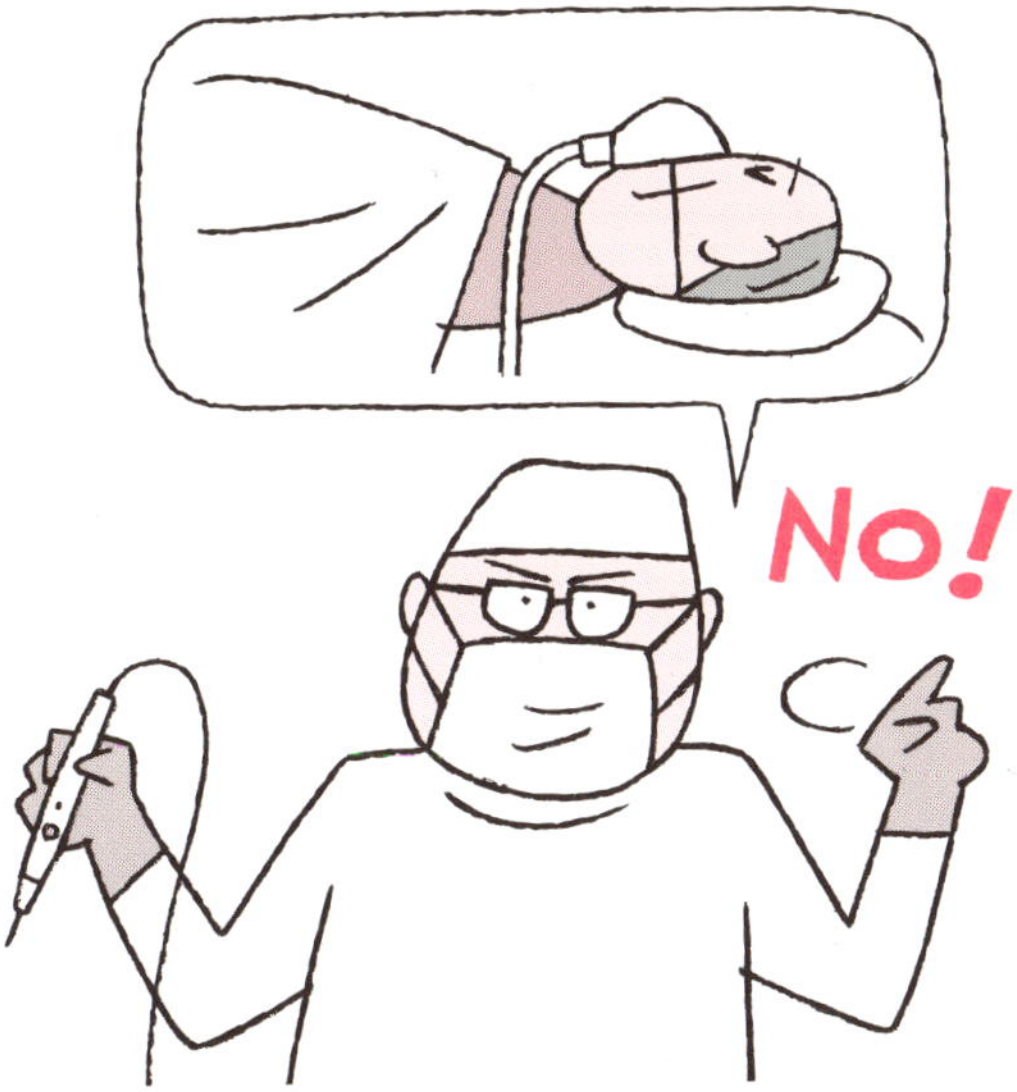

がんの治療は体に負担がかかるものが多い。内臓機能や体力に十分な余力がないと、合併症や死亡のリスクが高まる

病期が進むほど治癒率は低くなる

肺がんは、早期に発見されれば、集学的治療を受けることで、扁平上皮がんなら100％近く、腺がんでも85％は治る。しかし発見が遅くなり、病期が進むにつれて、治癒率（5年生存率）は低下していく

▼肺がんの手術成績

（肺癌登録合同委員会「2004年肺癌外科切除例の全国集計に関する報告」『肺癌』2010年、病理病期別五年生存率UICC Ver.7）

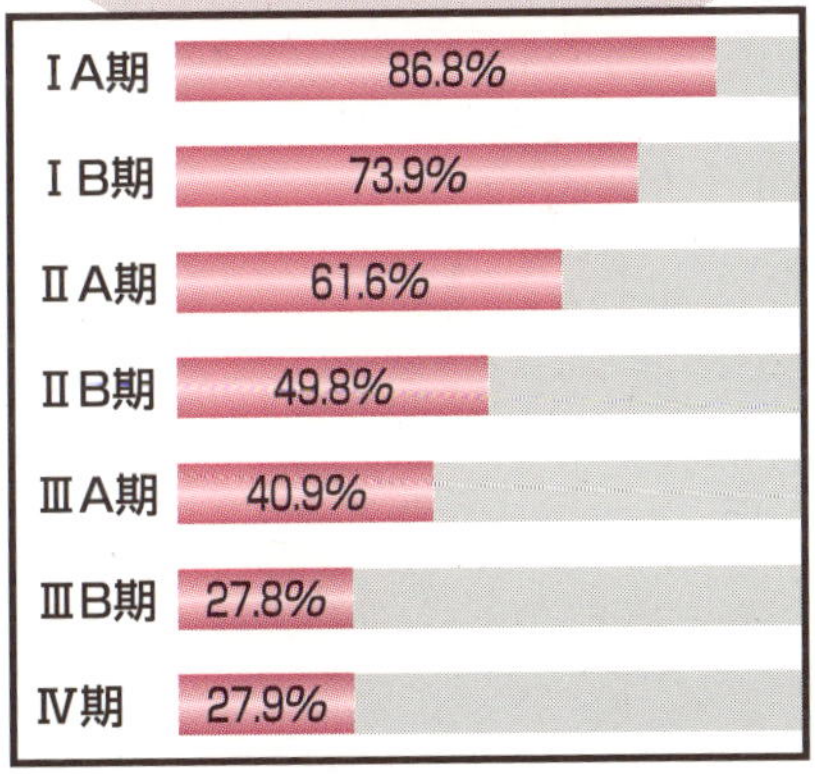

成績には、がん以外で死亡したケースも含まれる。手術単独だけでは効果が低いと考えられる場合、集学的治療で治療の効果を上げる

呼吸機能や肝機能が低下している人や、体力のない人は手術を受けられないことも

がんを切除すれば治ると考えられても、呼吸機能、心臓や肝臓、腎臓などの内臓機能の低下があると、手術自体が大きなリスクになる可能性がある。このような場合は、手術以外の治療法が選択される

光線力学的治療法

がんをレーザーで殺す、比較的新しい治療法

早期の肺がんでは、手術療法以外に、レーザー治療法の一種である「光線力学的治療法（PDT）」が適用できます。進行がんでも、気道を広げる目的でおこなわれることがあります。

約90%の患者さんが根治可能に

早期の肺がんであれば、90%以上の人が完全治癒に至っています。完全治癒しなかった人でも、放射線療法や手術療法を加えると、100%が完全治癒したというデータもあります。

◆中心型でごく早期のがんが対象

がんが太い気管支にあり、大きさは1cm以下が望ましい。気管支鏡で病巣を確認できるもので、リンパ節転移のないごく早期の肺がんが対象。進行がんでも、手術前にPDTをおこない、病巣を小さくしてから手術することがある。

根治目的	●中心型の早期がん（I期まで）で、がんの大きさは1cm以下
補助目的	●手術が受けられる患者さんで、術前のPDTによって手術の切除範囲を小さくできるもの ●中心型進行がんで、気道ががんでふさがれているもの（症状を和らげる目的）

体に負担が少なく全国の医療機関で可能

肺がん治療の三本柱とは別に、少し特殊な治療法として、「光線力学的治療法」があります。

レーザー治療法の一種ですが、一般のレーザー療法は、強い出力で患部を焼き切るのに対し、この治療法では熱の出ない、ごく弱い出力のレーザー光を用います。

まず、がんに集まる性質をもつ光感受性薬剤を注射し、がんに集まったところに、レーザー照射すると、光感受性薬剤が活性酸素を発生させて、がん細胞を死滅させることができます。レーザー装置をもつ医療機関なら、全国で治療を受けることができます。

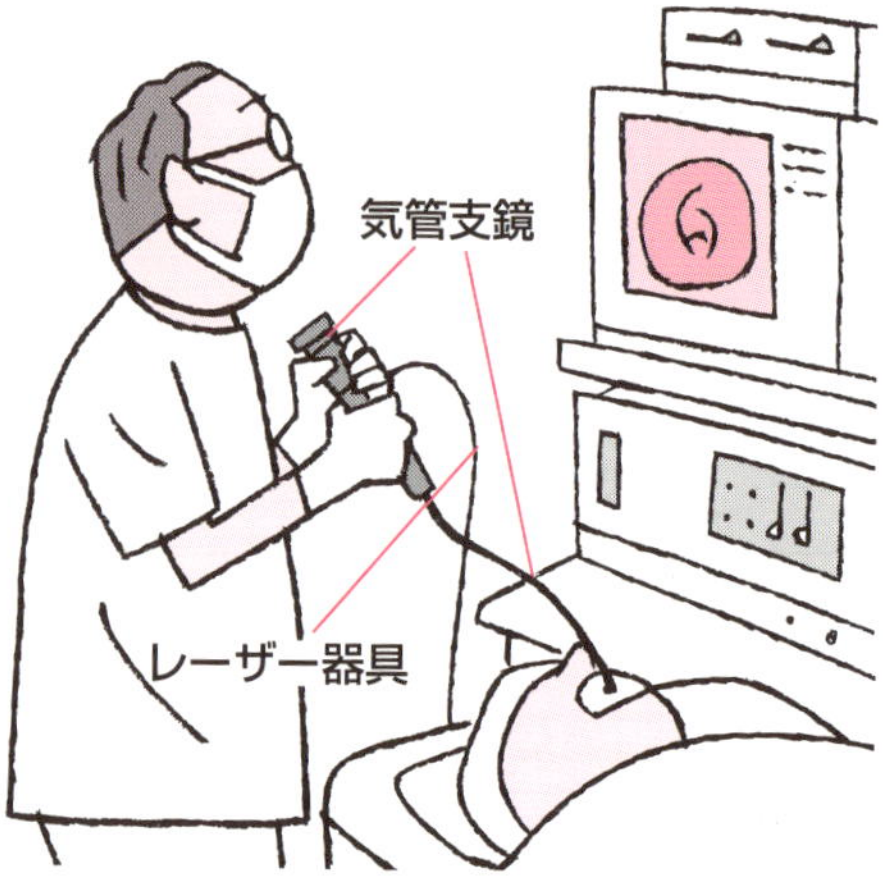

口や鼻から気管支鏡を入れ、肺内の状態を見ながら治療をおこなう

◆治療用の薬剤を注射しレーザーを照射する

最初に、「光感受性薬剤」という、がんに集まりやすい薬剤を静脈注射で体内に入れる。がんに集まったら、弱い出力のレーザーを照射して、がん細胞を死滅させる。

直射日光下への外出時は長袖、長ズボン、ストールなどを身に着け、帽子や日傘を使う（約10日間）

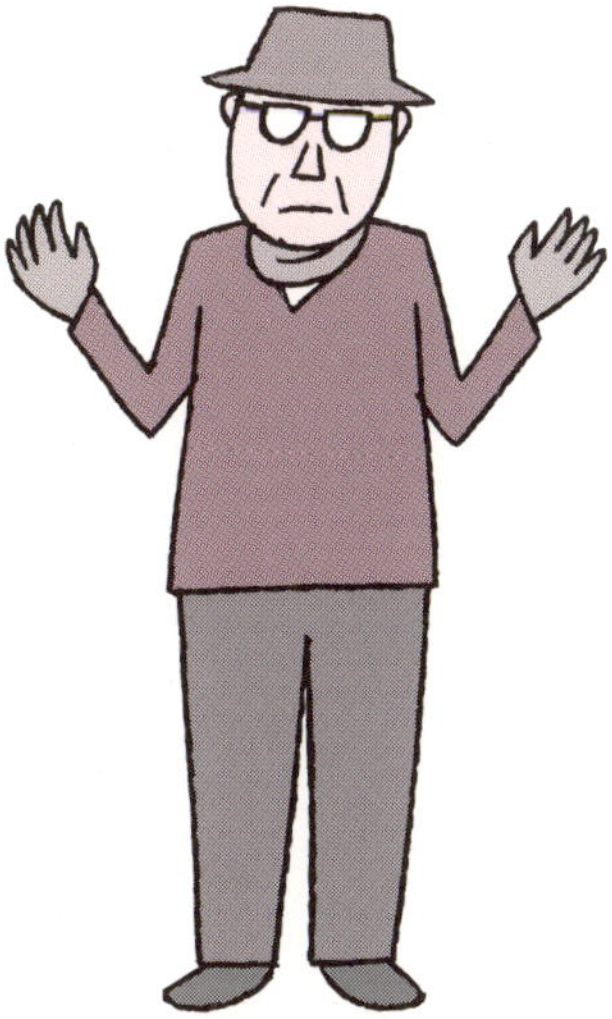

1 注射

現在は「レザフィリン」という光感受性薬剤が主に使われており、これを静脈注射する。がん組織には、正常な組織の約4倍の薬剤が取り込まれる。正常組織の薬剤は、がん細胞より早く排泄される。

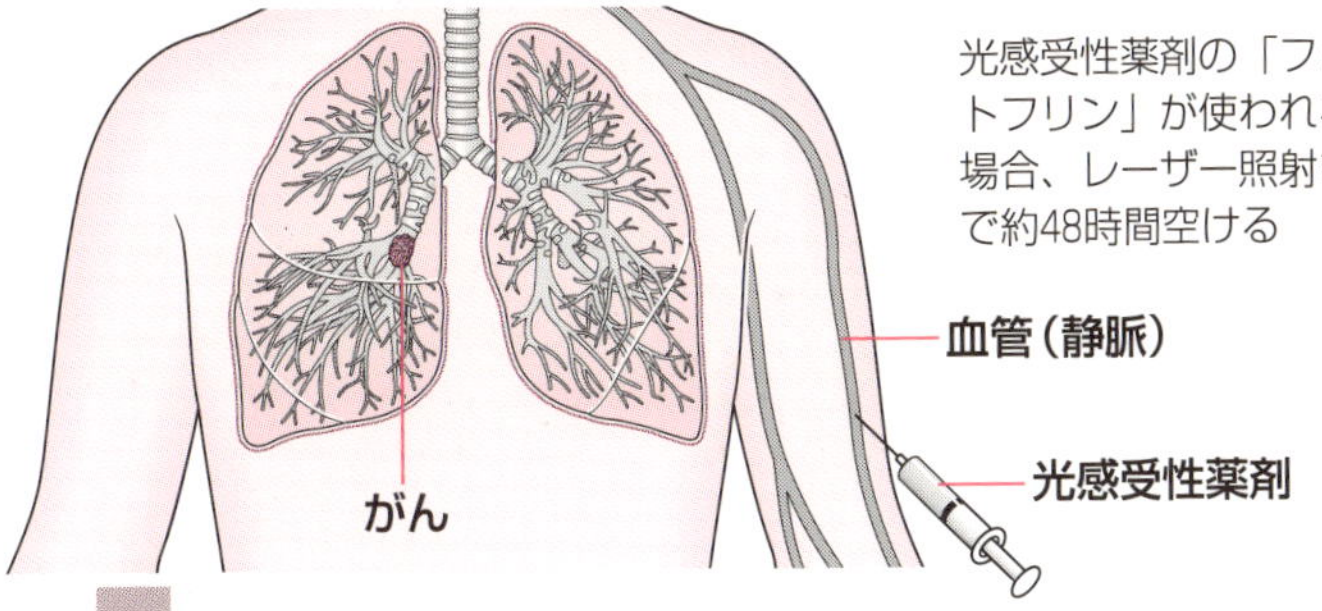

光感受性薬剤の「フォトフリン」が使われる場合、レーザー照射まで約48時間空ける

4〜6時間後

2 照射

のどにスプレーで局所麻酔を施して、気管支鏡を挿入する。病巣についたら、気管支鏡を介してレーザー導光用ファイバーを挿入し、病巣に赤色レーザー光を照射する。

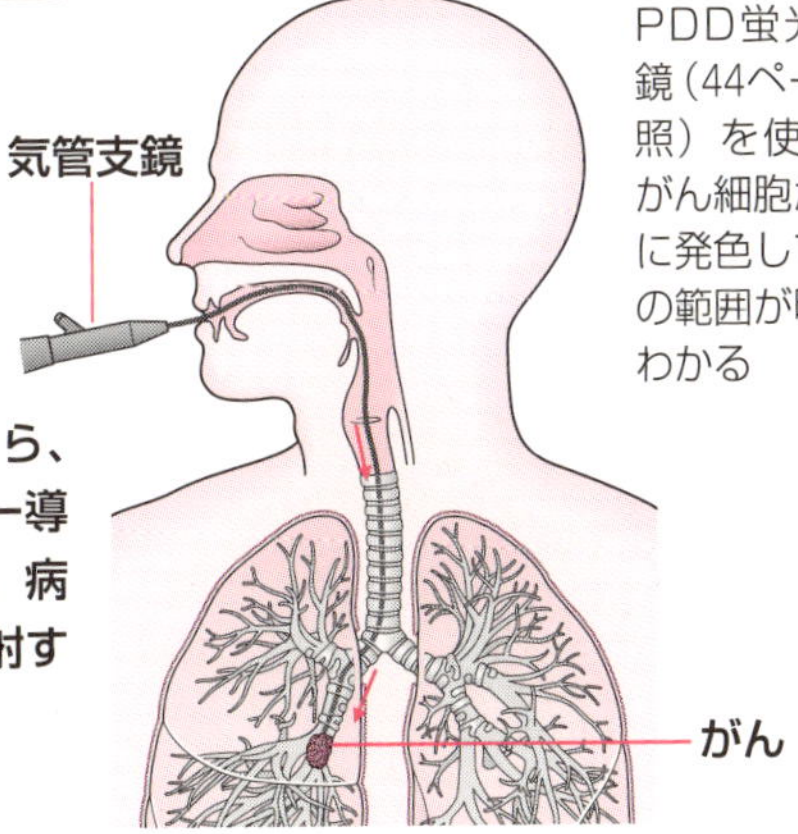

PDD蛍光内視鏡（44ページ参照）を使うと、がん細胞が赤色に発色してがんの範囲が明確にわかる

1週間後

3 除去

1週間後に、気管支鏡で壊死《えし》したがんを除去する。PDTは、健康保険が適用される。

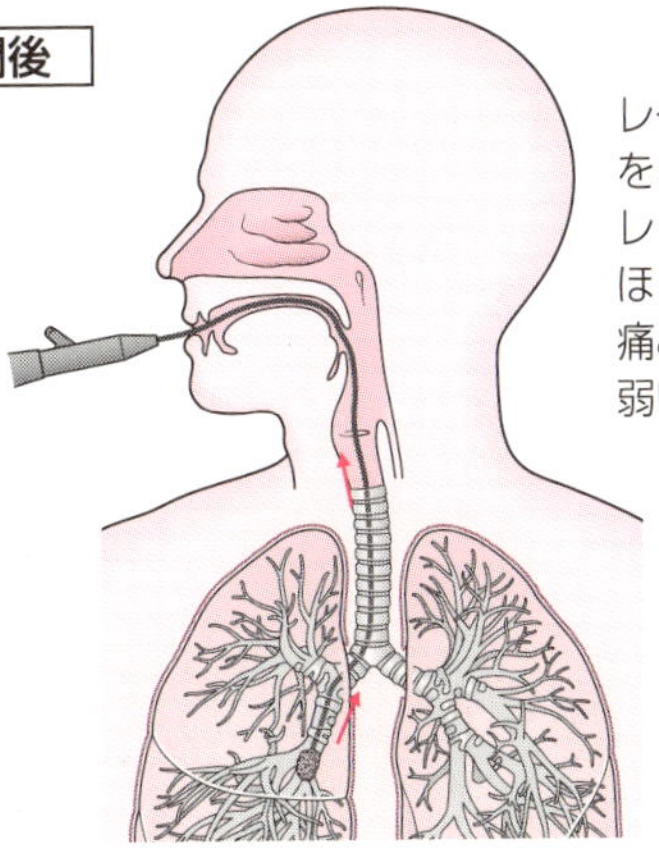

レーザーでがんを壊死させる。レーザー光は、ほとんど熱さや痛みを感じない弱い光

治療後の注意

光感受性薬剤がしばらくは体内に残るため、太陽光に過敏になり、日焼けしやすくなる。治療後10日間ほどは直射日光を避け、外出時は日焼け止めクリームを塗るなどして対処する。

手術を受けるとき

数日前から入院し、検査や準備をする

非小細胞がんで、リンパ節転移や遠隔転移がない早期のがんでは、手術療法が中心になります。禁煙することをはじめ、術前にしっかりと体調を整えて、手術療法にのぞみます。

事前に十分な確認と準備を

万全の体調で手術にのぞめるよう、入院前から生活に気をつけて、血圧や血糖値などをきちんと管理しておきます。入院後、各種の検査で体力面をチェックしてから、手術になります。

◆手術が決まったら

手術療法が決まった時点から、すぐに手術への準備が必要。食事や運動に気をつけたり、禁煙するなど、家庭でもしっかりと体調管理をおこなっておく。

持病はきちんとコントロールする

血圧や血糖値などが高いと、手術に支障を及ぼすことがある。日常生活を節制したり、必要なら薬を用いて管理しておくことが大事。

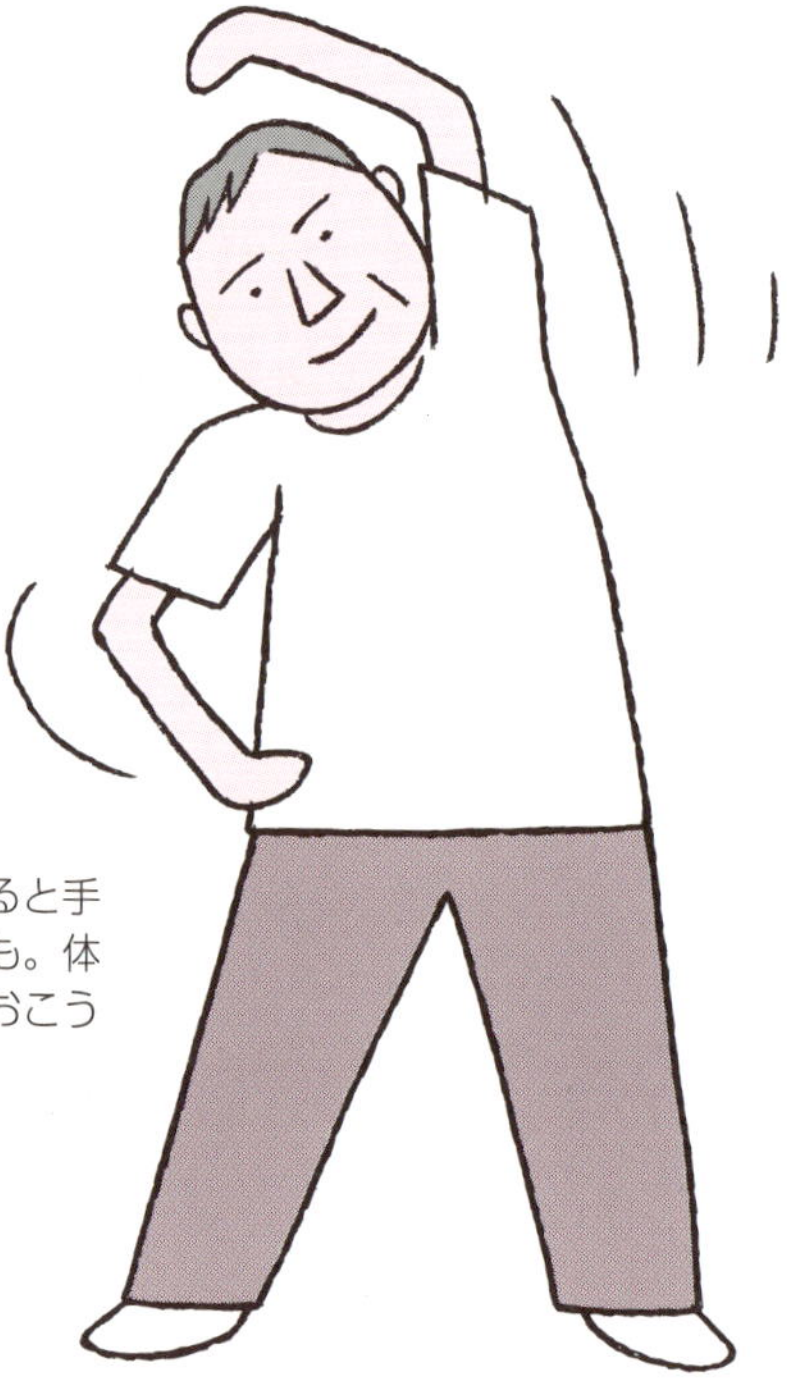

風邪などの病気があると手術が延期されることも。体調をしっかり整えておこう

禁煙は最低でも2週間以上前から始める

喫煙習慣のある人は、肺がんと診断された時点ですぐにでも禁煙をしたい。できなかった人も、最低でも手術の2週間以上前から、必ず禁煙する。喫煙を続けていると、手術後に肺炎などの肺合併症を起こしやすい。

体が手術に耐えられる状態であることが条件

手術療法は、がん治療の中心ですが、体を開いての治療には、やはりリスクがつきまといます。そのため、手術を受けるにあたり、病期が適応範囲であることのほかに、手術に耐えられる体力があることも大きな条件になります。

そこで、手術が決まった段階から、家庭でも、食事や運動などの日常生活に気をつけ、体力維持につとめておくことが大切です。禁煙することも、術前の大切な準備になります。

手術のために入院したら、手術前に、各種の検査を受けて、全身状態を確認しておきます。

胸腔鏡による切除方法（五二ページ参照）でも、開胸手術同様に、術前の十分な準備が必要です。

◆入院してからは

手術予定日の数日前から、入院する。血液検査、呼吸機能検査、心電図検査などの一般検査を受け、全身の状態を確認する。咳や痰の有無、禁煙状況などもチェックされる。

血液検査や心電図、エックス線検査を受ける

血液検査で、おおよその健康状態が把握できる。心電図をとり、心臓の状態を確認しておくことも重要。診断時から変化がないかどうか、エックス線検査で肺の状態も再度確認。

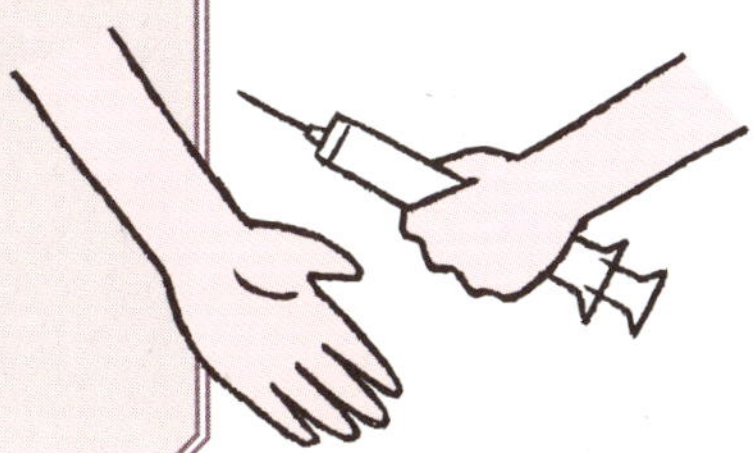

呼吸機能が十分保たれているかどうかを確認

手術では肺の一部を切除するため、呼吸機能のチェックは重要。最大に息を吸い、検査器に向かって息をすべて吐き出す。それにより肺活量や、最初の1秒間に吐き出す息の量などを算出して、肺機能を評価する。

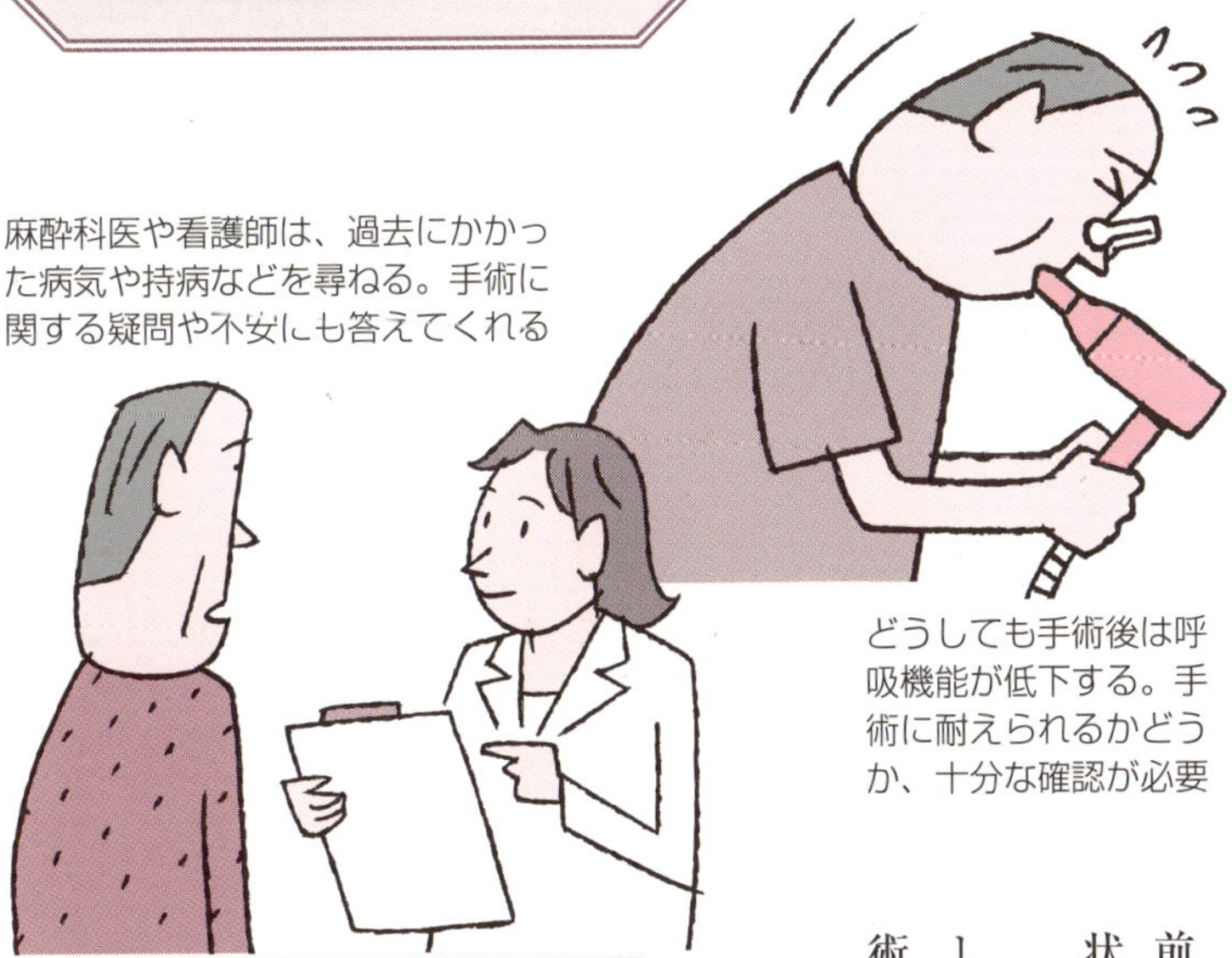

麻酔科医や看護師は、過去にかかった病気や持病などを尋ねる。手術に関する疑問や不安にも答えてくれる

どうしても手術後は呼吸機能が低下する。手術に耐えられるかどうか、十分な確認が必要

事前に麻酔科医や手術室看護師の問診を受ける

手術前日などに、麻酔科医の問診がある。麻酔に関して疑問があればよく聞いて、納得しておこう。手術室を受けもつ看護師の問診もあるので、手術全般の疑問や不安があれば、よく聞いておく。

内視鏡手術

胸腔鏡を使って手術の傷口を小さくする

「胸腔鏡手術」は胸に小さな孔《あな》をいくつか開ける手術方法で、胸を大きく開く開胸手術に比べて、患者さんの負担が少なくてすみます。最近では手術療法の中心は、開胸手術から胸腔鏡手術に替わりつつあります。

リンパ節転移のない肺がんが対象

胸腔鏡手術は患者さんの負担が比較的少ない外科療法ですが、適応には条件があります。心臓のない右肺にできたがんか、左肺にできたリンパ節転移のないがんが対象です。特に右肺は、開胸手術と同程度の手術ができるようになりました。

◆術後の痛みが軽くなる

大きく皮膚を切開し、肋骨を押し広げる開胸手術と違い、胸腔鏡手術では、皮膚に小さな孔を3〜4ヵ所開けるだけですみ、傷跡が小さく、術後の痛みが少なくてすむのが利点。

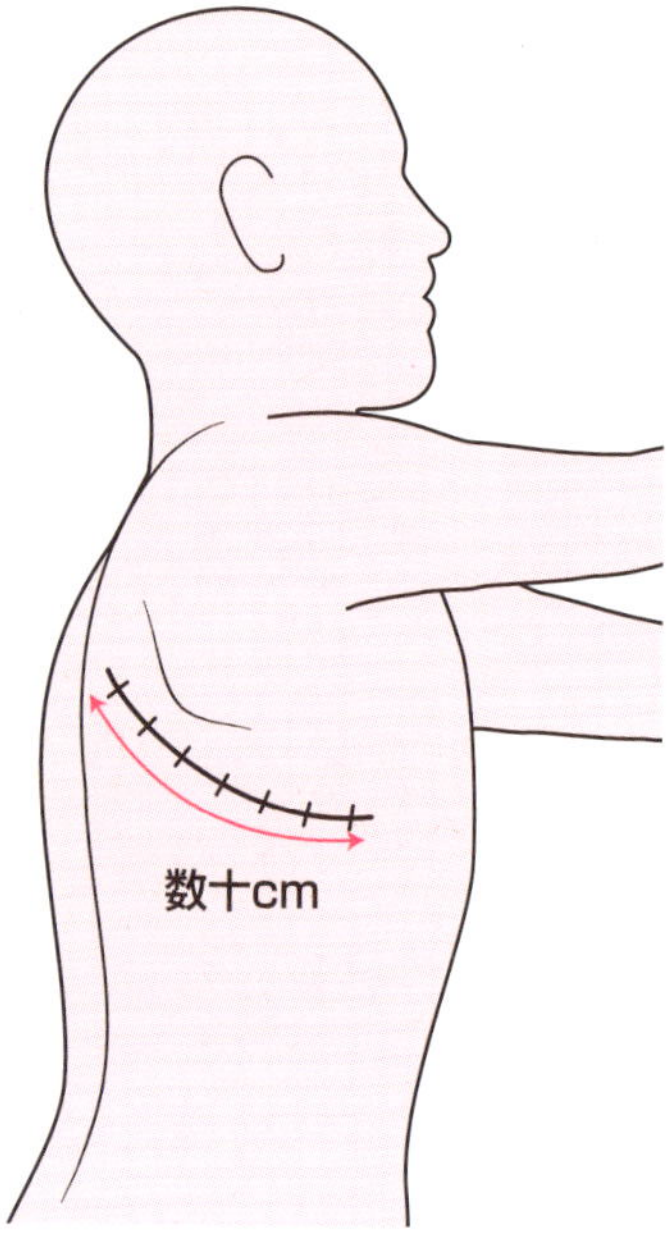

◀通常の手術の場合

利点 がんの取り残しを最小限にできる。出血が起きたときに迅速に対応できる

欠点 体への負担が大きい。術後の痛みが大きい

切開する位置は切除する肺の部位によって異なる。多くは背中からわきの下（側胸部）に数十cm程度

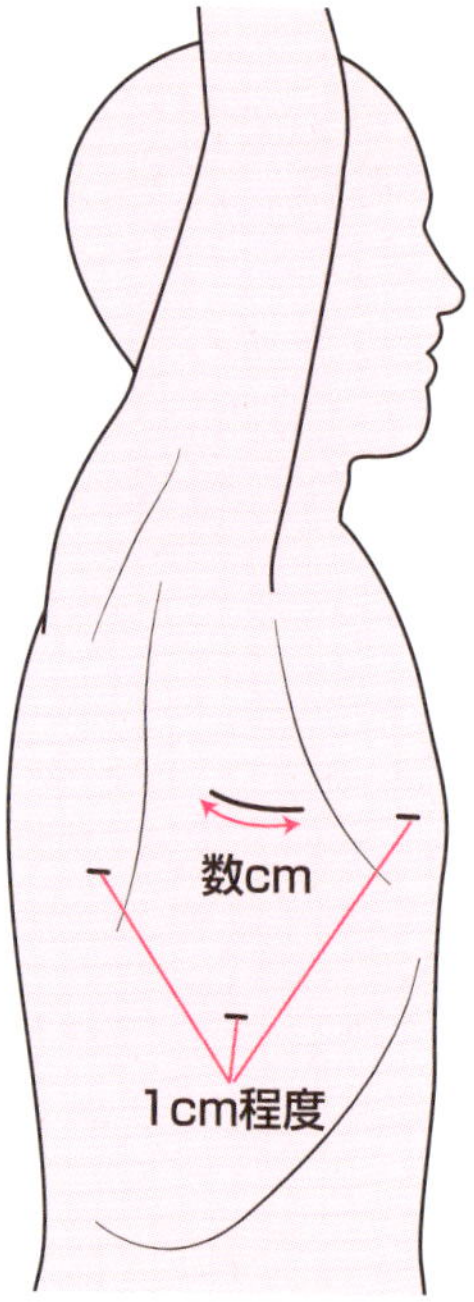

▶胸腔鏡手術の場合

利点 傷口が小さく、手術後の痛みが少ない。術後の回復が早い（入院期間が短い）

欠点 手術中の視界が限られるため、転移を見落とすことがある。トラブルが起きたときに対処しにくい

こちらも切除する肺の部位によって切開位置は異なる。側胸部に数ヵ所、数cm程度の傷ができる

◆医師の高度な技術も必要とする

胸腔鏡手術には、出血時の対応が難しいなどの欠点もある。施術する医師に、高度な技術と熟練が必要であり、実施できる医師が限られることもデメリットのひとつになっている。

体内の様子を画面で見ながら進める

胸部に3ヵ所、0.5〜1.5cmほどの孔を開け、内視鏡を胸の中に入れる。内視鏡先端に装着したCCDカメラで胸腔のようすを観察しながら、病巣まで内視鏡を進めていく。

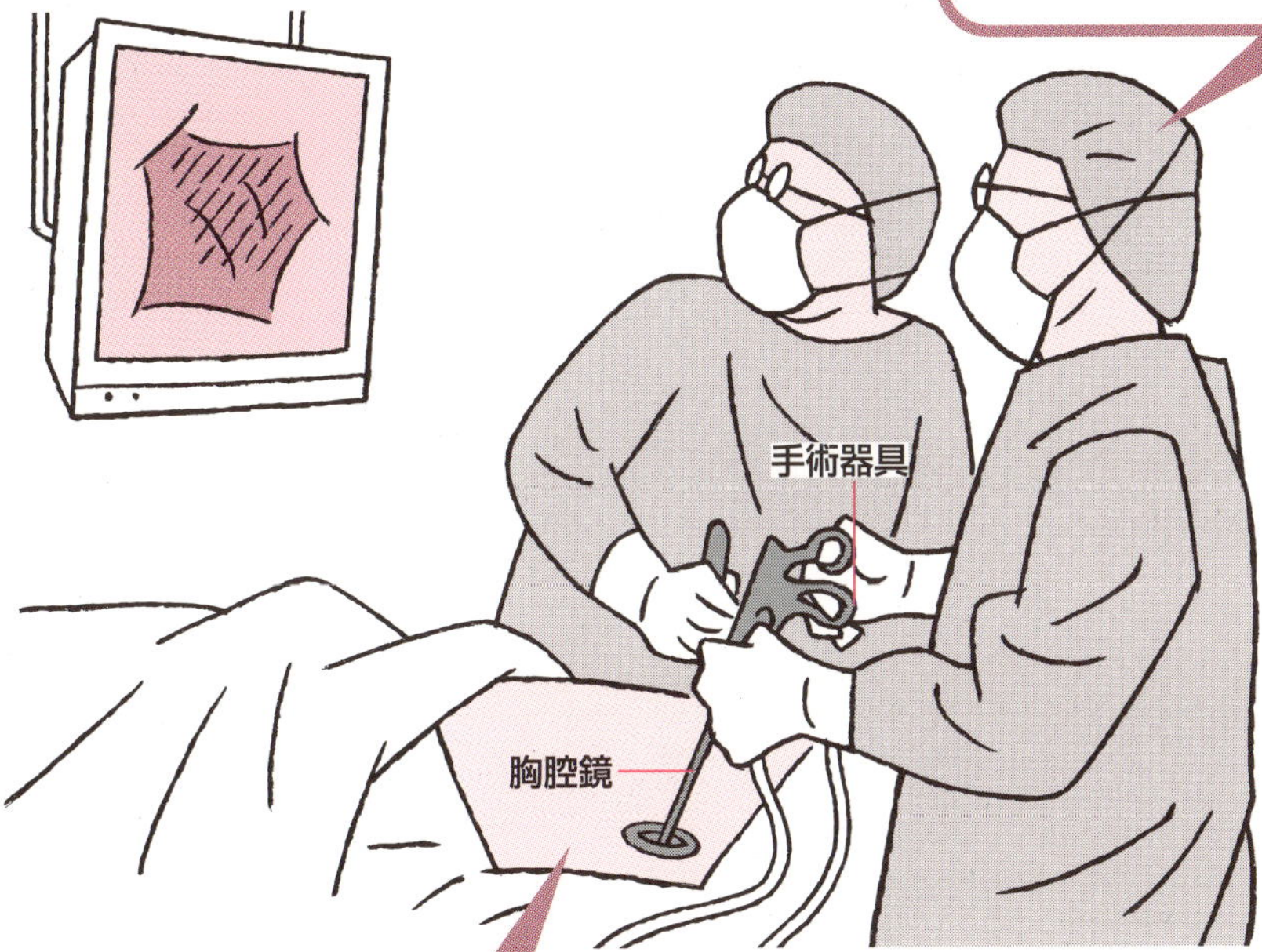

リンパ節郭清《かくせい》が十分できない場合やトラブルが起きた場合は、通常の開胸手術に切り替える

手元の器具を操作して
●がんの切除
●リンパ節郭清
をおこなう

別の2ヵ所の孔から病巣まで処置具を差し入れ、病巣の切除や周辺のリンパ節郭清をおこなう。がんが大きすぎて取り出しにくい場合は、途中から切開を広げることもある。

胸に小さな孔を開けて手術をおこなう

肺がんの手術療法というと、大きく胸を切開しておこなうものというイメージがあります。しかし肺がんでも、内視鏡を使う「胸腔鏡手術」が普及してきています。

胸腔鏡手術は、胸に小さな孔を開け、そこから胸腔鏡（胸部用の内視鏡）を挿入し、別の孔から差し入れた各種の器具を操作して、病巣を切除する方法です。

胸腔鏡手術が登場しはじめたころは、適応はごく早期の肺がんのみでした。しかし現在では、内視鏡や手術器具がどんどん進歩しているので、適応範囲が広がり、さらに安全になってきました。

胸腔鏡は、治療だけでなく、詳細な診断の目的で使用されることもあります。

開胸手術①肺葉切除

がんのある肺葉を最小限切除する

「開胸手術」は、メスで胸を開いて肺を切除する方法です。

開胸手術の標準治療の一つである肺葉切除術では、がん部分だけでなく、がんのある肺葉を切除します。

1. がん切除

がんのある肺葉を切る

一般的には、背中側から肋骨に沿って切開し、肋骨を押し広げる。肺に達したら、がんを含めて、肺葉全体を切除する。3つ肺葉がある右肺の場合は、2つの肺葉を切除することもある。

Ⅰ～ⅢA期の非小細胞がんとⅠ期の小細胞がんが対象

対象は、非小細胞がんのⅠ～ⅢA期と、小細胞がんのⅠ期ですが、ⅢA期でリンパ節転移がある場合は、慎重な判断が必要です。確定診断ができていないときは、術中に切除した部分の病理検査をします。

◀肋骨を押し広げる

肺を露出させるには、肺や心臓を保護している肋骨が障壁になる。かつては肋骨の１本を切り、肺切除後につなぎ合わせていたが、現在は器具を用いて肋骨を押し広げている。

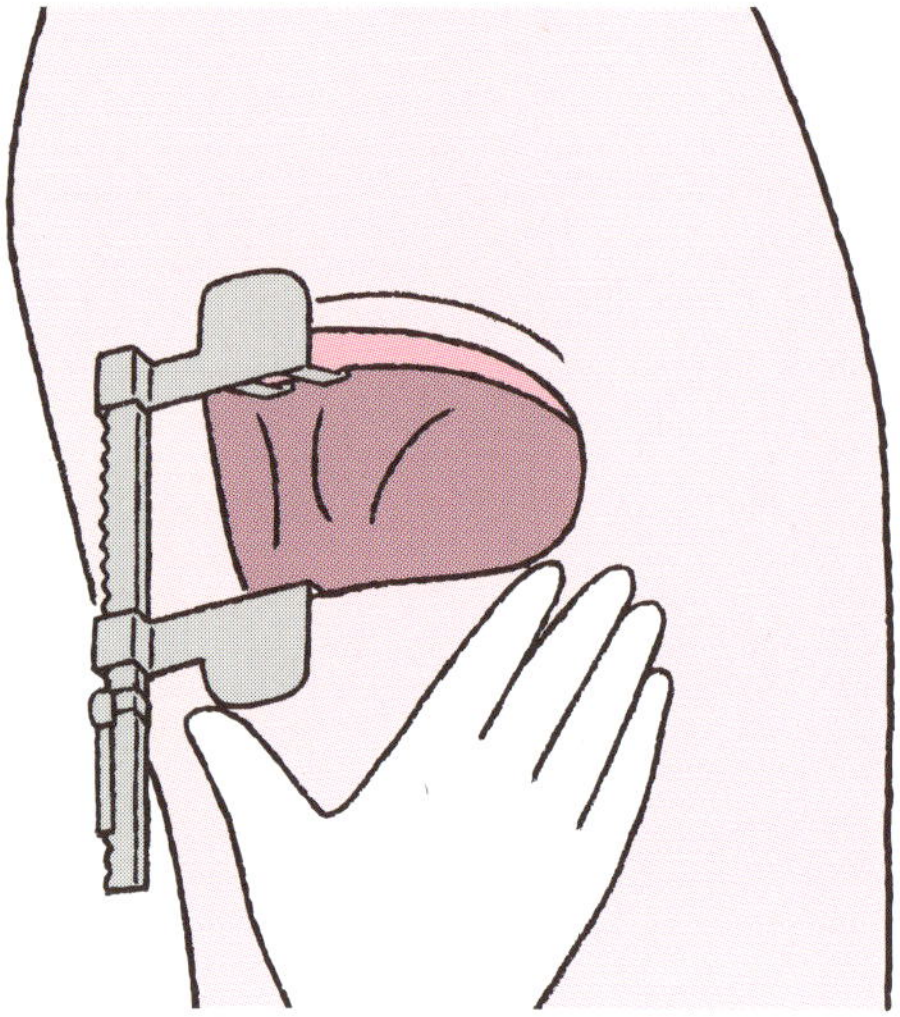

切開する部位は、切除する肺葉によって異なる。皮膚や胸膜を切り、器具で肋骨を広げる

▶肺葉ごと切除する

肺葉を１つ、あるいは２つ切除する。確定診断がついていないときは、切除したがん部分を即刻病理検査にまわし、がんか否か、がんであればがんの種類などを、最終的に確認する。

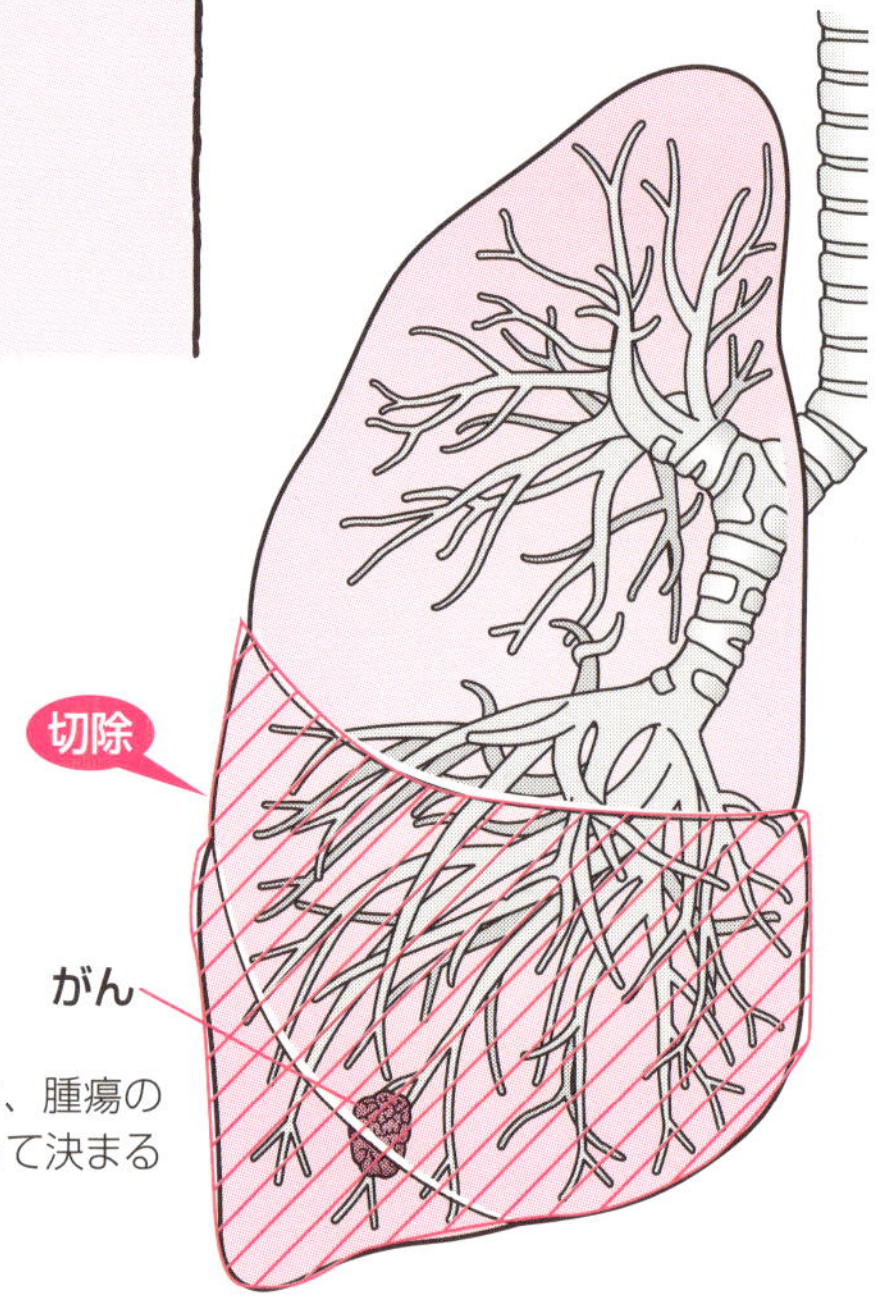

切除が1葉になるか2葉になるかは、腫瘍の大きさやリンパ節転移の有無によって決まる

2. 気管支形成術
必要があればおこなう

がんが気管支に浸潤していて、末梢にはがんがない場合、気管支の一部を切除してつなぐ、気管支形成術がおこなわれる。かなり複雑な開胸手術だが、肺の機能をより温存できる。

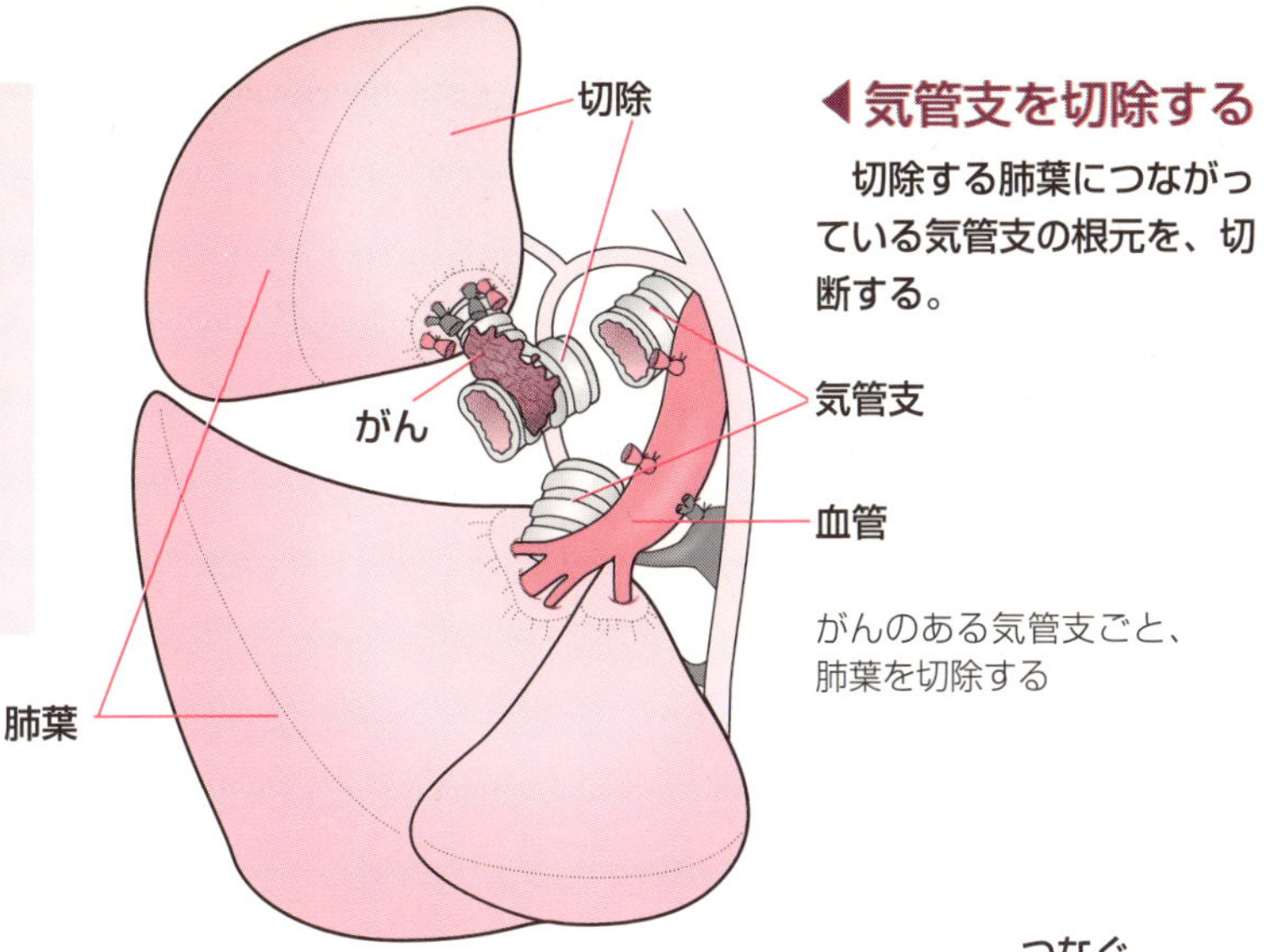

◀気管支を切除する

切除する肺葉につながっている気管支の根元を、切断する。

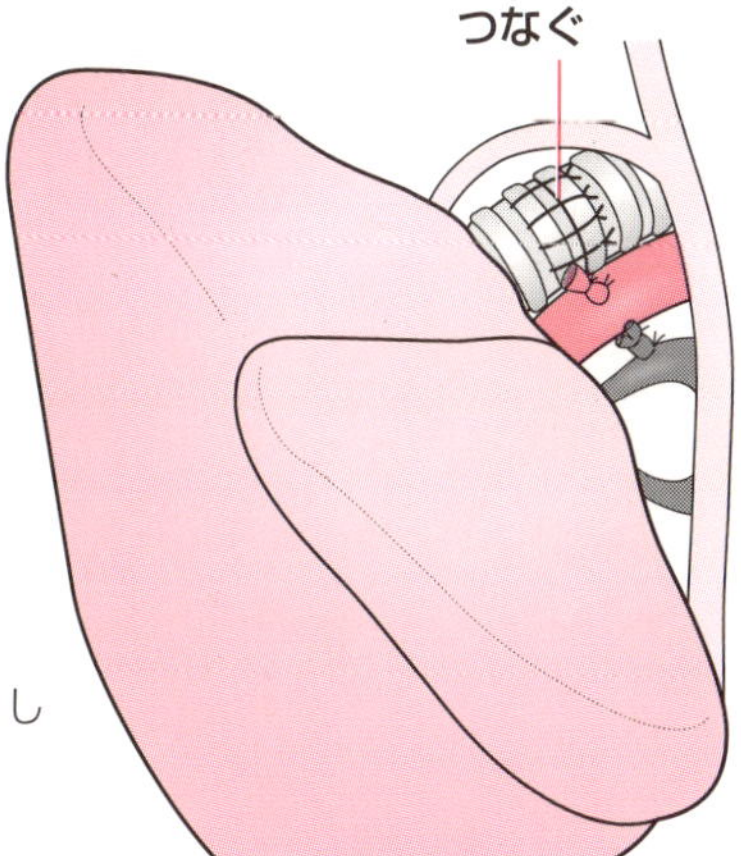
残った気管支どうし
をつなぐ

▶残った気管支をつなぎ合わせる

気管支を切断したままだと、別の肺葉への空気の通り道がなくなる。そこで寸断した気管支を縫い合わせる。

がん部分だけでなく、がんのある肺葉を切除する

肺がんの標準的な手術療法には、「肺葉切除術」と「肺全摘出術」があります。

肺は、左右五つの肺葉に分かれています（一四ページ参照）。このうち肺葉切除術は、がんだけでなくがができている肺葉を、すべて切り取る方法です。例えば、右肺の上葉にがんがある場合、上葉（全体）を切除します。

小さな肺がんでも肺葉全体を取るのは、肺葉中の血管やリンパ管、リンパ節にがん細胞が散らばっている可能性があるためです。念のために肺葉を切除して、再発を防ぎます。

再発予防には、周囲のリンパ節郭清も重要です（六〇ページ参照）。

3. リンパ節郭清
転移の可能性があるリンパ節を切除する

がん細胞はリンパ節に転移しやすいため、転移の可能性を考えて、周囲のリンパ節をきれいに取りのぞき、再発を防ぐ（60ページ参照）。

開胸手術②肺全摘出

左右どちらかの肺をすべて切除する

がんができた場所や大きさによっては、片方の肺をすべて切除する手術がおこなわれます。片肺になるため、呼吸機能などを考慮しながら、慎重に判断します。

中心部に大きく浸潤している場合に適応

肺の中心部近くの、太い気管支や血管にまでがんが広がっている場合、がん細胞をできるだけ残さないようにするためには、片肺をすべて切除する必要があります。

適応の判断は慎重になる

がんが肺葉の根元くらいまで浸潤している場合、肺葉だけ切除しても、がんが残ってしまう。患者さんの肺活量や体力なども考慮しながら、慎重に判断して肺全摘出を決める

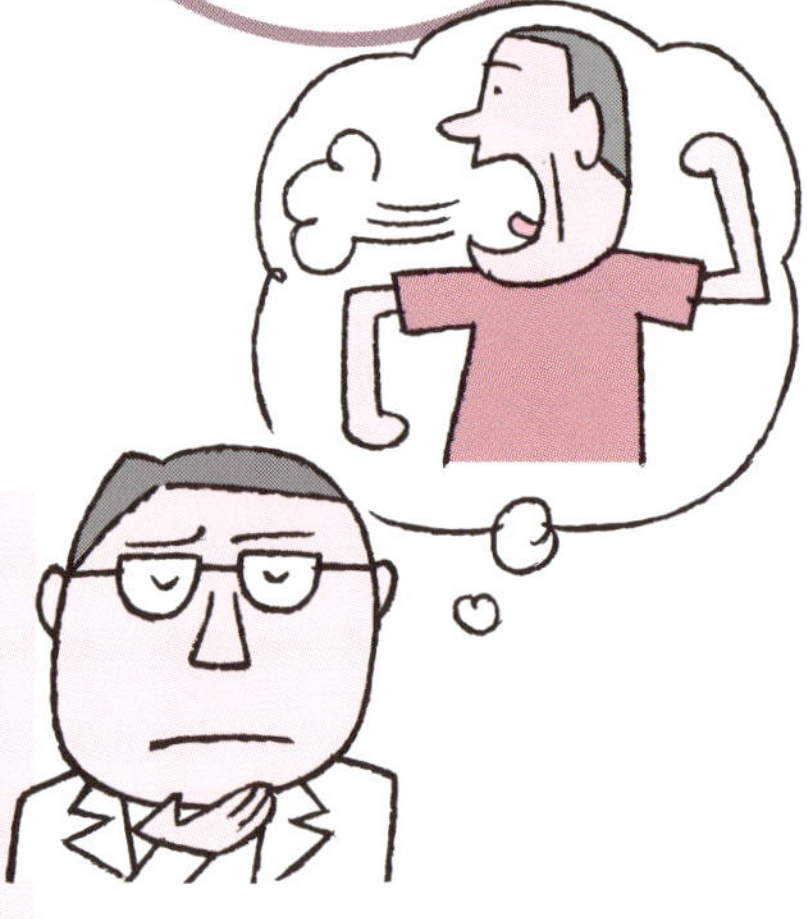

肺全摘出後は、呼吸機能が約半分になる。呼吸機能と体力が十分になければ受けられない

1. がん切除
がんのある側の肺をすべてとる

片肺をすべて切除し、できるだけがん細胞の残存を防ぐ。右肺の方が大きく、呼吸能力も高いため、左肺全摘出に比べて右肺全摘出の方が、体への負担が大きい。

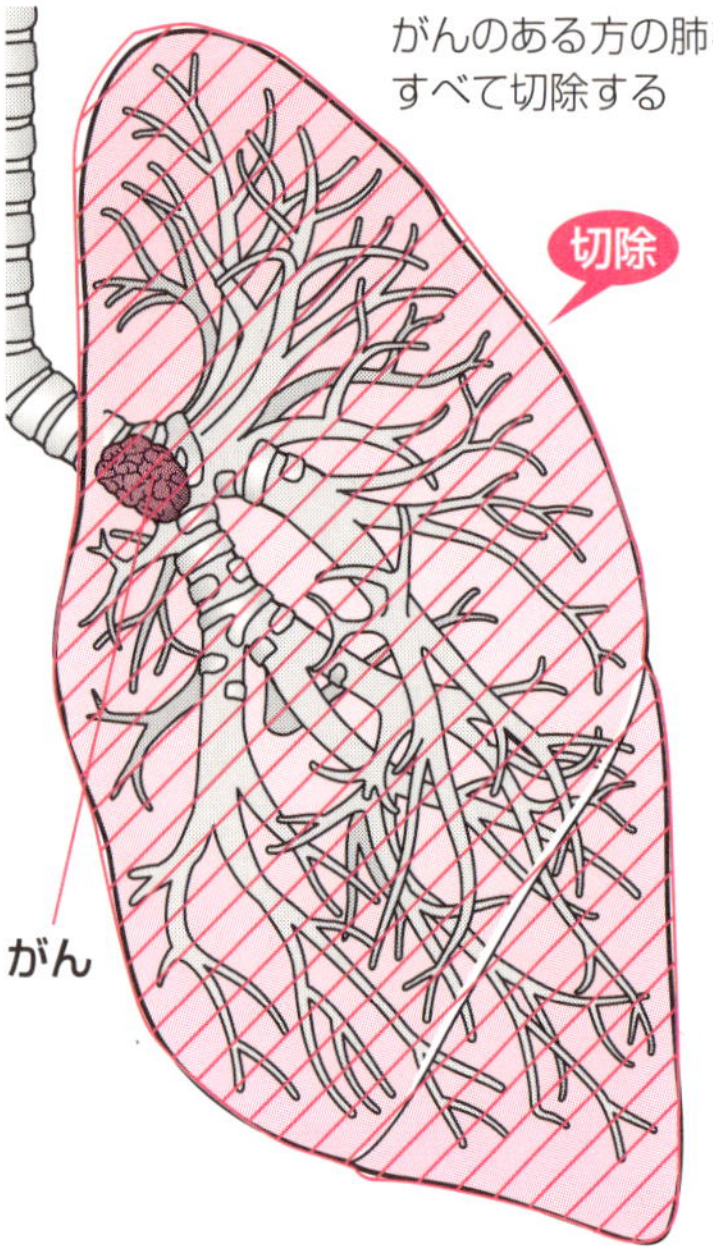

がんのある方の肺をすべて切除する

2. リンパ節郭清
転移の可能性があるリンパ節を切除する

リンパ節に転移している可能性があるため、肺門部や縦隔にあるリンパ節を、きれいに取りのぞく。切除したリンパ節は病理検査で調べる（60ページ参照）。

切除範囲が大きいと体への負担も大きい

がんが肺葉の一部だけでなく、肺中心部の太い血管や気管支に浸潤しているような場合は、右あるいは左の肺をすべて摘出する手術がおこなわれます。

片肺を切除すると、術後、肺活量が大きく低下してしまいます。体への負担が大きい手術のため、治療法の選択は慎重にならざるをえないといえます。

胸膜、心膜、肋骨など、肺に隣接する臓器や組織を、がんが広がっている部位も含めて切除すれば治癒が見込める場合、それらも一緒に切除する「拡大手術」がおこなわれることもあります。

拡大手術
周囲の浸潤した臓器も一部切り取る

隣接した臓器や組織も一緒に、大きく切除します。切除範囲が広がれば、それだけ体への負担が大きくなるため、治療法の選択には慎重を要します。熟練した外科医と肺がん専門によるチーム医療が必要です。

それぞれの機能が大きく損なわれない程度に、がんを切除する。詳細な検査と綿密な計画が必要

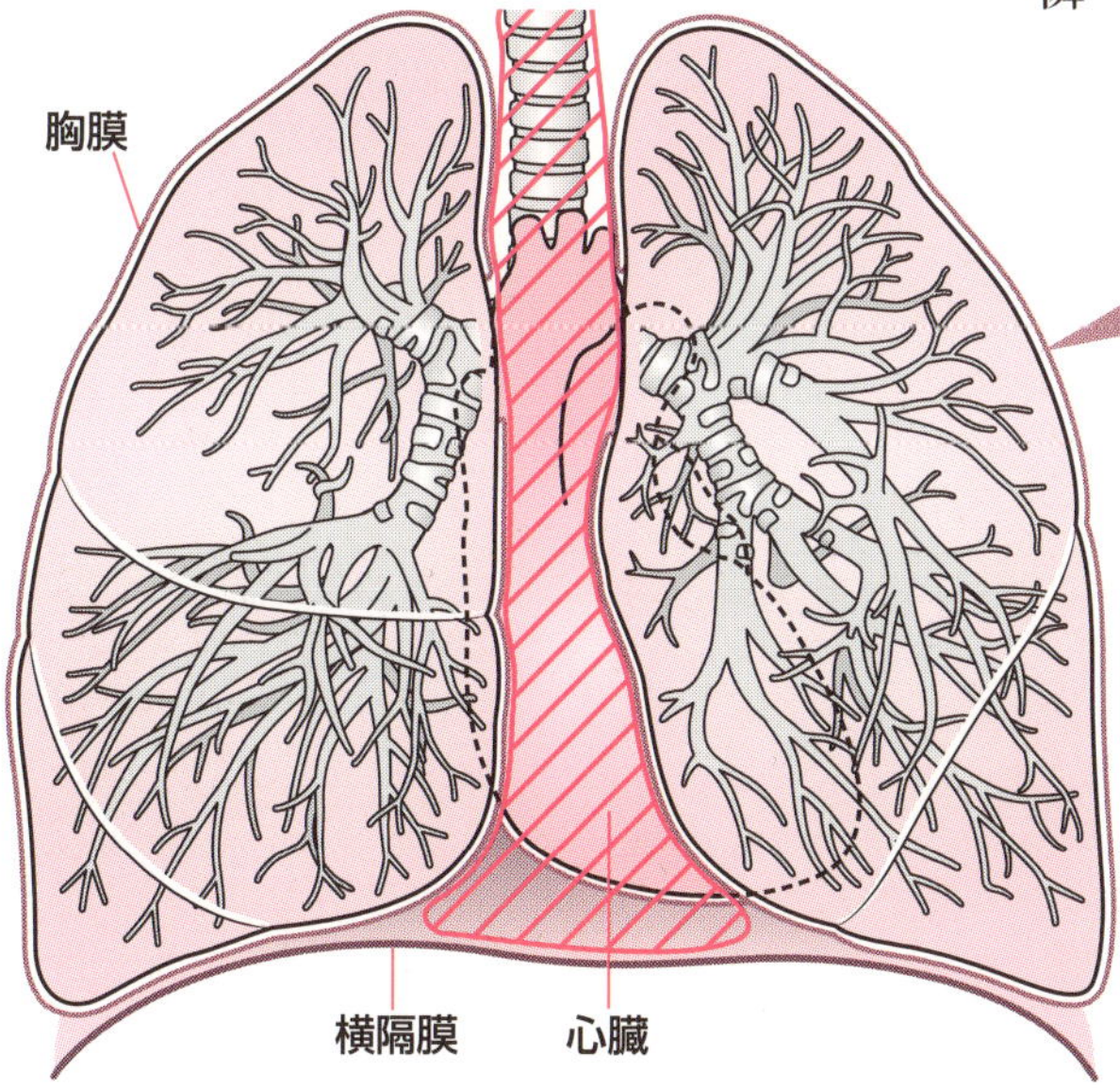

代表的な切除部位
- 心膜（心臓の膜）
- 肋骨
- 胸膜
- 大動脈
- 横隔膜

など

リンパ節郭清をおこない、必要なら再建術もおこなわれる

拡大手術は、最近は少なくなっている

拡大手術は、体への負担が非常に大きいため、近年ではあまり選択されなくなっている。化学療法や放射線療法など、手術以外の治療法を選択するケースのほうが多い

開胸手術③縮小手術

程度に応じて切除範囲を狭くする

呼吸を司る肺は、なるべく機能を温存しておきたいものです。そこで、早期がんの場合には、切除する範囲を必要最小限にとどめる「縮小手術」がおこなわれることがあります。

ごく早期のがんが外側にある場合に適応

2cm程度のごく早期のがんで、末梢型の非小細胞がんであれば、縮小手術が考慮されます。体力がないなどで肺葉切除を受けられない人に、手術後の呼吸機能の低下をできるだけ避ける目的でおこなわれることもあります。

◆手術の体への負担が少なくて済む

肺を切除する範囲が小さければ小さいほど、肺の呼吸機能を高く保つことができる。術後のQOL（生活の質）を高められるが、がん細胞を取り切れず、再発する危険性が高まることも否めない。

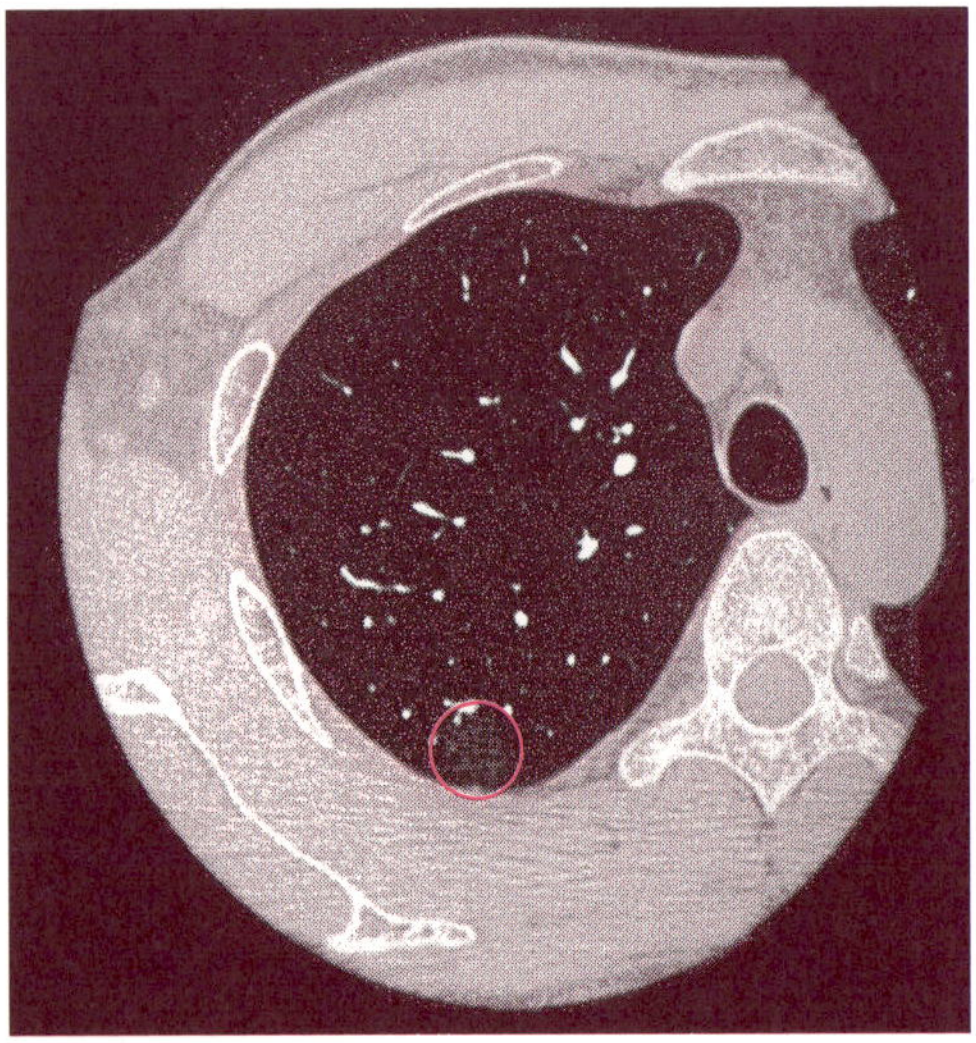

◀ごく早期のがんには縮小手術が良い適応

GGO（31ページ参照）のようなごく早期のがんは、中心型ならPDT（48ページ参照）の適応になるが、末梢型は縮小手術（部分切除）が適応になることが多い。

利点	肺の切除を最小限にするため、呼吸機能の低下が少ない。手術後の回復が早い
欠点	再発率が肺葉切除に比べて高い

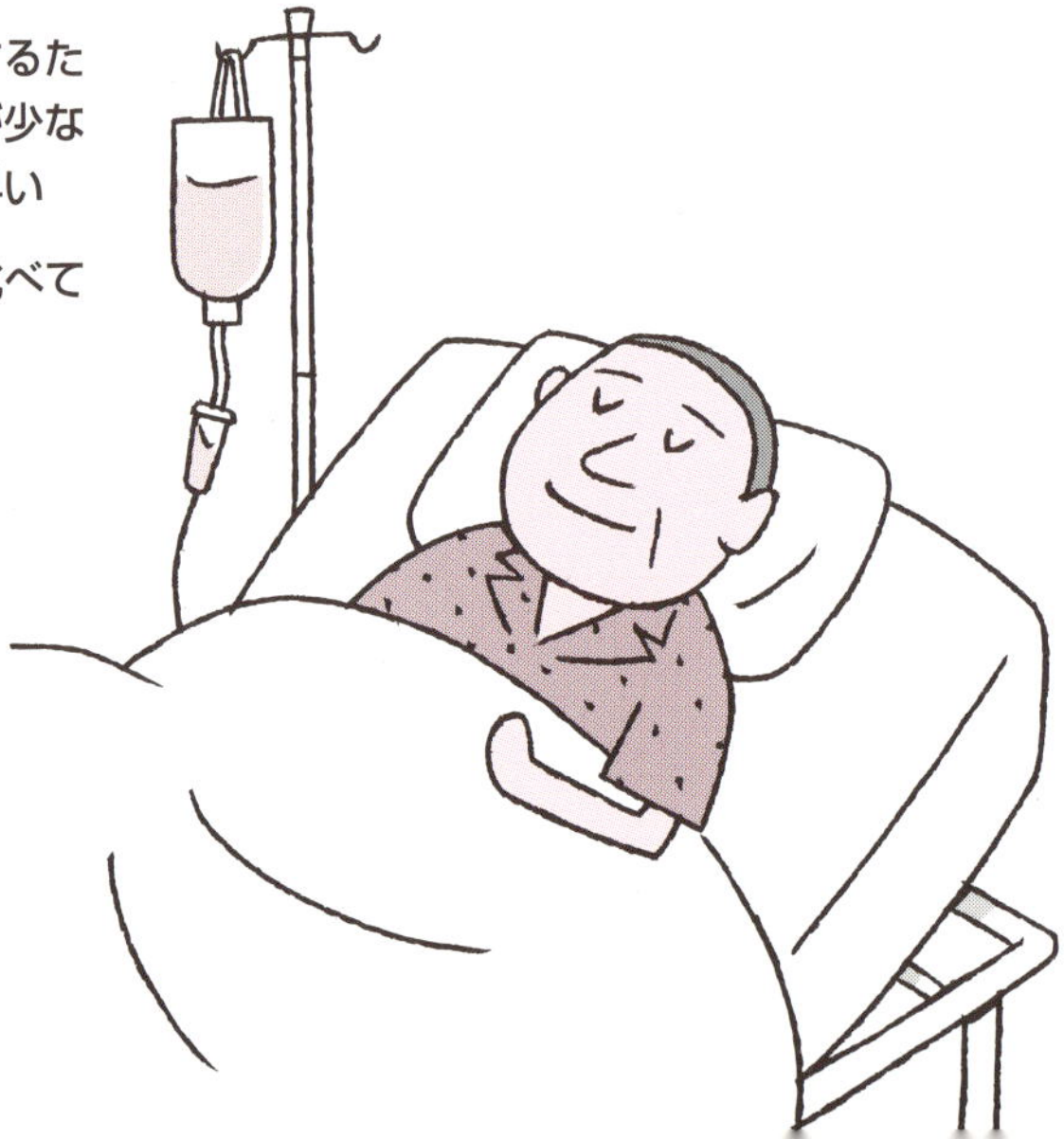

回復が早いため、入院期間も短くなる

◆区域、あるいは部分的に切除する

標準的な手術療法の肺葉切除術では、がんのある肺葉をすべて切除するが、縮小手術では、肺の区域単位、あるいは部分的に、できるだけ小さく切り取る。

両肺とも細かく10の区域に分けられる

右肺、左肺ともに、10の区域に分けられている。境目が見た目にもわかる肺葉と異なり、区域はあいまい。そのため、区域切除には、かなりの熟練を要する。

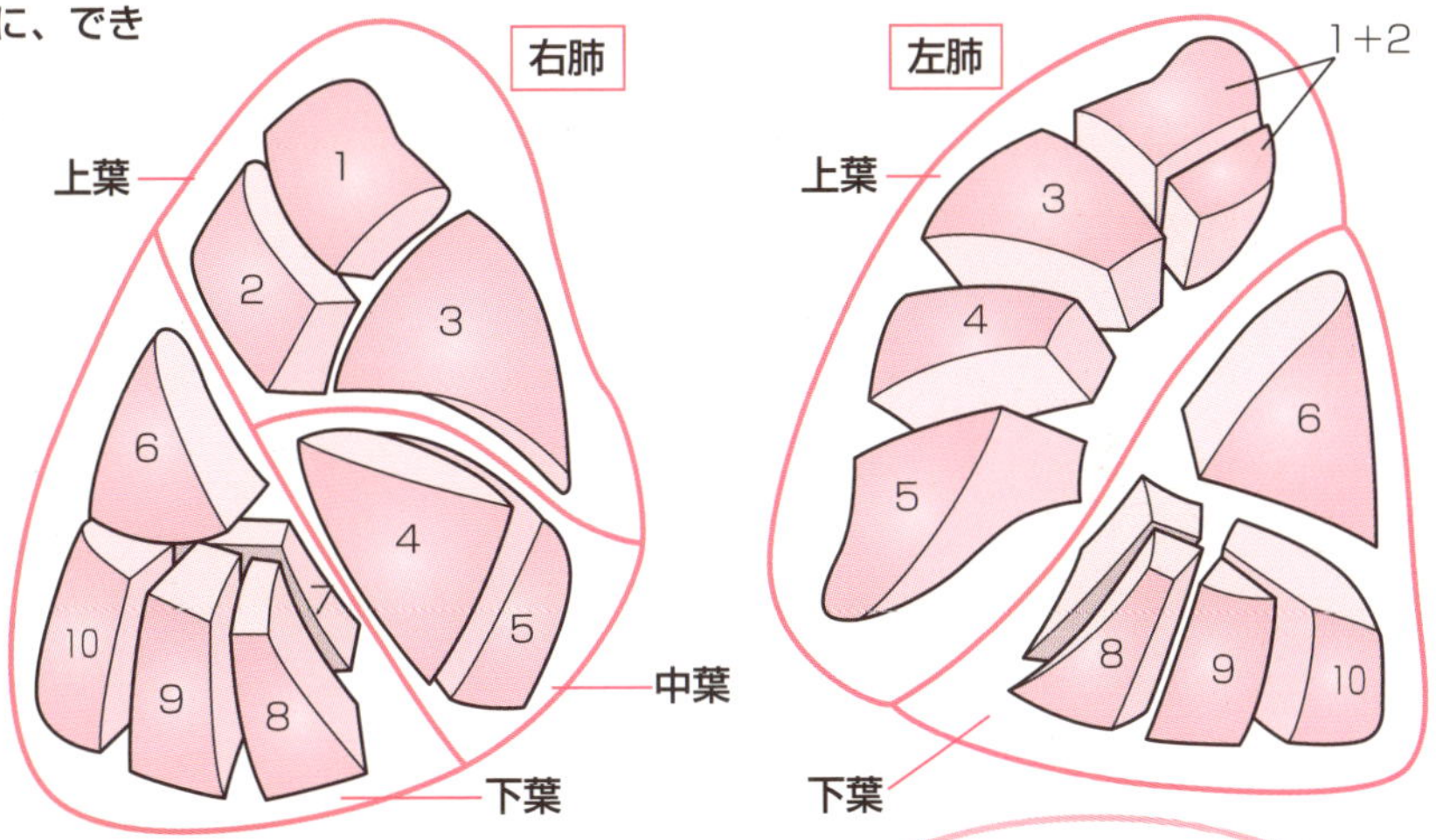

気管支には医学的な番号が付けられており、それによって区域が10に分けられる

安全性や効果は、まだはっきりしていないことも

呼吸機能を考えれば、肺はできるだけ小さく切除するにこしたことはありません。

肺は、五つの肺葉で構成されていますが、肺葉はさらにいくつかの区域に分かれています。肺葉切除術では、肺葉全体を切除しますが、それより小さく、区域単位で切除することがあります。それを、「縮小手術」といいます。

縮小手術は、切除する範囲が少ないため、術後の呼吸機能は、肺葉切除術より高く保たれます。反面で、がん細胞の取り残しのある確率が高くなるという欠点もあります。そのため、正確な術前診断が非常に大切です。縮小手術も慎重におこなう必要があります。

さらに細かく楔形《くさびがた》に切除することも

肺葉の区域に関係なく、がんとその周囲を楔形に切り取る手術法（部分切除）もある。この方法は、リンパ節に転移のないときにおこなわれる。区域切除よりさらに切除範囲が少なくてすみ、胸腔鏡でも治療ができる

必要があればリンパ節郭清（60ページ参照）や気管支形成術（55ページ参照）もおこなわれる

リンパ節郭清は気管支形成術や区域切除のときにおこなう。楔形の部分切除の場合は、ふつうおこなわれない

リンパ節郭清

転移の可能性のあるリンパ節をとる

がんが最も転移しやすいのが、リンパ節です。リンパ節転移があると、全身にまわりやすいため、手術の際はリンパ節をきれいに切除して、転移や再発を防ぎます。

がんの手術では必ずおこなわれる

がんの外科手術では、リンパ節転移の確認や郭清は欠かせません。リンパ節郭清は、病巣周囲のすべてのリンパ節を切除することが基本ですが、これまでの研究で、郭清が必要な範囲がわかりつつあります。

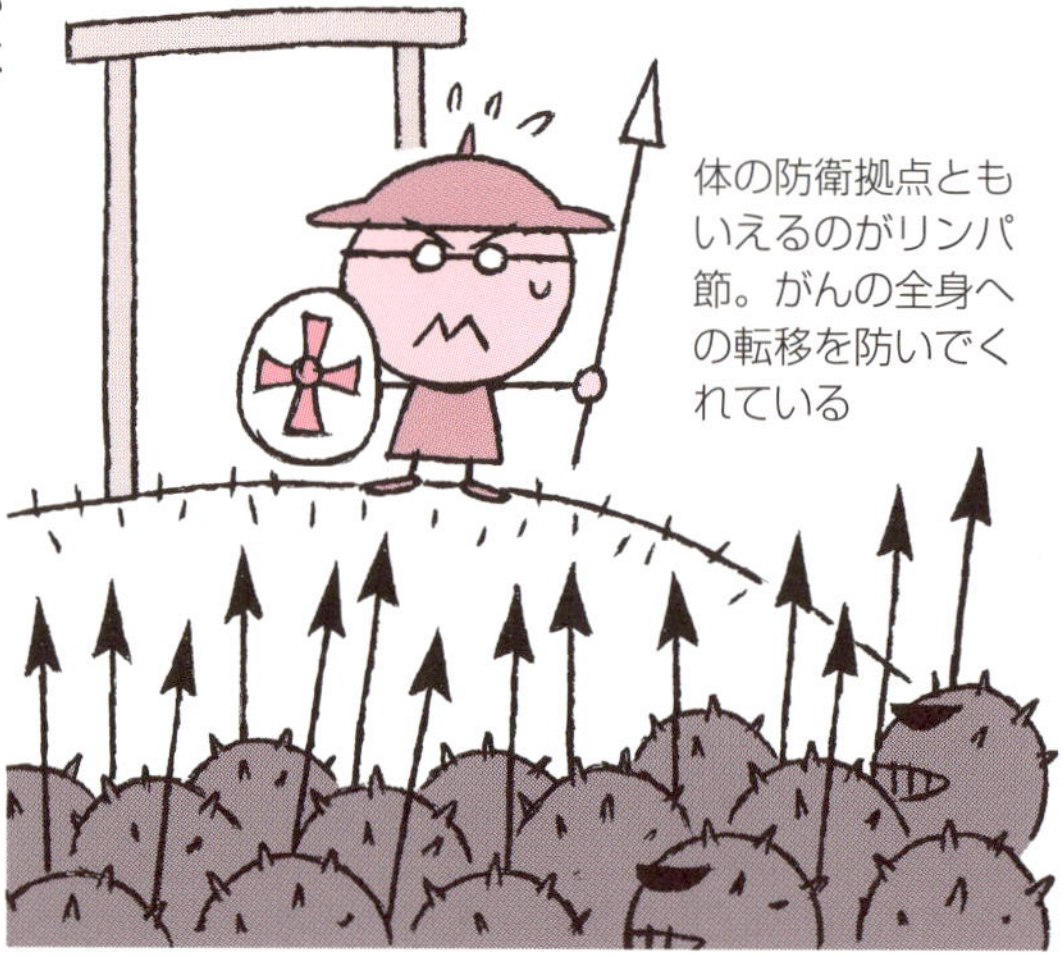

体の防衛拠点ともいえるのがリンパ節。がんの全身への転移を防いでくれている

がん細胞はリンパ節に集まりやすい

がんと、リンパ（液）あるいはリンパ節は、非常に密接な関係があります。

リンパとは、組織の間隙を埋めている液体のことで、組織と血液の連絡をして、栄養物や老廃物などを運搬しています。

リンパ節の役割

- リンパ（体液）に紛れたウイルスなどの病原体やがん細胞などの異物を食い止める
- リンパ節にいる免疫細胞が病原体や異物を処理する

リンパ節は全身にがん細胞が広まるのを抑えている

リンパ節には、多くの免疫細胞がある。これらの免疫細胞が、臓器への細菌の侵入を阻止している。がん細胞も、免疫細胞によって全身に散らばるのを抑えられているが、力が及ばないと広がってしまう。

リンパ節の機能を温存する方法が研究されている

リンパ節郭清は、がんの転移予防の意味では効果的だが、反面、合併症があったりリンパ節の免疫機能が低下したりするおそれがある。そのため、治療効果を低下させない程度に、リンパ節を温存させる方法が研究されているリンパの流れの途中に、豆粒大の組織がいくつもあります。それが、「リンパ節」です。

肺からがん細胞が飛び出した場合、リンパの流れに乗り、まずはリンパ節を通ります。そしてここを拠点に、がん細胞が全身に散らばってしまいます。

その点を考慮し、転移の可能性のあるリンパ節は、できるだけ切除します。それを、「リンパ節郭清」といいます。

リンパ節には“番地”がついている

肺には、気管・気管支周辺などに、多くのリンパ節がある。リンパ節への転移や、郭清すべきリンパ節を正確に把握する必要があるため、リンパ節にはすべて番号がつけられている。

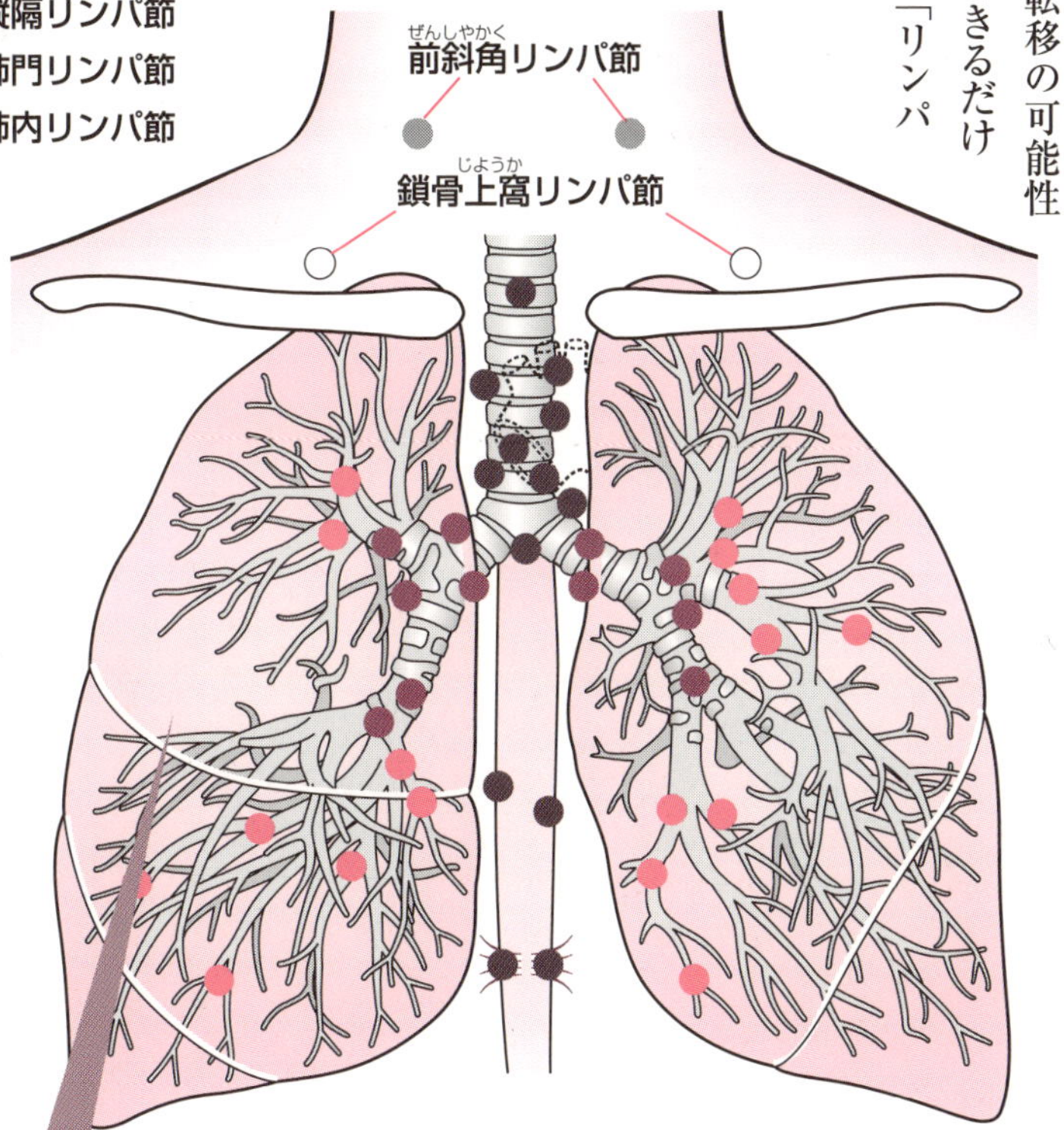

例
右上葉を切除したら右側の肺門リンパ節と縦隔リンパ節を切り取る

切除した肺や肺葉に属するリンパ節をとる

肺葉を切除したあと、残った肺をよけて、肺門部や縦隔などのリンパ節を取り除く。切除したリンパ節はすぐに病理検査にかけられ、がん細胞の有無を調べられる。

リンパ節郭清による合併症

- 反回《はんかい》神経マヒ（声がれ、誤嚥《ごえん》）
- 乳《にゅう》び胸《きょう》（リンパが胸腔内に溜まる）

肺の近くには、のどの動きを司る神経や太いリンパ管がある。それが傷つけられると、反回神経マヒや乳び胸が起こる。

手術後の回復

術後の回復は早く、約一週間で退院可

手術後は、肺炎などの合併症を起こさないよう注意することが重要です。できるだけ早く離床して体力を回復させ、腹式呼吸などのリハビリをしっかりとおこないましょう。

術後は合併症に注意が必要

手術が無事に終わっても、手術に伴う合併症を起こす危険があります。肺炎などの命にかかわる合併症もあるため、術後の十分なケアが大切です。

◆術後数日は体に管やモニターがついている

術後は、胸のなかに血液や体液がたまる。それを抜くため、胸にドレーンと呼ばれる管が挿入される。また、痛み止めの薬を入れるチューブや、心電図などの各種モニターの管が、体につけられている。

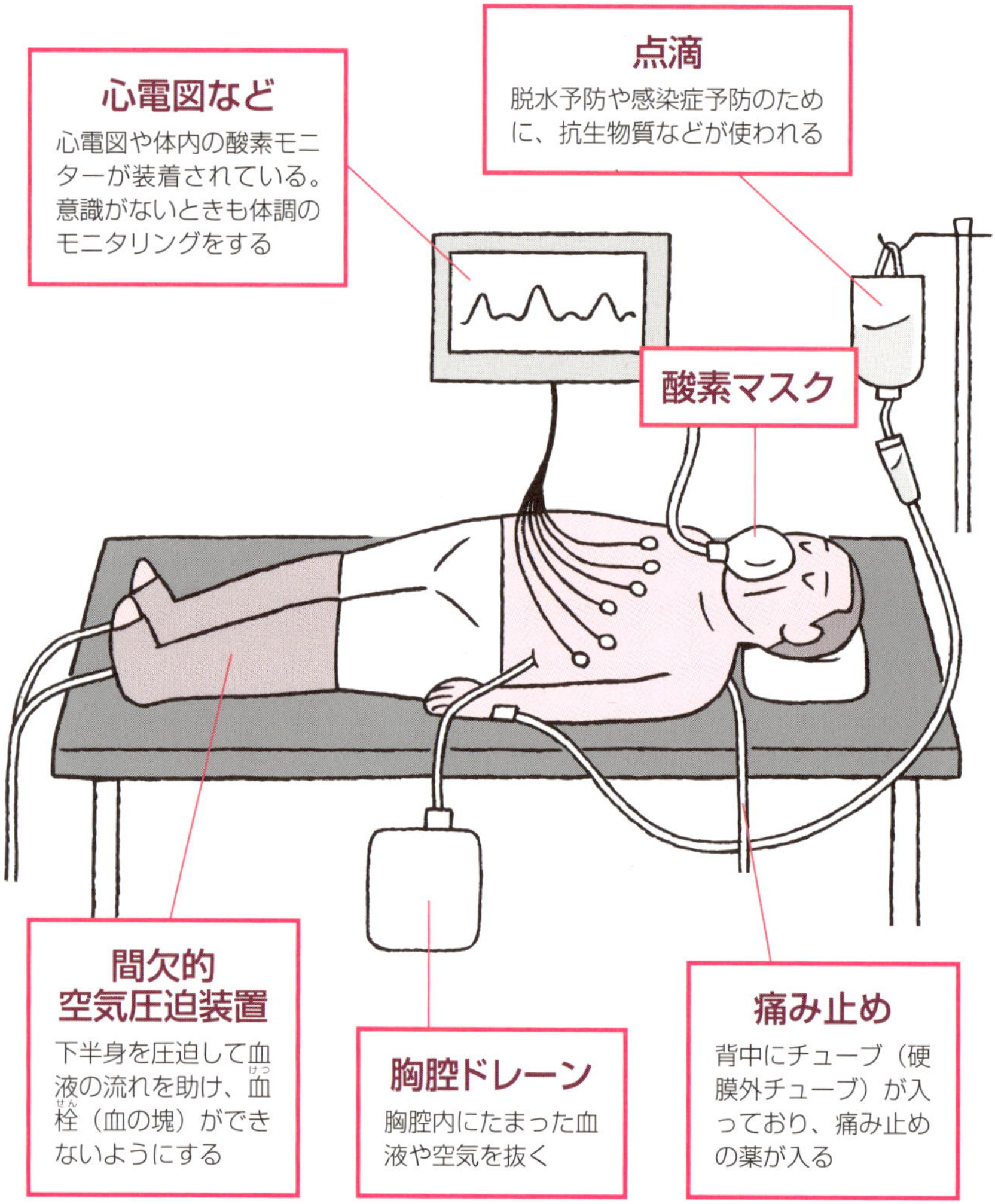

点滴
脱水予防や感染症予防のために、抗生物質などが使われる
心電図など
心電図や体内の酸素モニターが装着されている。意識がないときも体調のモニタリングをする
酸素マスク
間欠的空気圧迫装置
下半身を圧迫して血液の流れを助け、血《けつ》栓《せん》（血の塊）ができないようにする
胸腔ドレーン
胸腔内にたまった血液や空気を抜く
痛み止め
背中にチューブ（硬膜外チューブ）が入っており、痛み止めの薬が入る

◆呼吸機能の低下や合併症に注意

すべての人に合併症が起こるわけではないので、むやみに恐れることはないが、起こりうる事態をあらかじめ知っておこう。呼吸機能の低下、発熱など合併症の兆候に十分注意しておく。

できるだけ早く体を動かして回復に努める

手術後、安静にしすぎるのは、かえってよくありません。できるだけ早くベッドを離れ、体を少しずつ動かすことが重要です。特に問題がなければ、手術の翌日には食事も歩行もできます。

肺機能は、体を動かすほうが早く回復します。積極的に歩いたり、手足を動かしたりしましょう。

禁煙の継続も必須です。術後は大量の痰が出ますが、喫煙するとさらに量が増え、気管支をふさぐ危険性があります。

腹式呼吸など、肺機能を高めるリハビリも積極的に進めましょう（九四ページ参照）。

肺の切除後は息苦しさを感じやすい

- 声のかすれ
- 息苦しさ
- 肺瘻《はいろう》（肺胞からの空気漏《も》れ）
- 出血
- 無気肺（気管支がふさがれて空気が入らない）

声帯をコントロールする神経（反回神経）がマヒし、声がかすれたり、肺胞から空気がもれるなどで息苦しさを感じたりすることがある。通常、術後数日で自然に回復していく。

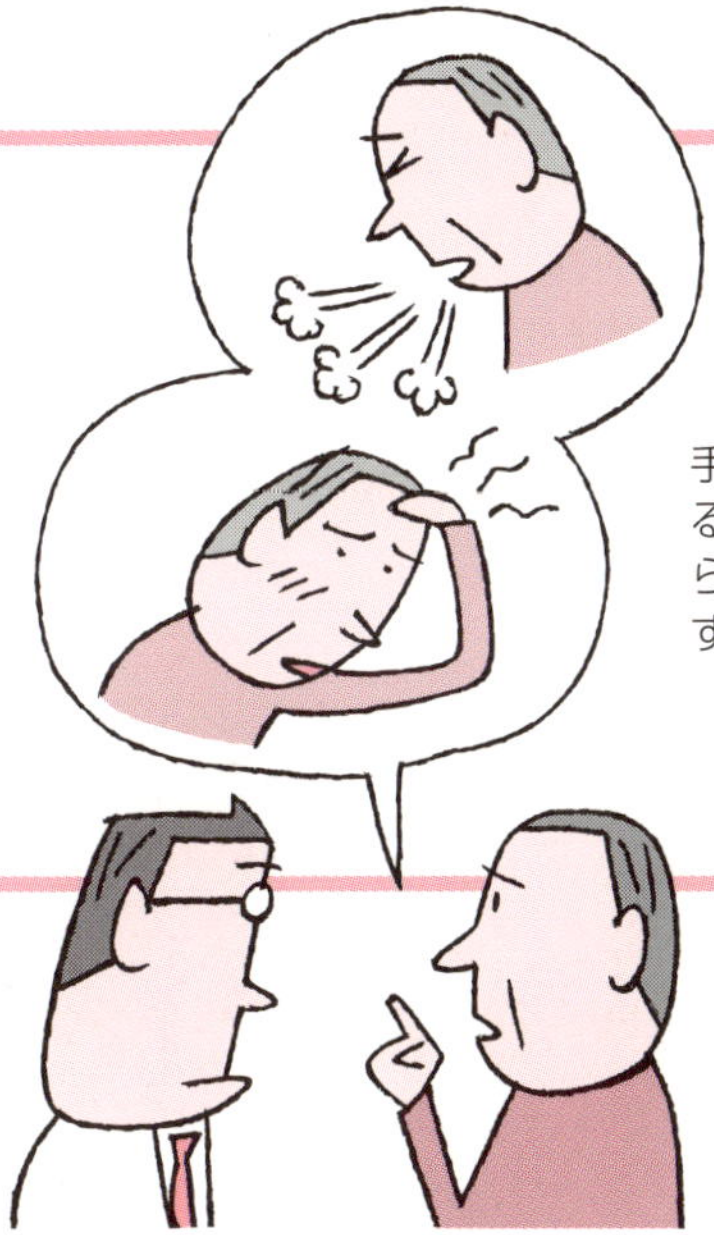

手術後も定期的に受診するが、体の異常を感じたら次の受診日まで待たず、すぐに受診を

重大な合併症を起こす前に、体調の異変があれば受診を

- 肺炎、間質性肺炎
- 肺塞栓《はいそくせん》（血の塊が肺の太い血管に詰まる）
- 膿胸《のうきょう》（胸膜が炎症を起こし、膿《うみ》がたまる）
- 不整脈
- 呼吸不全
- 気管支瘻《きかんしろう》（気管支に孔があく）

など

最も注意したいのが肺炎。痰をうまく排出して予防する。いわゆるロングフライト血栓症である肺塞栓、心筋梗塞《こうそく》や脳梗塞なども起こる可能性があるので、退院後に異変があったときは、即刻主治医に連絡を。

症状を和らげる手術

ステントを入れたり、がんを焼灼《しょうしゃく》したりする

がんが太い気管支をふさぎ、呼吸が苦しくなることも。そのような症状に対し、治療とは別に、外科的な処置をおこない、日常生活の質を向上させることがあります。

狭くなった気管支を広げる

がんが増大すると、大きくなったがんの塊が、気道をふさいでしまうことがあります。そのため呼吸が困難になった場合、症状をとるために、狭くなった気管を広げる処置をおこないます。

適応　がんによって症状が起きている人が対象

がんが大きくなって気管をふさぎ、呼吸困難の症状が現れている人は、ステント療法や焼灼療法、PDT（48ページ参照）の対象になる。現在は症状がないが、予防的におこないたい場合は、適応されない。

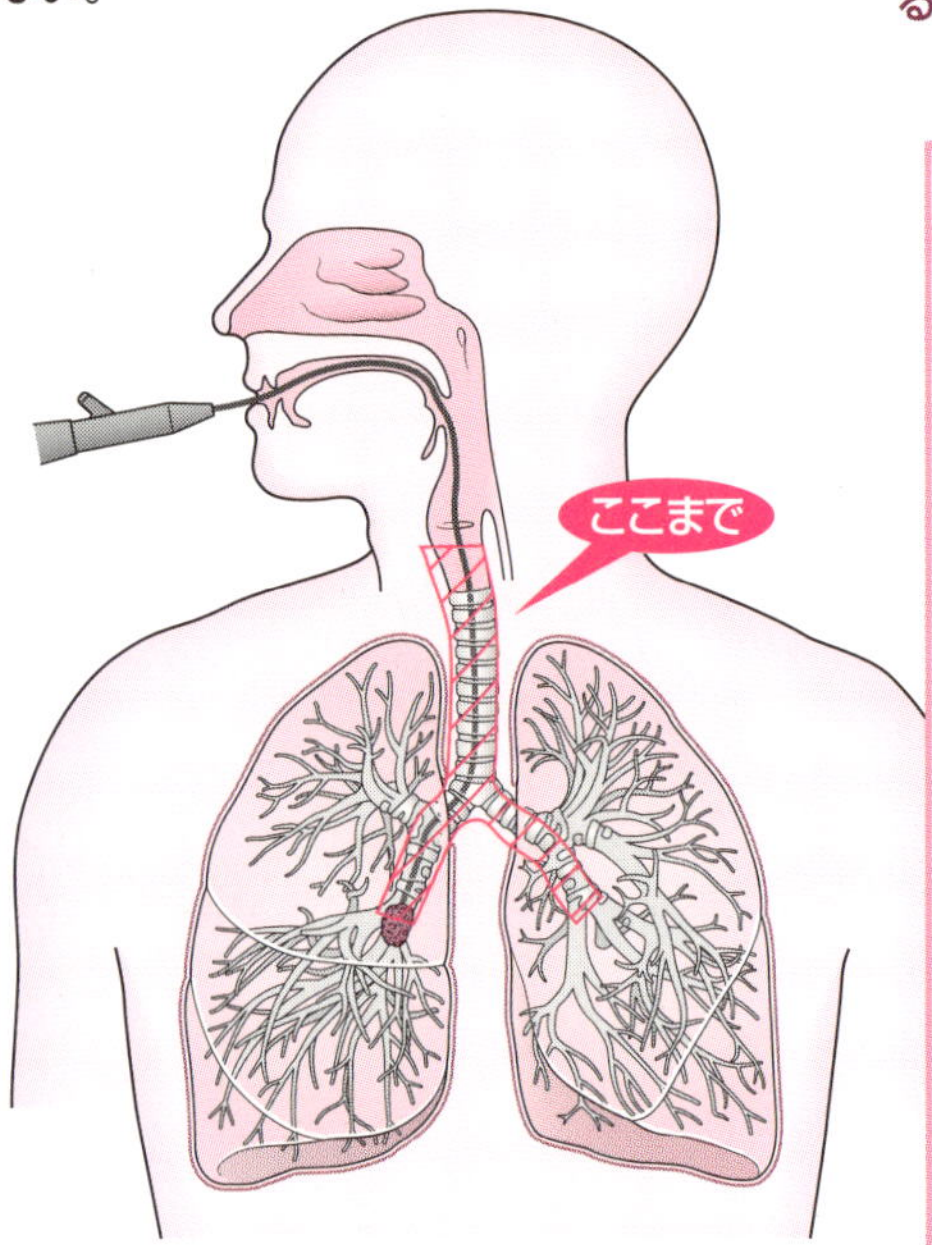

条件

- 呼吸困難の原因が気管や気管支の狭窄
- 狭窄部位が、気管、主気管支、右中間気管支幹
- 狭窄部位より先に狭窄がない
- 肺の機能が保たれている

手術療法はもちろん、抗がん剤や放射線などほかの治療法がおこなえず、呼吸器症状があることが条件。大動脈瘤《りゅう》など、ほかの原因で気管がふさがっている場合はおこなえない。

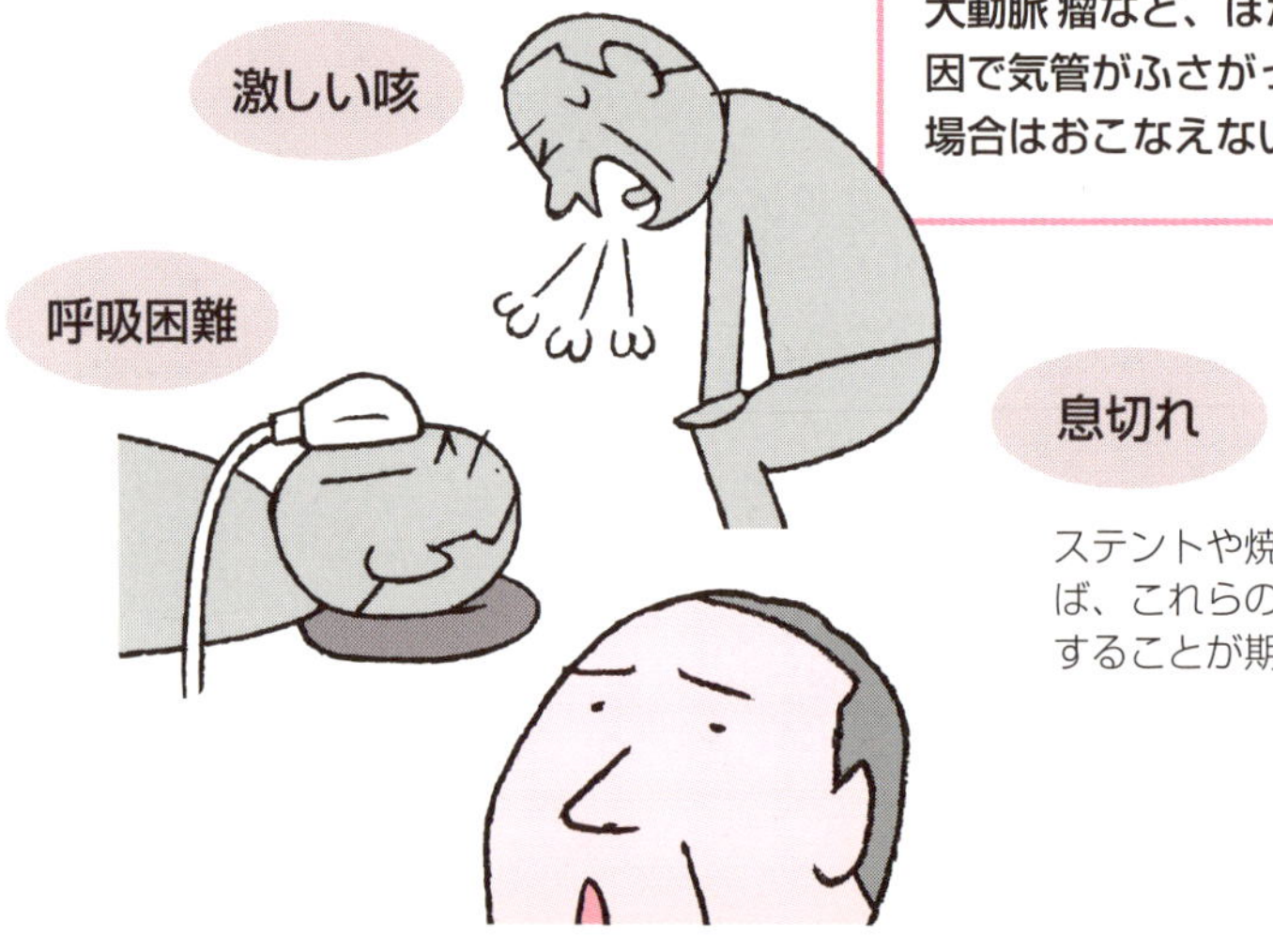

ステントや焼灼を受ければ、これらの症状を軽減することが期待できる

根治ではなく、症状の緩和のためにおこなう

呼吸を司る肺だけに、がんが大きくなると、呼吸機能に影響がでて、息苦しくなることがあります。

がんが気管支をふさいで、呼吸困難の症状が現れている場合、症状を軽減する目的で、手術がおこなわれることがあります。

がんでふさがった気管支にステントという器具を入れたり、ふさいでいるがんをレーザーで焼き切ったり、PDTなどの方法があります。

呼吸が苦しいと、やりたいこともできず、治療に対する意欲も低下しかねません。必要なら積極的に治療を受け、よりよい生活を送ることを考えましょう。

ステント療法

筒を入れて、ふさがった気管支を広げる

ステントと呼ばれる筒を気管支に留置し、空気の通り道を確保します。ステント留置後は、痰が増えて詰まりやすくなったり、ステントの両端から組織が隆起するなどの、合併症が起こる可能性があります。

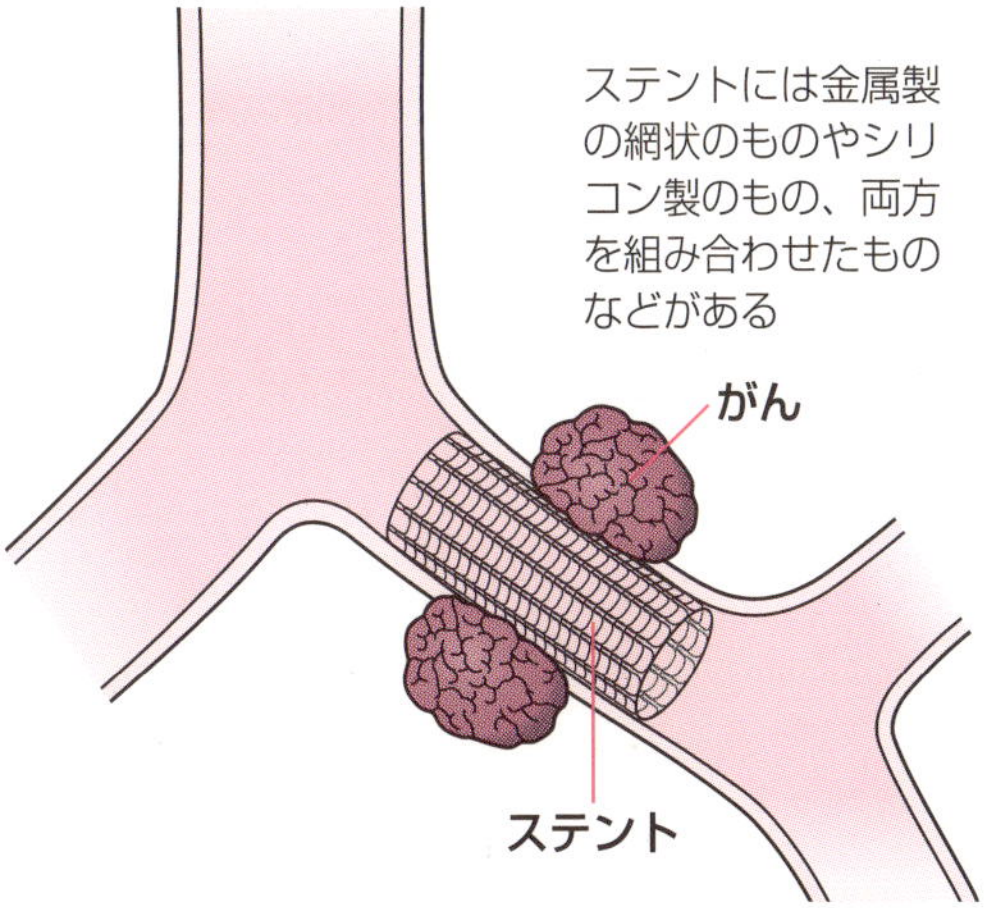

ステントには金属製の網状のものやシリコン製のもの、両方を組み合わせたものなどがある

① 全身麻酔をかけ、口から硬性《こうせい》鏡《きょう》という器具を、気管支の詰まった部分まで挿入する。先端に装着したバルーンを膨らませて、狭窄部分を広げる。

② 気管支が広がったら、ステントを留置する。シリコン製ステントの場合、挿入器具に押し込まれたステントを流し込む。金属製ステントは、折りたたんだステントを挿入し、狭窄を起こした部分で広げる。

焼灼療法

レーザーで気管支をふさいでいるがんを焼く

PDT（48ページ参照）と同じように、レーザーを当てる方法。焼灼療法では、高い出力のレーザーを使用し、その強いエネルギーでがんを焼き切る。ほかの部位にレーザーがあたり、出血する可能性も。

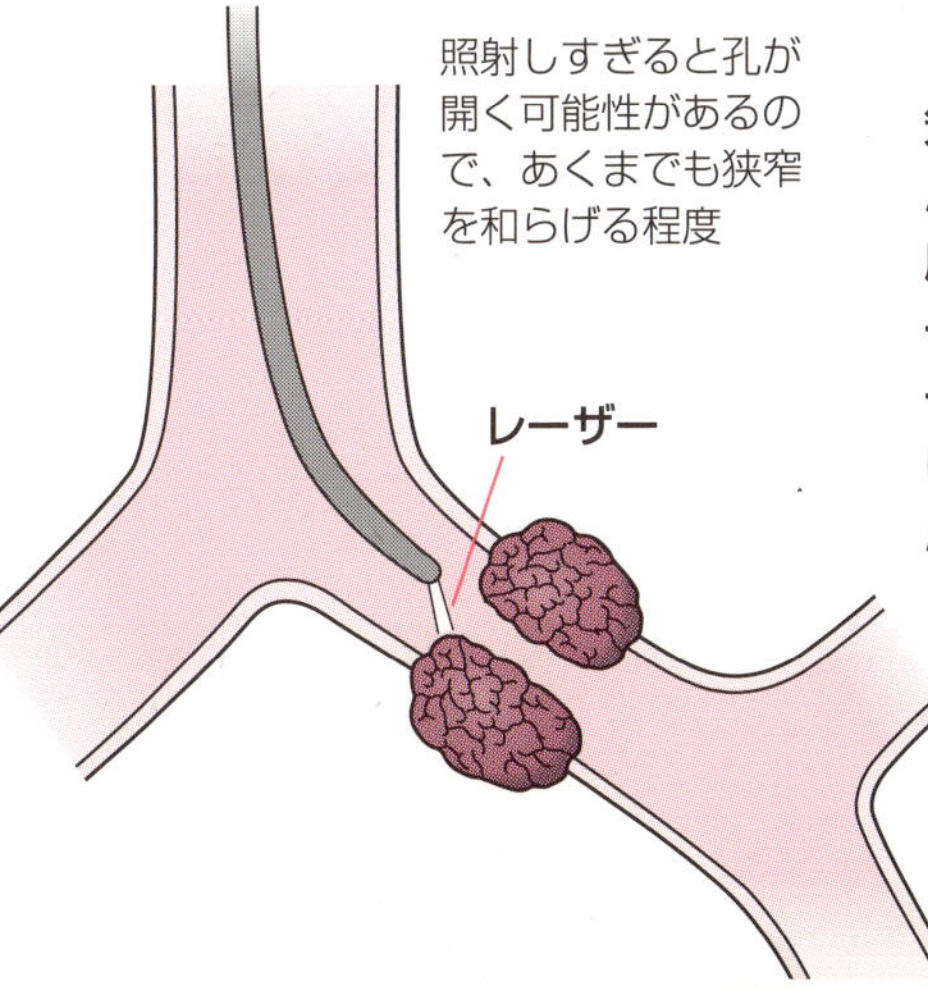

照射しすぎると孔が開く可能性があるので、あくまでも狭窄を和らげる程度

ふさがった部位まで気管支鏡を挿入し、がんの手前0.5～1cm程度の場所から、レーザーを照射する。レーザーの熱でがん細胞が焼け、数分で、大きながんが小さくなる。

COLUMN

最先端の「ロボット手術」が広まりつつある

安全で、患者さんの体への負担も少ない

胸腔鏡治療は、たいへん細かい作業であり、扱う医師にかなりの技量が必要になります。

そこで、より正確に胸腔鏡手術ができるよう、胸腔鏡とコンピュータを組み合わせた、「ロボット手術」が開発されています。

まず、胸腔鏡から送られてくる肺のようすを、三次元でモニターに映し出します。医師は、患者さんから数メートル離れ、双眼鏡を覗きながら器具を操作します。その動きに合わせて、ロボットが実際の切除手術をします。

「ダヴィンチサージカルシステム」という、この手術支援システムは、傷病兵《しょうびょうへい》の手術を戦場とは離れた場所でおこなう目的で、アメリカで開発されたものです。

現在肺がんは保険適用外。まだ普及していないのが現状

ダヴィンチ手術は、前立腺がん、消化器がん、子宮がんなど、さまざまながん治療に応用できます。安全で、患者さんへの負担も少ないのですが、高価なシステムのため、まだまだ普及していないのが現状です。健康保険で認められているのも、前立腺がんの治療だけです（二〇一三年六月現在）。

一方、胸腔鏡手術器具の進歩により、従来の手術技術も同等に進化することが期待されています。

ダヴィンチ手術の様子。右端の医師が執刀医。手前の2人は助手。写真では執刀医が同じ部屋にいるが、遠隔地でおこなうことも可能

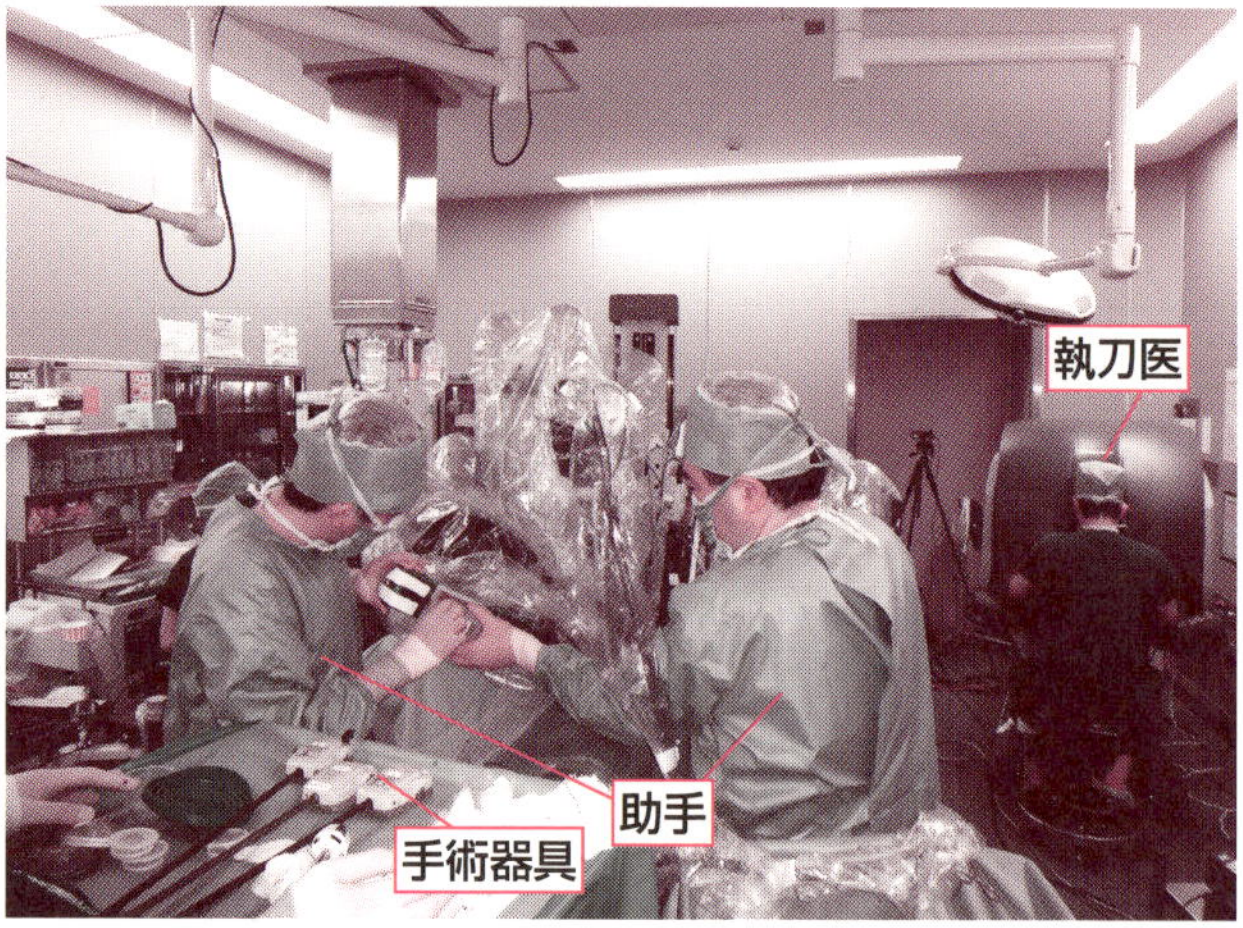

4

進歩している放射線療法、化学療法

手術療法のほかに標準的な治療とされているのが、放射線療法と化学療法です。
この2つの治療法でも、研究や開発が進んでいます。
患者さんも知識を身に付けることが、
治療を安全かつ効果的に進めることに役立ちます。

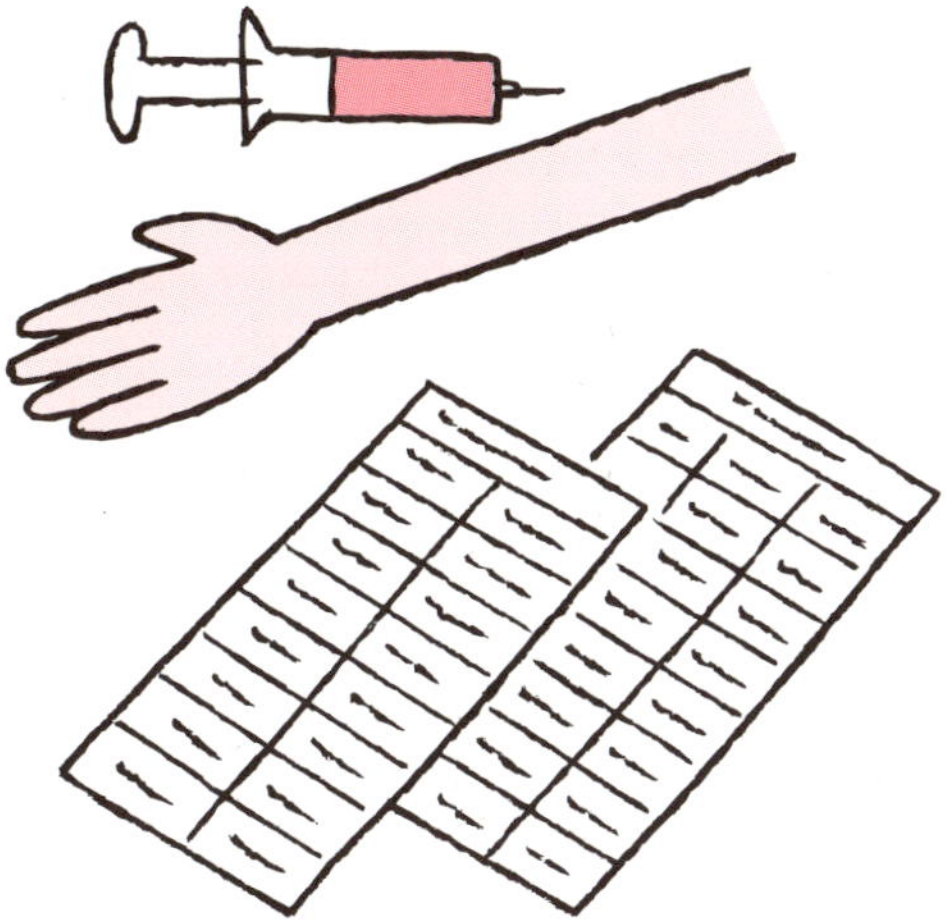

手術の補助や切除不能の場合に選択

肺がんでは、手術以外の治療法が選択されたり、手術後に加えられたりすることが多くなっています。進行例が多いため、多方面からアプローチして、治癒をめざします。

より効果的な方法や組み合わせがわかってきた

化学療法と放射線療法は、がん全般の柱となる治療法です。手術療法の適応が少ない肺がんでは、特に重要な治療法になっています。近年、薬の選択法や治療法の組み合わせ方などが進歩し、治療成績が向上しています。

化学療法

抗がん剤で全身のがんを根絶させる全身療法

抗がん剤は、がん細胞の分裂を抑制して、死滅させる薬（76ページ参照）。がん細胞を特異的に攻撃する、「分子標的薬」も進歩してきている。抗がん剤は全身のがん細胞に効果的なため、手術後の再発予防に使用されることもある。

放射線療法

放射線を照射してがんを死滅させる局所療法

放射線の高いエネルギーで、がんの塊を攻撃する方法（70ページ参照）。単独でおこなわれることは少ないものの、化学療法との組み合わせ（化学放射線療法）で高い効果が期待される。脳への転移を防ぐ目的でおこなわれることもある。

◆化学放射線療法は同時併用が主流に

多くの抗がん剤には、放射線療法の効果を高める作用がある。そこで、放射線療法でがんを根治させる可能性がある場合、全身療法の目的も含めて、化学療法と組み合わせて治療する。それを化学放射線療法という（83ページ参照）。

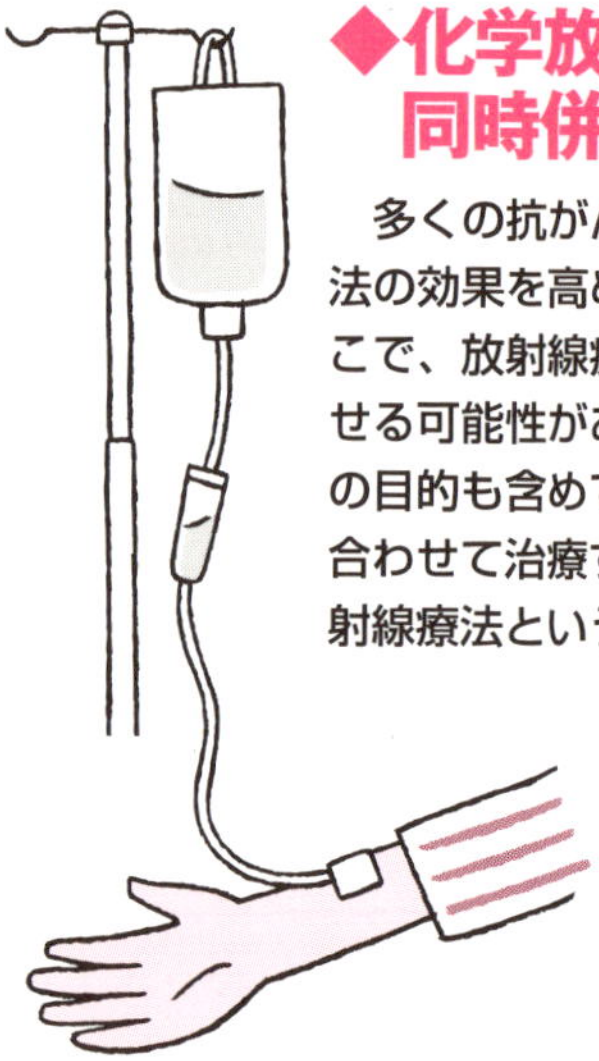

抗がん剤には放射線療法の治療効果を増強する働きがある

化学療法の効果

●全身のがんの進行・増殖を抑える
●全身の潜在的ながん細胞を抑える

増強効果

●放射線療法の効果を増強する
●遠隔転移を予防する

放射線療法の効果

●体の局所にあるがんの進行・増殖を抑える
●放射線を照射した範囲に効果がある

◆体への負担が大きいので体力面も十分考える

化学療法も放射線療法も、手術のように体にメスを入れることはないが、正常な細胞まで傷つけてしまうため、体への負担はかなり大きい。患者さんの体力面も考慮しながら、治療法を決める必要がある。

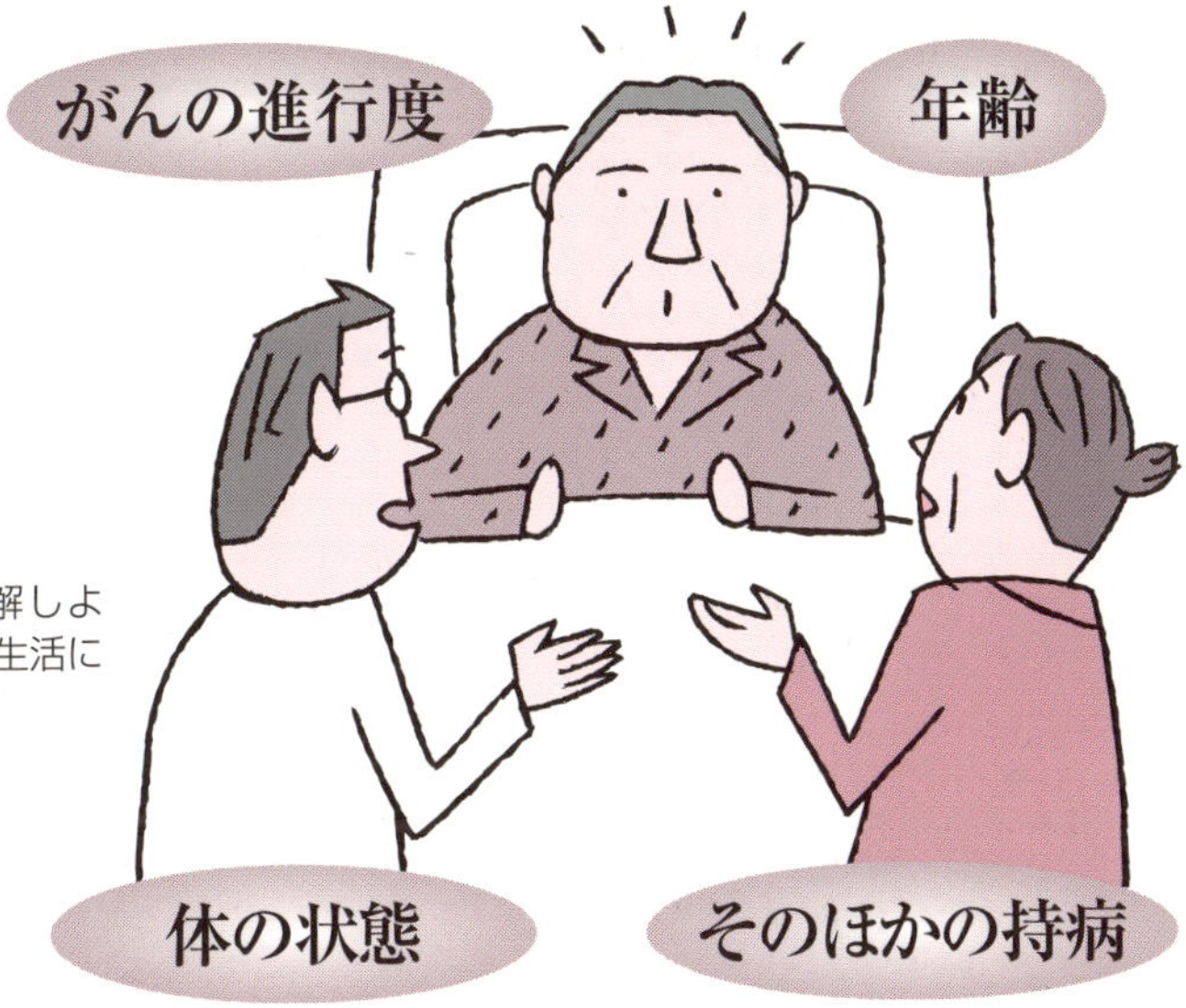
がんの進行度
年齢
体の状態
そのほかの持病

医師の説明をよく聞いて理解しよう。家族とも、治療や今後の生活について、きちんと話し合って

少し進んだがんや転移のあるがんにおこなわれる

肺がんの治療法は、手術療法以外に、抗がん剤や分子標的薬などの薬を用いた「化学療法」や、放射線を照射する「放射線療法」などがあります。

進行していたり、体力的に手術に耐えられないと思われる患者さんなどには、こうした手術療法以外の治療法が選択されます。

放射線療法は、単独でおこなわれることは、あまり多くありません。化学療法と組み合わせる方法がよく用いられます。

手術後、再発予防のために化学療法などが加えられることもあります。手術前におこない、がんを縮小させる方法もありますが、あまり多くありません。

◆がんの痛みや症状は我慢せず治療する

がんが進行したり再発したりすると、強い痛みが出ることがある。痛みへの対処法は確立されているので、我慢せず治療を受けよう。痛みの治療を中心とする緩和ケアは、治療法のない末期がんだけでなく、治療中でも受けられる。

痛み以外のがんの症状や、治療による副作用も治療の対象。心理士や痛みの専門家である麻酔科医などが治療に加わることも

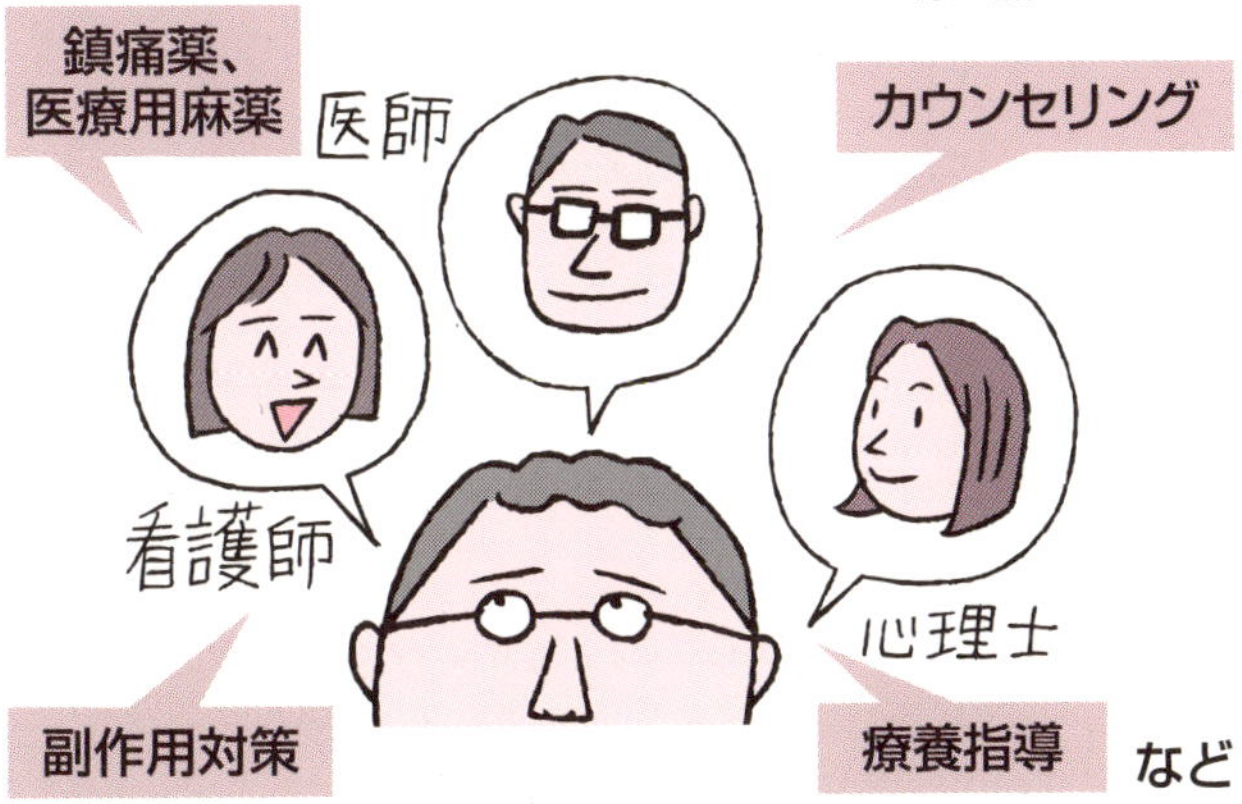
鎮痛薬、
医療用麻薬
医師
カウンセリング
看護師
心理士
副作用対策
療養指導
など

放射線療法①方法

体の外からピンポイントで当てられる

放射線をがんに当てて、死滅させるのが放射線療法です。肺がんでは、化学療法と組み合わせることで、より効果的に治療をおこなえるようになってきました。

手術に次いで強力な局所療法

病巣だけをターゲットにする局所療法としては、手術療法に次いで効果的です。治療時、痛みもかゆみもありませんが、多少は正常細胞も傷つけてしまいます。

体外から、がんに当たるようにピンポイントで放射線を照射する。放射線が通過した体の組織も傷つく

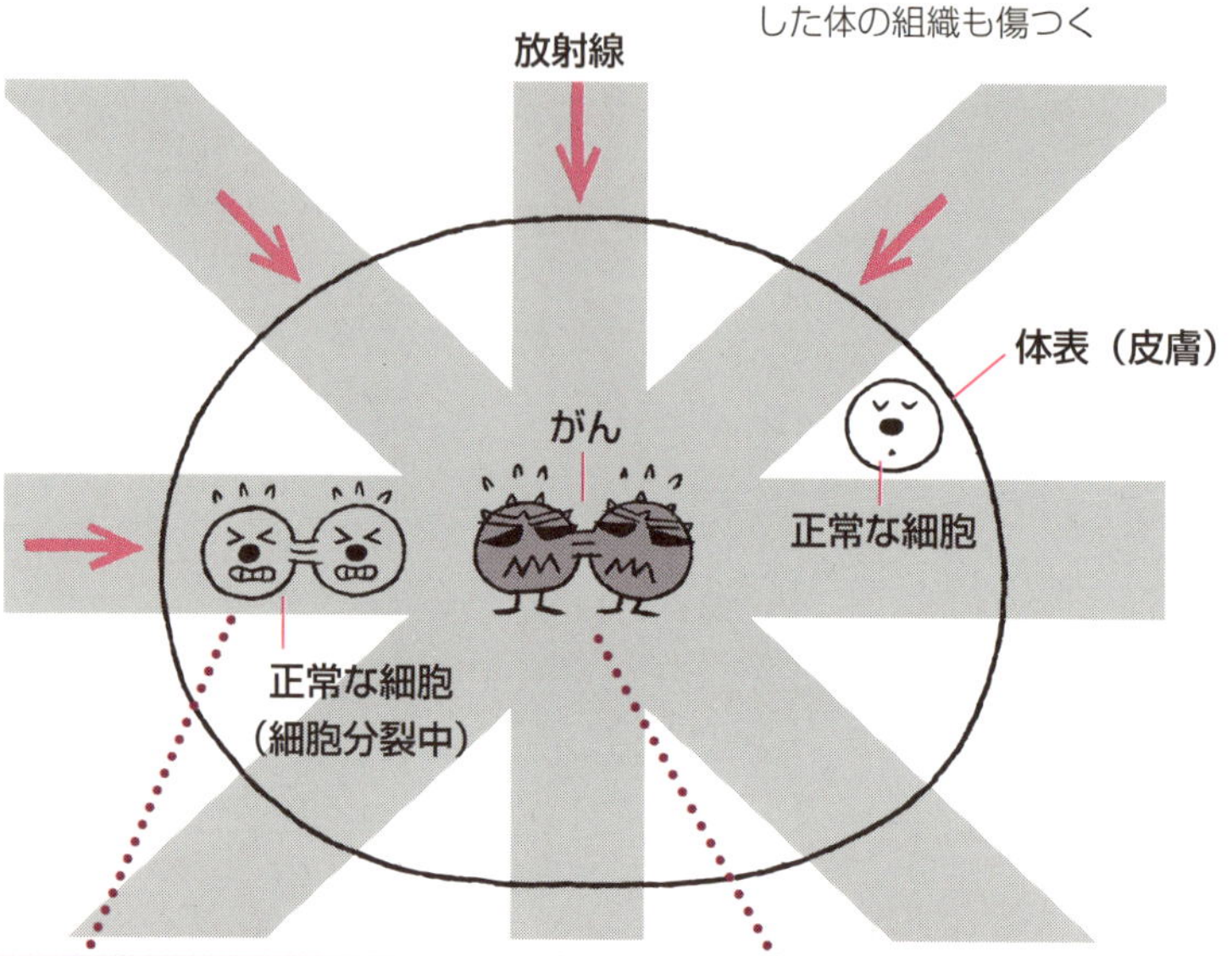

一部の正常な細胞もダメージを受ける

画像検査によって、放射線をできるだけ正確に病巣に照射する。それでも、病巣の前後や周囲にある正常な細胞も放射線の影響を受け、それによる副作用（73ページ参照）も起こる。

がんを多方面から狙い打ちにする

一般的には、がんの正面と後ろ側、2方向から放射線を照射する。近年は、放射線照射装置を回転させながら、さまざまな方向からピンポイントでがんに照射する「定位放射線療法」が普及してきている。

肺がんは放射線が比較的効きやすい

エックス線やガンマ線などの放射線は、強いエネルギーをもっています。その放射線ががん細胞に当たると、DNAが傷ついたり栄養障害が起きたりして、分裂増殖ができなくなって死滅します。それにより、がんを消失させようと

するのが、放射線療法です。

　放射線は、がんの病巣にだけ照射する、局所療法です。化学療法に比べて、全身に対する影響は比較的少なく、高齢者も受けられます。ただ、正常細胞にも影響を与えるのが欠点です。

　放射線療法の効果は、抗がん剤を併用すると強化されるという特徴があります。そこで、両者を同時におこなう化学放射線療法が広く実施されています（八三ページ参照）。

◆治療自体は数分程度で終わる

　放射線治療室にいる時間は、10〜15分程度。準備時間などもあるため、そのうち実際に放射線を照射しているのは、1〜2分。患者さんには痛みもかゆみもなく、すぐに終了する。

ここから放射線が照射される

　放射線は機械の上部から照射される。照射する機械が動いて、照射部位を調節する。

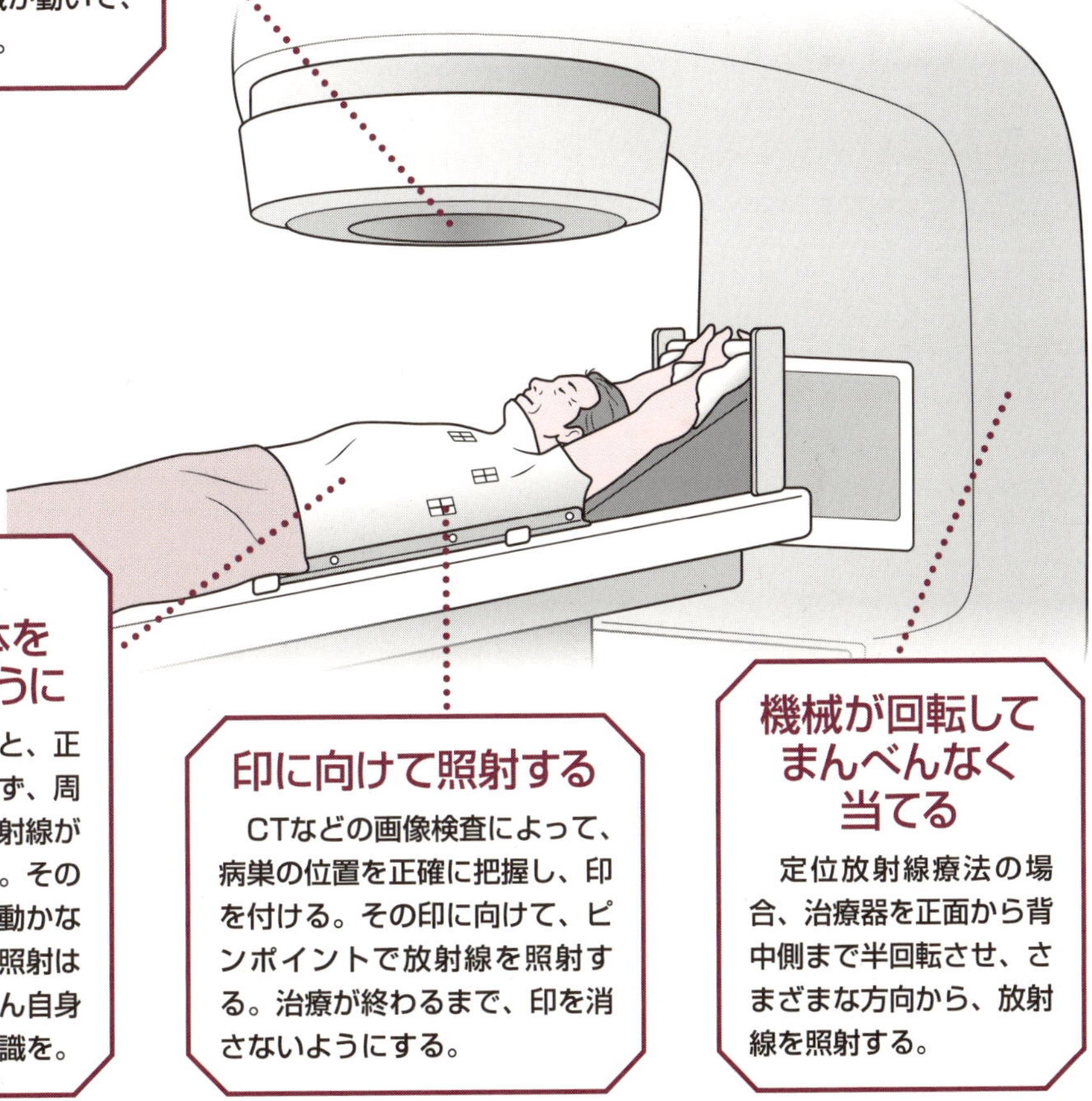

印は、体に直接付ける場合と、体形に合わせてプラスチックなどで作った型に付ける場合などがある

照射中はできるだけ体を動かさないように

　照射中に体が動くと、正確な部位に照射できず、周囲の正常な組織に放射線が当たる危険性がある。そのため照射中は、体が動かないよう固定される。照射は数分なので、患者さん自身も動かないように意識を。

印に向けて照射する

　CTなどの画像検査によって、病巣の位置を正確に把握し、印を付ける。その印に向けて、ピンポイントで放射線を照射する。治療が終わるまで、印を消さないようにする。

機械が回転してまんべんなく当てる

　定位放射線療法の場合、治療器を正面から背中側まで半回転させ、さまざまな方向から、放射線を照射する。

放射線療法②期間・副作用

治療は三～五週間。副作用に早く気づこう

放射線治療自体は、痛みなどの身体的負担なく進められますが、正常細胞が傷ついて、副作用が起こることも。治療後も定期的に診察を受け、再発や副作用を早く発見することが大切です。

数十回に分けて少しずつ照射する

放射線を一度に大量照射すれば、より多くのがん細胞を死滅できますが、それだけ正常細胞のダメージも大きくなります。計算された適正な総線量を、数十回に分割して照射していきます。

照射した部位を刺激しないようにする

放射線療法の治療は、一度におこなうのではなく、何回かに分けて、少しずつ進められます。

治療自体は、一ヵ月半ほどで終了し、その後二年間ほど、効果が持続します。

放射線療法の問題は、この二年間に、副作用が起こる可能性があることです。定期的に診察を受けるほか、体調に変化があったら、すぐに受診することが大事です。

治療後は疲れやすくなるので、日常生活では、休息を十分にとりましょう。放射線を受けた部位の皮膚が過敏になっているため、そこを爪などで引っかく、締めつけるなど、あまり刺激しないよう注意してください。

非小細胞がんの場合

1日1回照射。週5日間で5週間程度かかる

小細胞がんと比べて増殖スピードが遅い非小細胞がんでは、照射は1日1回にとどめ、5週間ほどかけて治療を進める。抗がん剤を併用する場合は、非小細胞がんでも両者同時にスタートする。

小細胞がんの場合

1日2回照射。週5日間で3週間程度かかる

増殖が速い小細胞がんでは、1日2回照射して、すばやく治療したほうが治療成績がよい。化学療法も、同時に始める。初回の治療でがんが消えたら、脳への転移を防ぐためにさらに放射線療法を加える。

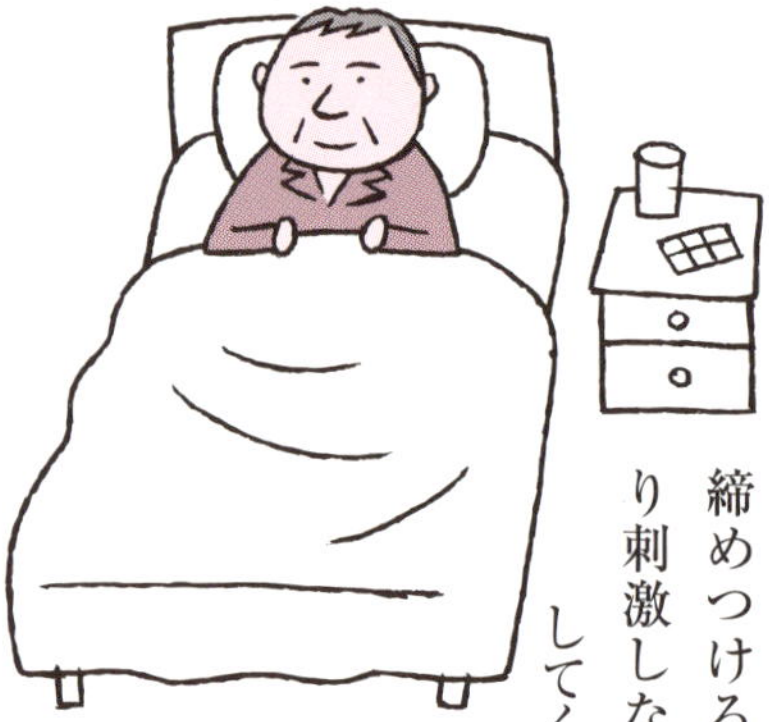

放射線による治療は、ほぼ毎日おこなわれるため、遠方などの患者さんは入院することもある

正常な細胞が傷ついて副作用が起こる

できるだけ正常な組織に当たらないよう照射しますが、それでも少なからず影響が出て、さまざまな副作用が起きます。ただ影響が出るのは照射した部位だけであり、適切に対処すれば問題はありません。

治療中

- ●放射線皮膚炎
- ●放射線食道炎
- ●放射線肺炎
- ●白血球減少（免疫力低下）
- ●貧血
- ●倦怠感《けんたいかん》、食欲不振　など

照射部位の皮膚に炎症が起き、赤くなったり、かゆみが出たりする。食道炎が起こると、のどの痛みや飲み込みにくさなどが生じる。肺炎にもかかりやすいので、十分に注意する必要がある

治療後 数週間〜3ヵ月

- ●放射線皮膚炎
- ●肺線維症（咳、呼吸困難）
- ●放射線脊髄《せきずい》症　など

皮膚炎のほか、まれだが放射線脊髄症が起こることがある。脊髄の炎症により、しびれや痛みなどが生じる。肺線維症も、現れはじめる

放射線の影響は、治療が終わったあとも残る。治療後数年たってから副作用が現れることも少なくない

治療後 3ヵ月〜数年

- ●肺線維症（咳、呼吸困難）
- ●放射線脊髄症　など

肺の組織が変化する肺線維症が起きやすくなる。呼吸困難などの症状が現れる。そのほか長期的に、食道狭窄など、放射線が当たった部位に副作用が起こる可能性がある

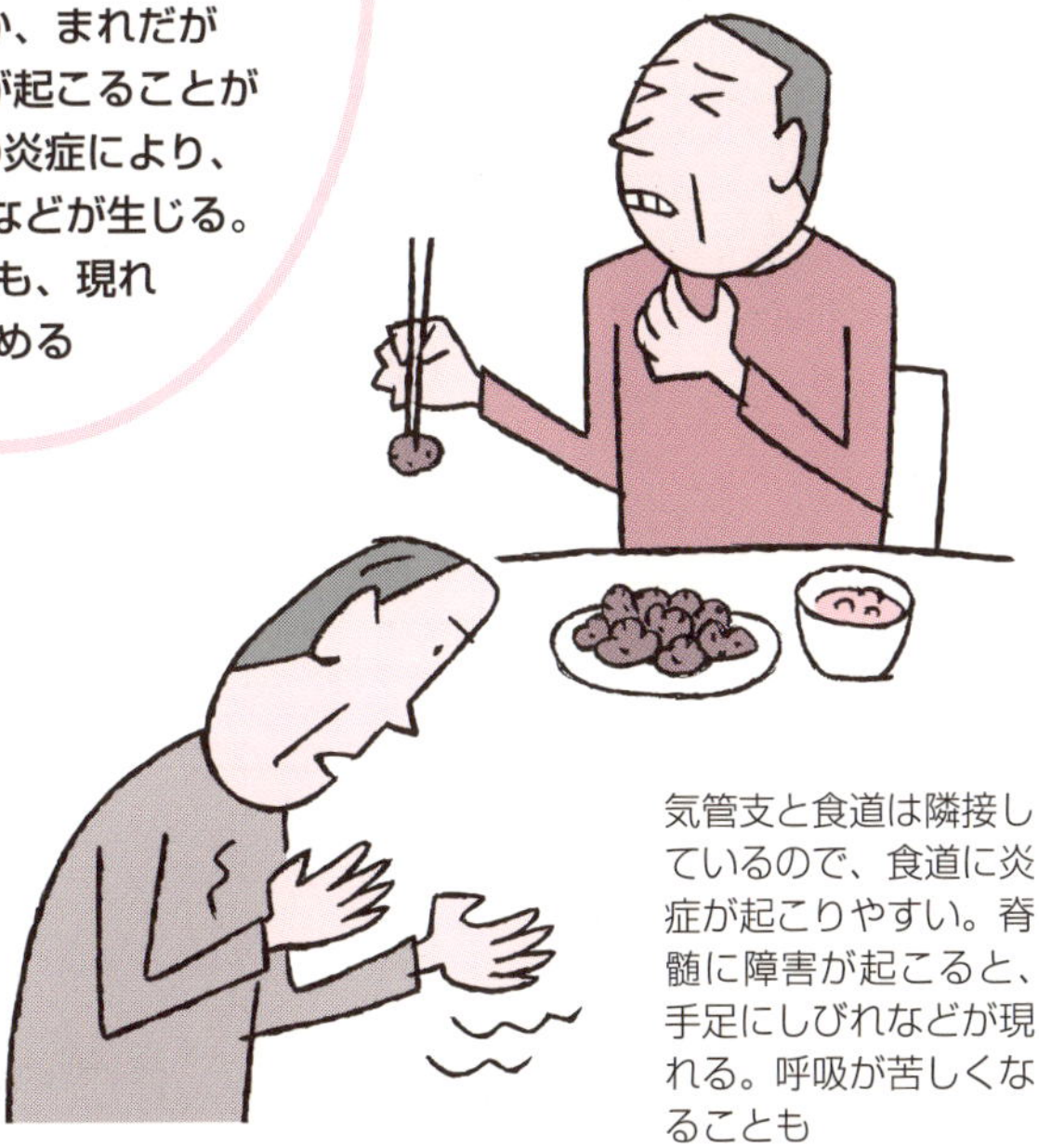

気管支と食道は隣接しているので、食道に炎症が起こりやすい。脊髄に障害が起こると、手足にしびれなどが現れる。呼吸が苦しくなることも

放射線療法③最新治療

粒子線治療は高額になるが、より強力

放射線治療の一種に、「粒子線治療」があります。正常細胞への影響が少なく、高い効果が期待できますが、まだ受けられる施設が少なく、医療費も高額になります。

◆がんのある深さで最大の力を発揮する

エックス線などを使用する通常の放射線は、体表近くでいちばんエネルギーが大きく、がんに到達するころには力が弱まる。しかし粒子線では、病巣に到達したときにエネルギーが最大になるよう調整できる。皮膚など正常の細胞への影響も少なくてすむ。

粒子線でがんを集中的に攻撃する

粒子線は、体内に入るにつれて速度が低下し、止まる前に最大のエネルギーを放出します。加速度を変えることで、ピーク点を調整でき、がん病巣だけを集中的に攻撃することができます。

▼一般的な放射線の場合

照射された直後、皮膚に当たるところが最も強く、体内を通るにしたがって弱くなっていく

▼粒子線の場合

停止直前に最も力を発揮する。がんの深さで力を発揮するように、照射時にコントロールする

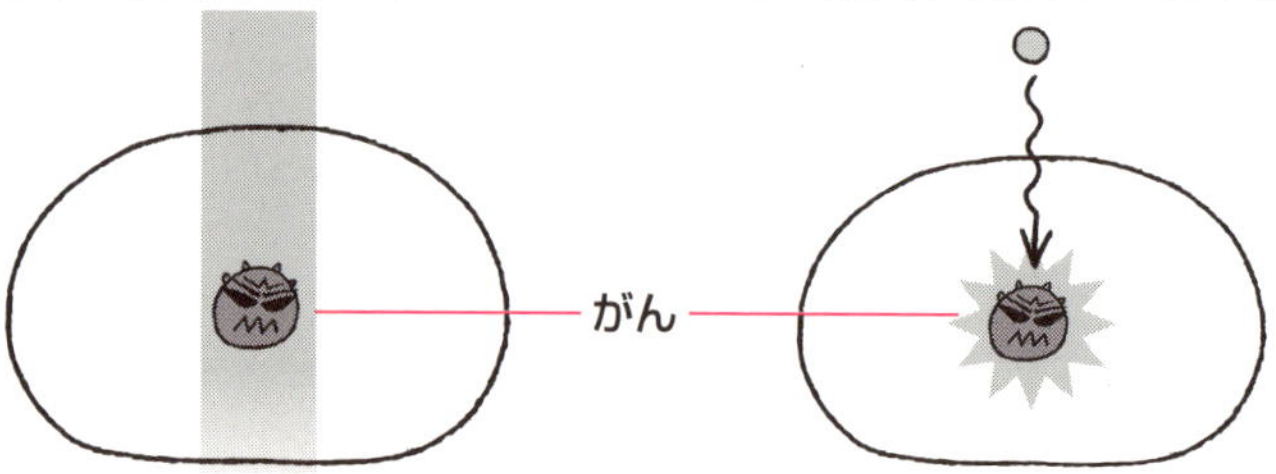

▼放射線の力と体表からの深さ

グラフは、体表からの距離と、放射線と粒子線の力（相対線量）を示したもの。粒子線は特定の深さまでは力を発揮せず、停止するとそれ以降は力を発揮しない。

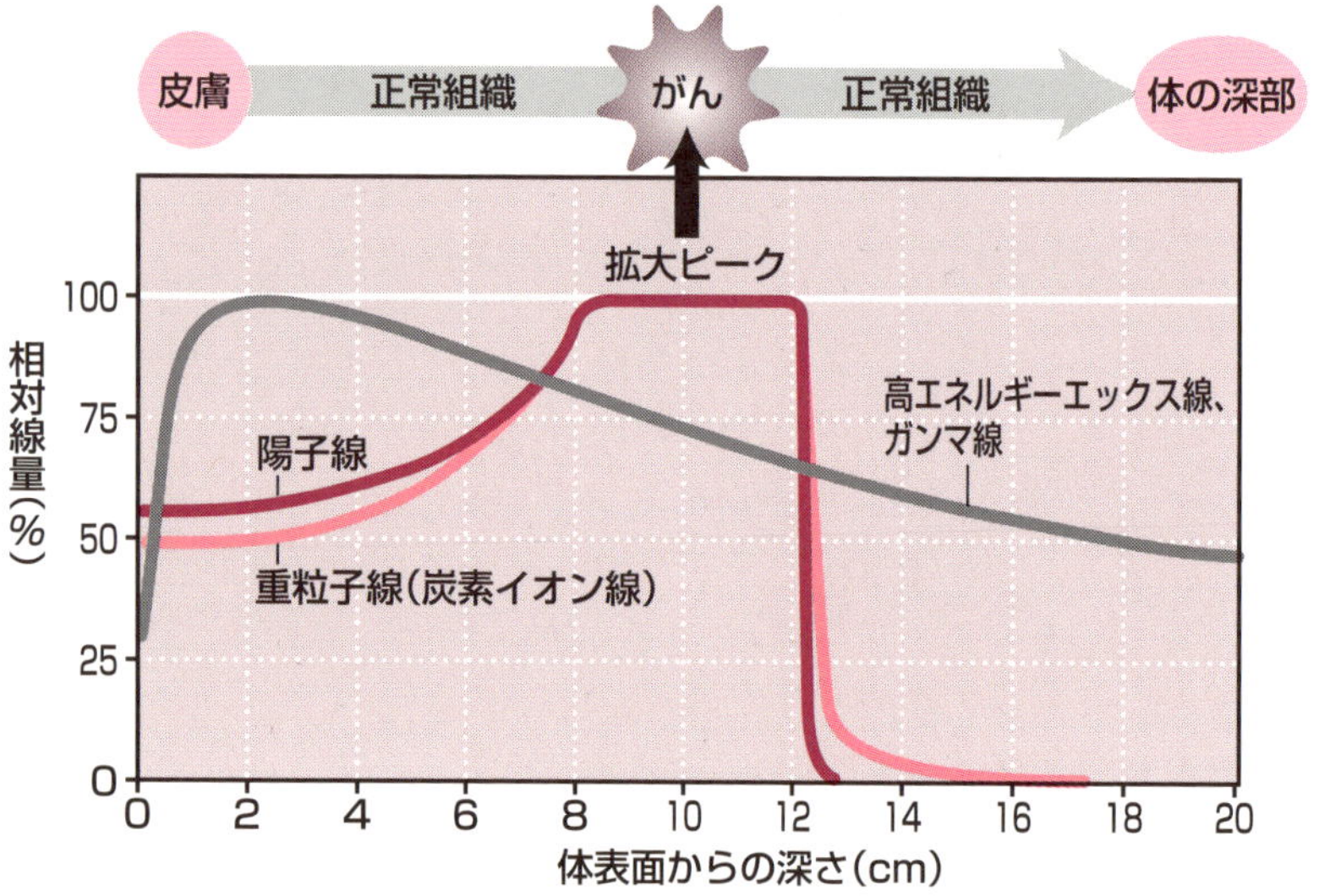

対象は、比較的早期だが手術できない人が中心

原子を構成する粒子を、特殊な機械で加速し、その強力なエネルギーで、がんを死滅させるのが、「粒子線療法」です。使用する粒子の種類によって「重粒子線治療」と「陽子線治療」があります。

高い効果が期待できますが、ピンポイントで治療する方法なので、転移がある進行がんには適用できません。

また、先進医療のため、まだごく一部の医療機関しかおこなっていないのが現状です。

費用は全額自己負担。約300万円かかる

粒子線治療は、厚生労働省が定めた高度の医療技術による治療である「高度先進医療」です。高度先進医療は保険適用されず、法律で全額自己負担と決められています。その料金は、およそ300万円にもなります。

◆高度先進医療の治療費について

粒子線治療の料金そのものは、健康保険適用外なので全額自己負担だが、診察や検査、薬、入院費などは健康保険が適用できる。健康保険での一部負担金については、高額療養費制度も利用できる（88ページ参照）。

▶高度先進医療の治療費例

総医療費が310万円、うち先進医療にかかる費用が300万円の例。300万円は10割負担となる。健康保険適用分10万円のうち3割の3万円が自己負担金なので、支払う実費の合計は、303万円になる

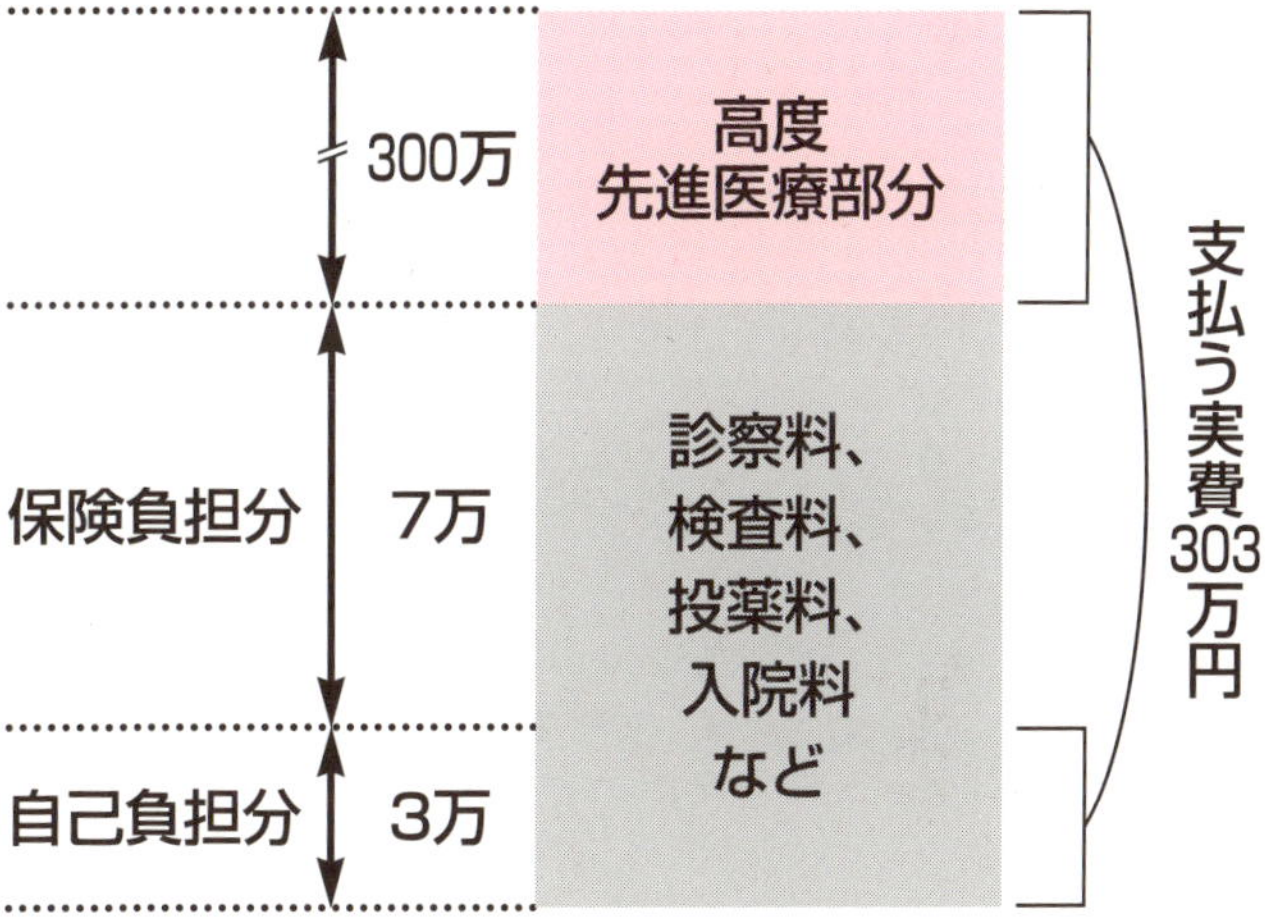

治療を受けたいときは主治医に必ず相談

「重粒子線治療」「陽子線治療」をおこなっている医療機関は、全国にまだ8ヵ所しかない（2013年6月現在）。まずは主治医によく相談し、自分は粒子線治療が適用されるかどうかや、治療を受けられる医療機関などを聞いておこう。

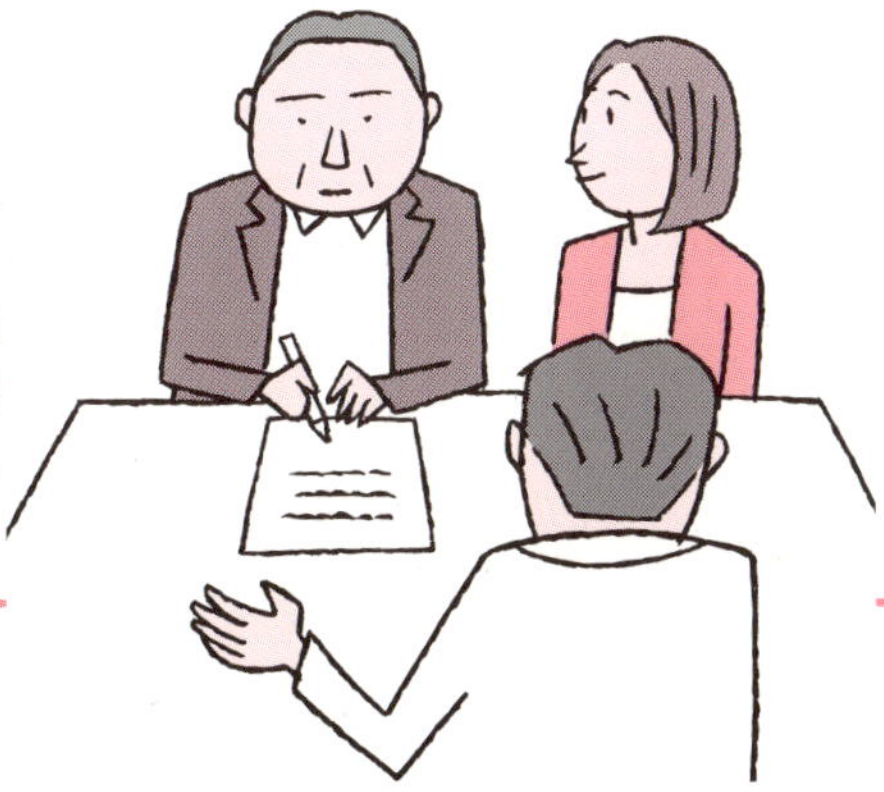

紹介された医療機関で、治療の詳しい説明を受け、同意書に署名する。治療後の領収書は税金の医療費控除の対象になるので、大切に保管し、申告時に添付する

化学療法①組み合わせ

遺伝子やタイプから効果的なものを選ぶ

手術療法の適応がない肺がんでは、抗がん剤などによる化学療法が、重要な治療法になっています。効果的な薬の用い方が進歩し、治療成績は向上しています。

複数の抗がん剤を組み合わせる方法が主流

日本では現在、約70種類もの抗がん剤が使われています。作用によってプラチナ製剤などの種類に分けられ、肺がんの治療では、作用の異なる複数の薬を組み合わせて治療するのが、主流です。

◆3つの要因から薬を決める

- がんのタイプ
- 進行度
- 体の状態（PS）

治療を開始してから、効果がなかったり、副作用が強かったりすると、ほかの薬に替えることもある。薬の効果は、画像検査でがんが縮小したか否かをみて、一定の基準のもとに判定する。

▼スケジュールの例（小細胞がんの場合）

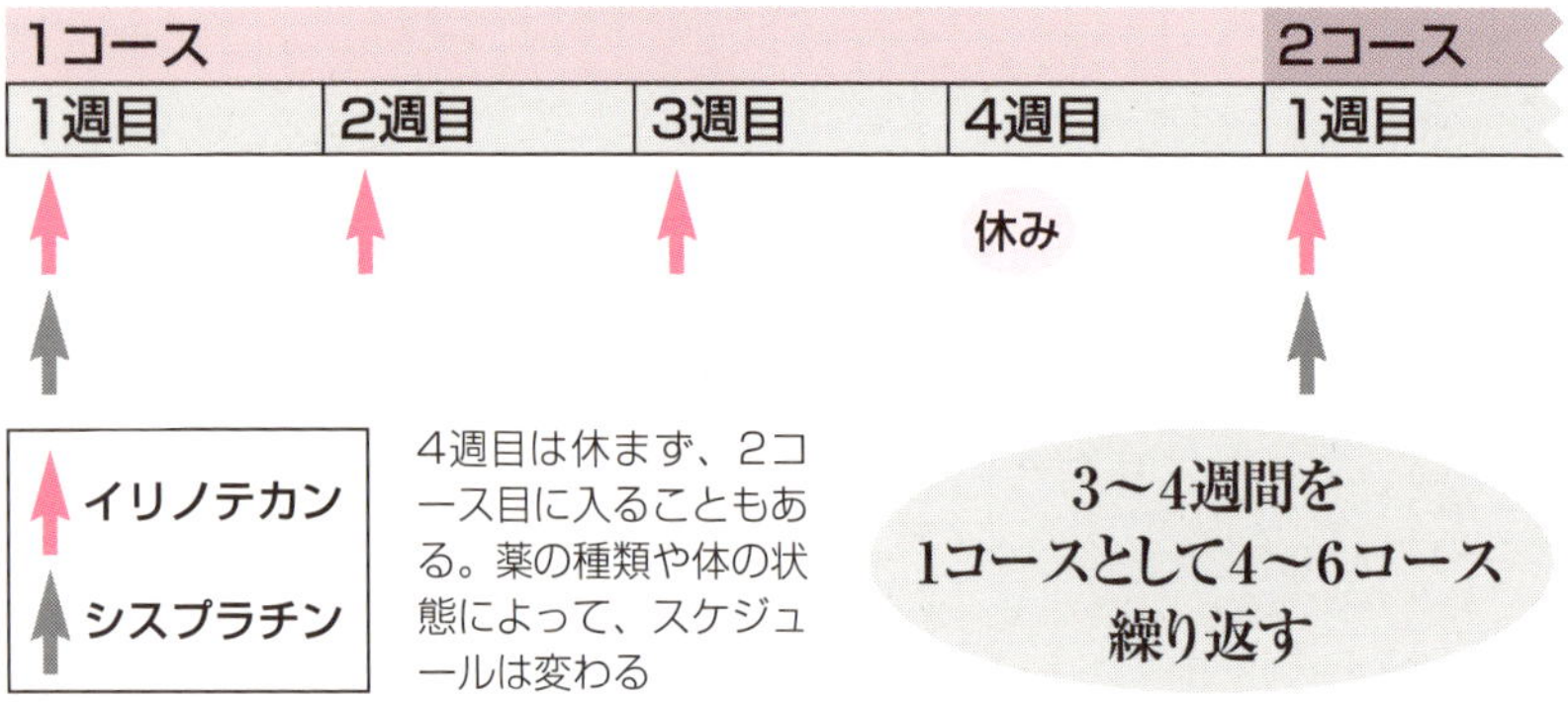

4週目は休まず、2コース目に入ることもある。薬の種類や体の状態によって、スケジュールは変わる

がんの進行や転移を妨げる。ほかの治療の効果を上げる

化学療法は、がん細胞を攻撃できる薬を用いる治療法です。第一目的は、もちろんがんの治癒です。特に、手術療法が適応になりにくい小細胞がんでは、化学療法が主役といえます。

治癒以外の目的でもおこなわれます。例えば、がんの進行や転移の予防、がんによる症状の改善などです。放射線療法や手術療法と併用して、治療効果を高めるために使われることもあります。

化学療法は、治療後にがんが再び活発になるまで休憩期間があります。休憩期間を挟まず薬の量を減らして治療を続ける「メンテナンス療法」もあります。

▼薬の選択例（分子標的薬については80ページ参照）

非小細胞がん

- **EGFR遺伝子異常 陽性**
  - **チロシンキナーゼ阻害剤**
  （ゲフィチニブ、エルロチニブ、セツキシマブなど）

  EGFR遺伝子に変異がある場合は、ゲフィチニブ（イレッサ）、エルロチニブ（タルセバ）など、分子標的治療薬であるチロシンキナーゼ阻害剤が選ばれる。治療効果もよくなった
- **EGFR遺伝子異常 陰性**
  - **非扁平上皮がん**
    ベバシズマブ＋ペメトレキセド
    プラチナ製剤のひとつであるシスプラチンや、分子標的薬のベバシズマブ、代謝拮抗薬のペメトレキセドなどを組み合わせる
  - **扁平上皮がん**
    プラチナ製剤＋
    （シスプラチン、カルボプラチンなど）
    第3世代抗がん剤
    （ビノレルビン、ドセタキセル、パクリタキセル、イリノテカンなど）
    プラチナ製剤と、イリノテカン、パクリタキセル、ビノレルビンなどの第3世代と呼ばれる抗がん剤を組み合わせることが多い。ベバシズマブは禁忌

非小細胞がん（36ページ参照）のうち、扁平上皮がんはほかの2つと異なり、抗がん剤が効きにくい性質があるため、区別される

小細胞がん

- **限局型**
  シスプラチン＋エトポシド
  シスプラチンなど、放射線療法と相性のよい薬2つが選択され、放射線療法と同時進行で化学療法をおこなう
- **進展型**
  初回は、シスプラチン、イリノテカン、カルボプラチン、エトポシドなどから2つ組み合わせ、3～4週ごとを1コースとして、4～6回おこなう

◆まずは遺伝子検査からおこなわれる

がんの種類やタイプだけでなく、最近はがん細胞の遺伝子の変異によって薬の効果がわかるようになってきた（80ページ参照）ので、薬の選択がより適切になった。まずがん細胞の遺伝子検査をおこなって、薬を選択する。

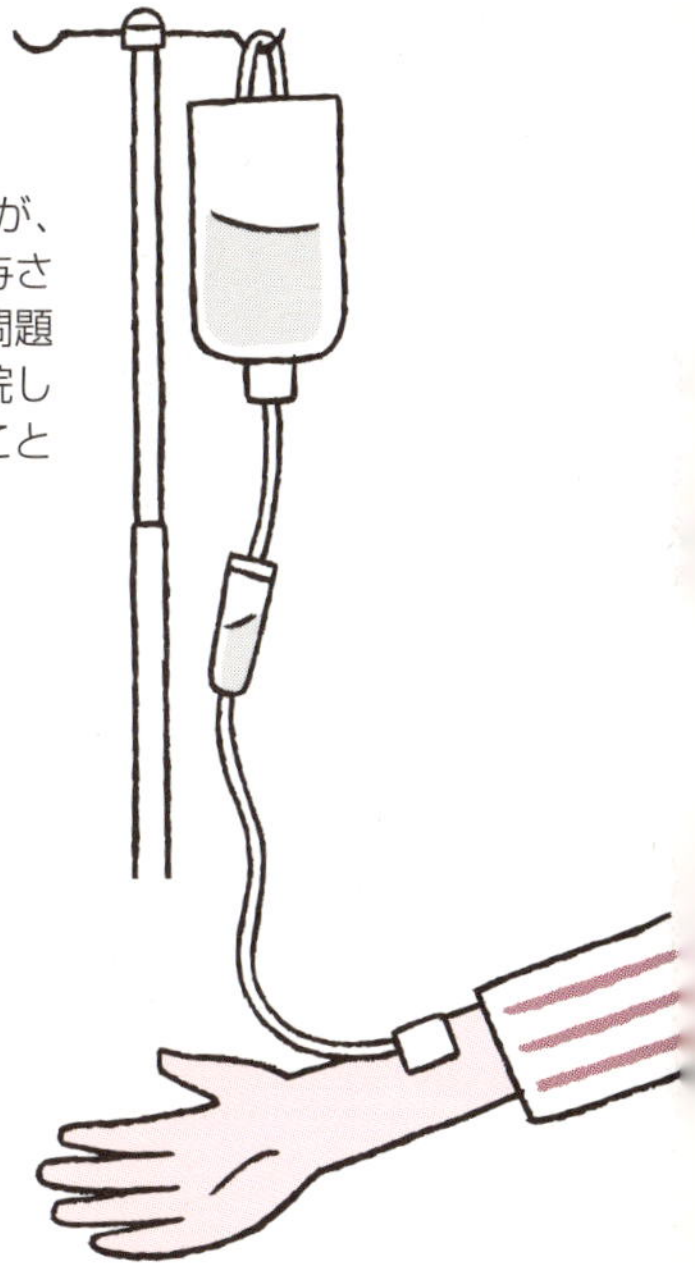

錠剤の薬もあるが、多くは点滴で投与される。副作用の問題もあるので、入院して治療を受けることもある

体の状態によっては使われる薬が変更されることも

患者さんの体力も重要な薬選択の基準になる。体力評価のランク別に、薬の副作用の強弱を考慮して選択する。あるいは、治療後に、体への影響を見ながら、必要なら薬を変更する

化学療法②副作用

副作用に対処するポイントがある

抗がん剤による治療で気になるのが、吐き気や脱毛などの副作用でしょう。適切に対処すれば軽減できますが、あまりつらいようなら薬を替えることも考慮します。

正常な細胞も傷ついている

抗がん剤には、活発に細胞分裂を続けるがん細胞のDNAなどに働きかけて、増殖を阻止する作用があります。この作用は、正常細胞にまで及ぶため、さまざまな副作用が現れてしまいます。

◆主な副作用

治療開始

- 発熱
- まれにアレルギー反応（アナフィラキシー反応）

治療が始まってすぐに現れやすいのは、アレルギー反応や発熱。アレルギー反応は、のどがイガイガする、呼吸しづらい、皮膚がかゆいなどの症状が現れ、さらに動悸や息切れ、呼吸困難、意識低下を起こす。

1週目

- 吐き気　●食欲不振
- 倦怠感（だるさ）
- 便秘　●皮疹
- 筋肉痛、関節痛　など

吐き気や嘔吐《おうと》のほか、食欲不振、だるさ、便秘、皮膚の湿疹、筋肉痛や関節痛などが現れてくる。吐き気や嘔吐に対しては、制吐剤を追加することでコントロールできる。便秘には下剤で対処するなど、それぞれ症状を抑える。

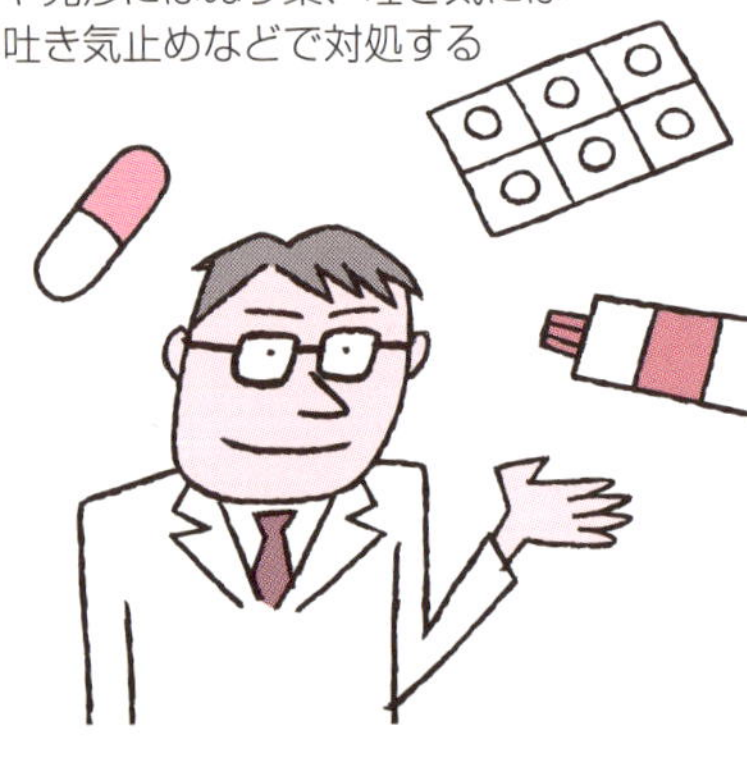

抗がん剤の副作用は、ほとんどが別の薬で治療が可能。皮膚炎や発疹にはぬり薬、吐き気には吐き気止めなどで対処する

◆問題が起こったら薬を変更することも

抗がん剤は、数剤を併用することが多い。初回組み合わせをファーストラインといい、結果的に効果より副作用のほうが多いと判断したら、薬の組み合わせを替える（セカンドライン）。

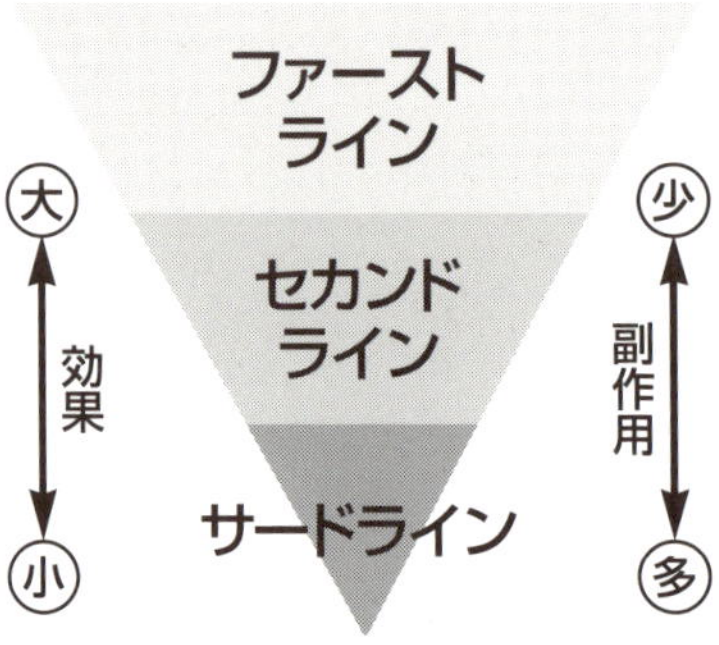

一般的に、ファーストラインは副作用が最も少なく効果が最も高いと考えられる組み合わせが使われる。効果がない場合は、その次の組み合わせ（セカンドライン）へと変えていく

通院、あるいは入院して治療を受ける

化学療法は、三～四週間を一コースとして、効果や副作用の状況をみて、その後の治療継続を判断していきます。

抗がん剤は、薬の種類や治療の目的によって、一日に一～二回、点滴で体内に注入します。点滴なので、通院で受けられます。ただ、患者さんの病状や体力によっては、入院しておこなうこともあります。

化学療法が始まるとすぐに、吐き気などの副作用が現れる可能性があります。多くの症状は、治療が終われば回復しますが、肝機能障害などは終了後も発症する危険性があるので、注意が必要です。

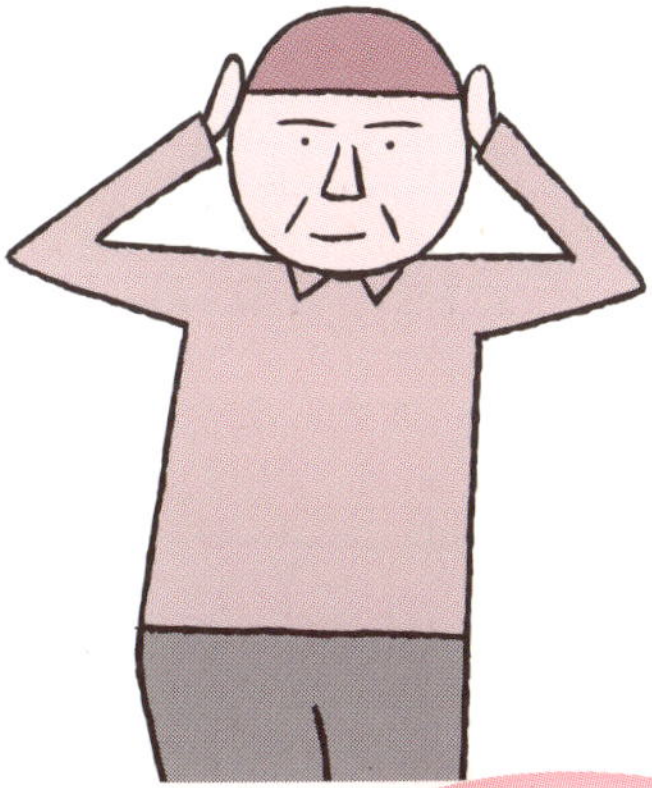

治療が終われば、髪の毛はきちんと生えてくる。長髪の人は治療前に短くするとショックが少ない。帽子をかぶるのもよい

2～3週目以降

●脱毛
●赤血球、血小板減少（貧血、血が止まりにくいなど）
●末梢神経障害（感覚障害、しびれなど）　など

脱毛がじょじょに始まる。対処薬はないが、治療が終了すれば再び発毛する。貧血や血小板減少、神経障害などが現れる可能性が高くなる。貧血や血小板減少などの血液症状には、必要に応じて輸血する。

●白血球減少（免疫力低下）
●肝機能障害
●腎機能障害
●心毒性（心臓への悪影響）　など

2週目をピークに、白血球が減少して免疫力が低下してくる。白血球成長因子製剤などを用いて、白血球を増やす。手足のしびれなどの神経症状は、消炎鎮痛薬などで改善。

治療終了

●肝機能障害
●薬剤性肺障害（まれだが重篤）　など

多くの副作用は、治療が終われば回復する。ただ、まれに薬を原因とする肝機能障害が、治療終了後も発症する危険性がある。ステロイド薬などで対処する。

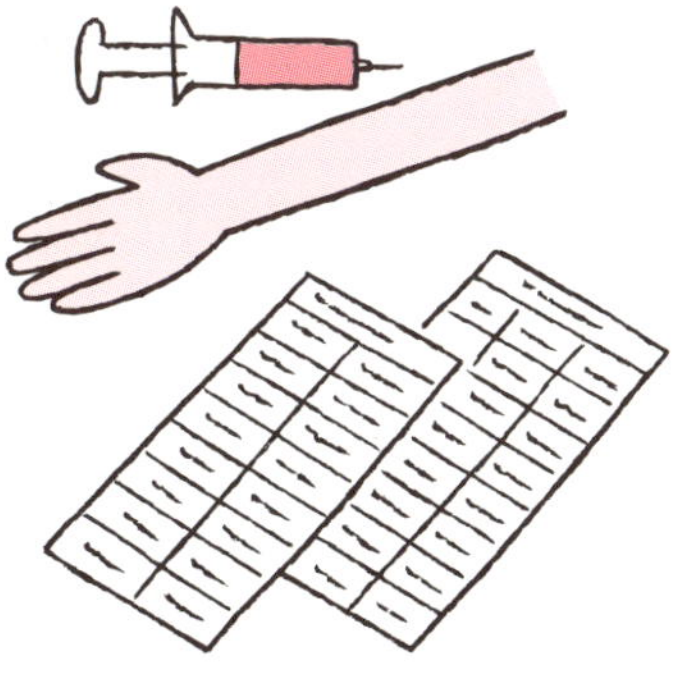

白血球の減少や肝機能障害などは、血液検査を受けなければわからない。抗がん剤の治療中は定期的に検査を受けてチェックする

化学療法③分子標的薬

分子標的薬が増え、個別化医療の方向へ

肺がんの化学療法の重要な柱が、「分子標的薬」と呼ばれるタイプの抗がん剤です。使える種類が増え、効果的に使い分けできるようになっています。これからの医療、「個別化医療」として注目されています。

遺伝子変異が原因のがんを狙い撃つ

がん細胞の細胞膜表面には、EGFR（上皮成長因子受容体）という細胞分裂にかかわるたんぱく質がある。ゲフィチニブをはじめ多くの分子標的薬は、激しく分裂増殖するがん細胞のEGFRに働きかけて、増殖を阻止して死滅させる作用がある。

◆正常な細胞の場合

1 細胞膜にあるEGFRに、細胞の外部にある別のたんぱく質（増殖因子）が結合。

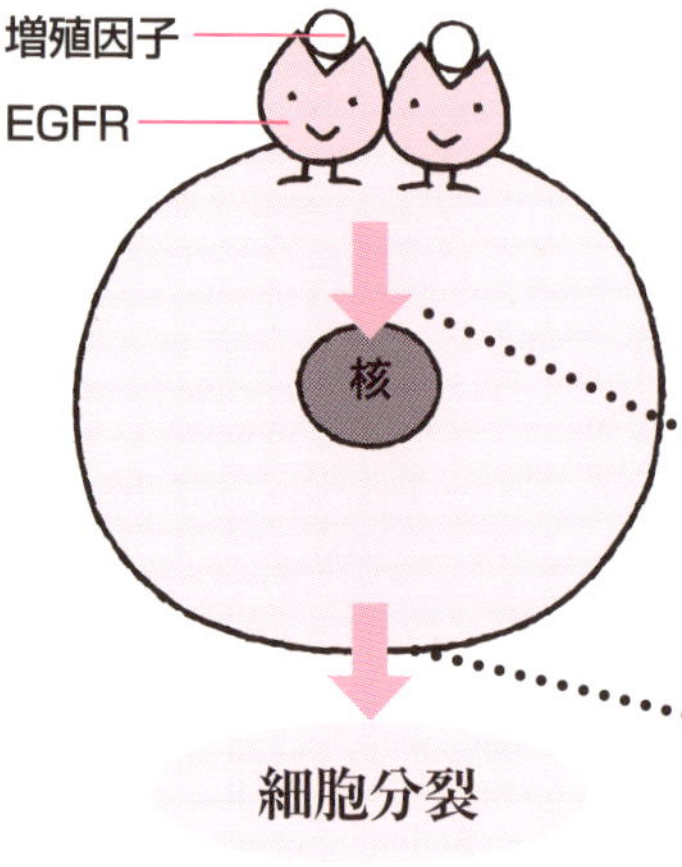

2 増殖を促す信号が細胞内に入る。その信号にしたがって、細胞の増殖が始まる。

3 核にある遺伝子によって、増殖に必要なたんぱく質などがつくられ、分裂・増殖していく。

◆がんの場合（EGFR遺伝子変異がある場合）

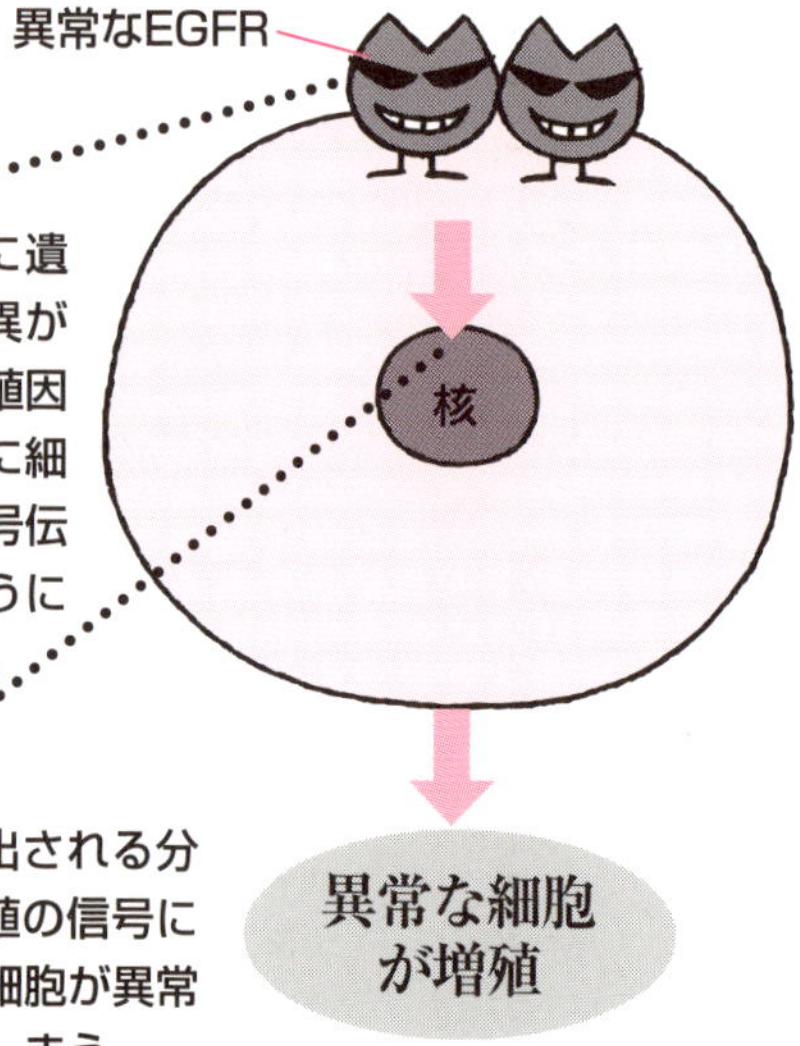

1 EGFRに遺伝子変異があると、増殖因子がないのに細胞増殖の信号伝達がひじょうに活発になる。

2 盛んに出される分裂・増殖の信号により、がん細胞が異常に増殖してしまう。

EGFR遺伝子変異が多いのは

- ●腺がん
- ●非喫煙者
- ●女性

肺がん患者の約3分の1に、EGFR遺伝子変異がある。分子標的薬による高い効果が期待できる。EGFR遺伝子変異のある人の60%程度に分子標的薬の効果があるといわれる。

◆変異した遺伝子の働きを薬で妨げる

分子標的薬には、EGFRが細胞内に増殖の信号を出さないよう阻止する作用がある。そのため、がん細胞は分裂・増殖できずに死滅する。

分子標的薬は錠剤が多い。初回は入院することが多いが、通院でも治療が可能

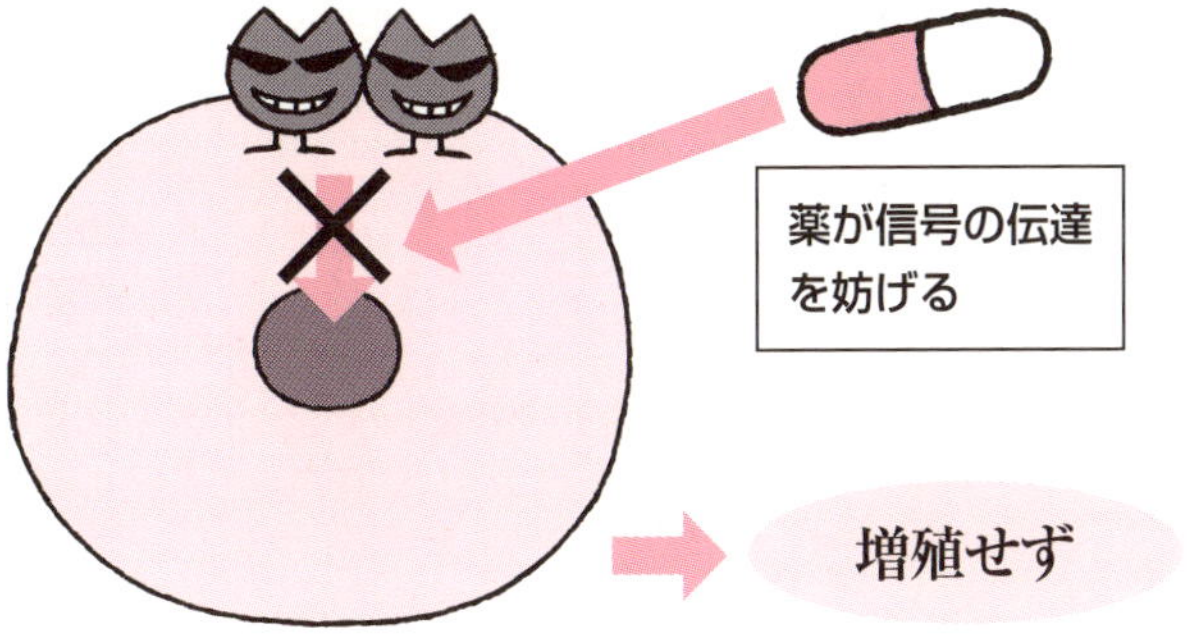

がんの原因になる遺伝子に働きかける薬ができた

従来の抗がん剤は、正常な細胞も傷つけ、強い副作用が現れるのが難点でした。分子標的薬は、がん細胞だけにあるたんぱく質などの分子をターゲットに攻撃するため、正常細胞への影響がきわめて少なくすみます。現在、最初に登場したゲフィチニブ（イレッサ）のほか、エルロチニブ（タルセバ）、ベバスマブ（アバスチン）、アファチニブ（ジオトリフ）などの薬が使用されています。

また、免疫治療薬のニボルマブ（オプジーボ）が保険適用になりました。肺扁平上皮がんに六〇％の効果があるとされ、ほかのタイプにも効果が期待されています。

◆まれに命にかかわる副作用が起こることも

特に問題なのが、死に至る危険性のある間質性肺炎（肺胞の壁に起こる肺炎）。ただ間質性肺炎を起こしやすいのは、腺がん以外の肺がん、喫煙者、男性などであることがわかっているため、適切に使い分けられている。

ゲフィチニブとエルロチニブでは、皮膚障害が最も起こりやすいが、ステロイド薬で対処可能。ベバシズマブでは高血圧が起こりやすいが、降圧薬で対処する

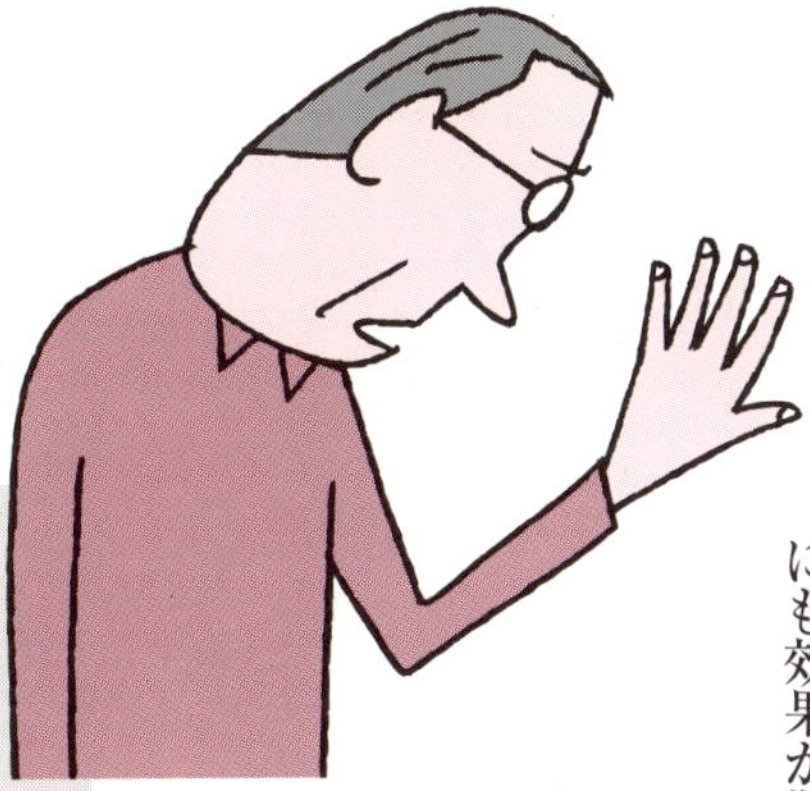

起こりやすいもの

- ●皮膚障害（ニキビのような皮膚炎、爪の周囲の炎症など）
- ●消化器症状（食欲不振、気持ち悪さ、吐き気、便秘、下痢、口内炎）
- ●肝機能障害、腎機能障害（たんぱく尿）
- ●高血圧
- ●出血（喀血《かっけつ》、鼻血など）

まれに起こるもの

- ●間質性肺疾患
- ●肺炎
- ●器質化肺炎
- ●眼疾患（結膜炎、目の乾燥など）

新しい分子標的薬がつくられている

単に肺がん、あるいは非小細胞がん、腺がんといった区別とは別に、どの遺伝子に異常があるかは人によって異なり、薬に対する感受性も異なります。近年、遺伝子の異常に合った抗がん剤・分子標的薬の開発が進んでいます。

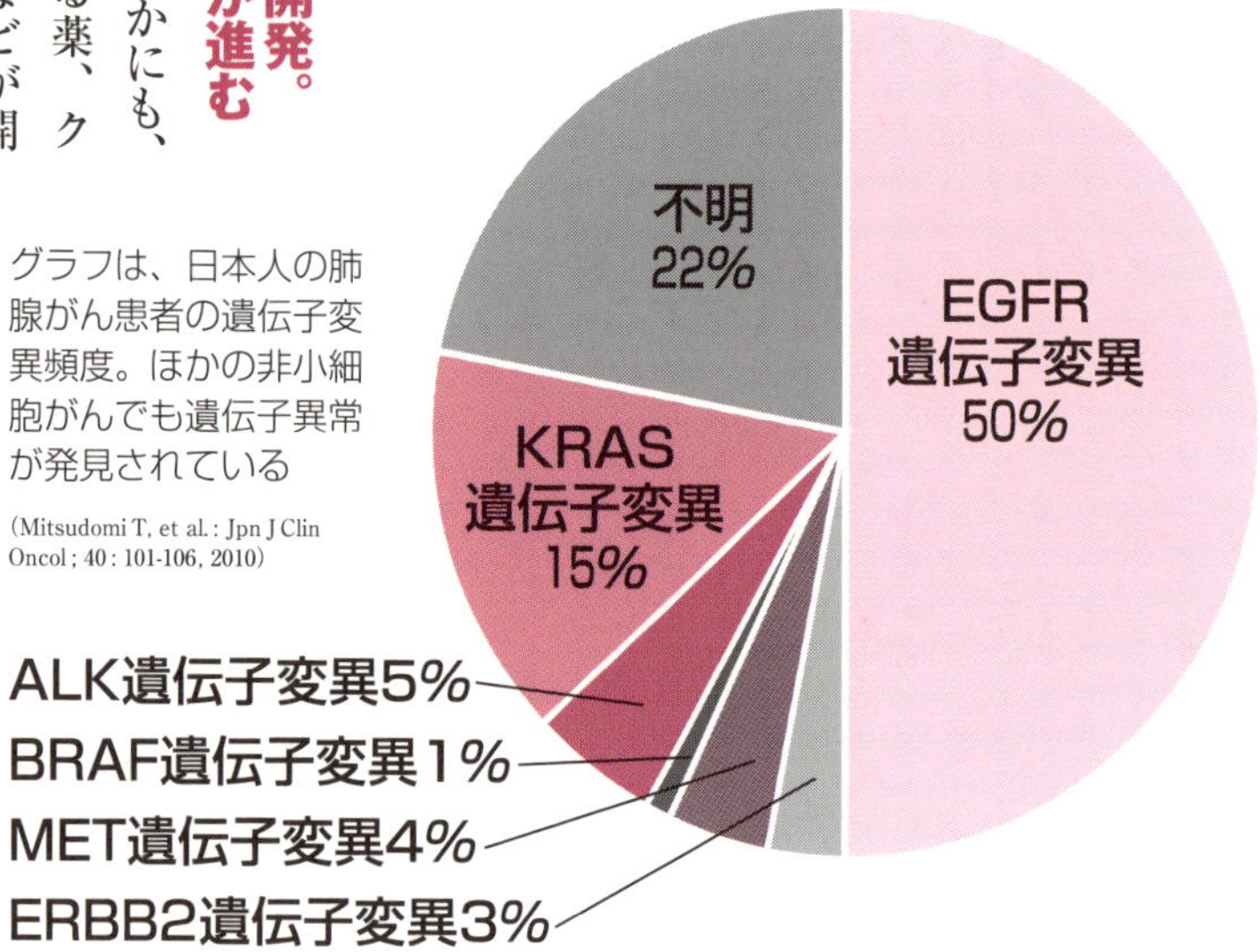

グラフは、日本人の肺腺がん患者の遺伝子変異頻度。ほかの非小細胞がんでも遺伝子異常が発見されている

(Mitsudomi T, et al.: Jpn J Clin Oncol; 40: 101-106, 2010)

新しい分子標的薬が開発。肺がんの個別化医療が進む

ＥＧＦＲ遺伝子異常のほかにも、ＡＬＫ遺伝子異常に対する薬、クリゾチニブ（ザーコリ）などが開発されています。この薬は、肺がんの患者さんの五パーセントにみられるＡＬＫ遺伝子異常に対して使われます。治療効果は九〇パーセントくらいあるといわれます。

これからの化学療法は、それぞれの患者さんに最も適した「個別化医療（九八ページ参照）」の方向に進むことが期待されます。

◆がんの遺伝子変異が解明されている

肺がんの原因となる遺伝子変異は、グラフのように次々と解明されている。それぞれに対応した治療薬の研究・開発が進み、成果を上げている研究もある。

臨床試験への参加は十分理解し納得してから

新しく開発された治療法は、実際に患者さんへの実施を試みる「臨床試験」で、有効性や副作用などの判定がおこなわれます。

希望すれば、この臨床試験に参加できます。ただ、従来の標準的治療法より優れているかどうかを判定する第Ⅲ相試験では、標準治療と新治療、どちらになるか無作為に割り当てられます。少なくとも標準治療以上の治療は受けられるので、患者さんに不利益はありませんが、必ずしも新治療が受けられるわけではないことを、よく理解しておきましょう。

メリット

- 今までよりも良い、新しい治療が受けられる可能性がある

デメリット

- 比較のためにおこなわれる、標準治療に振り分けられる可能性がある
- 効果が期待するほどなかったり、副作用が強く現れたりする可能性がある

化学放射線療法

放射線と抗がん剤を併用して治療する

化学療法と放射線療法を併用した「化学放射線療法」は、局所療法と全身療法の両面からがんを叩きます。効果的な治療として、おおいに期待されています。

今後、効果が高く副作用が減る可能性も

非小細胞がんの場合、病巣の面積が半分程度に縮小した症例が70%、3年生存率30%、5年生存率15〜20%と、長期生存が期待できるようになっています。より効果的な放射線装置の開発もあり、今後に期待される治療法のひとつです。

手術はできないが、放射線で根治が期待できる人が対象

非小細胞がんでは、手術のできないIII期の患者さんに、化学放射線療法がよく適用されます。III期でも、体調面などの理由で化学療法が困難な場合は、放射線の単独療法になります。

小細胞がんでは、病巣が、片肺と縦隔や鎖骨上のリンパ節までにとどまっているケースに、化学放射線療法がよく適用されます。

▼スケジュールの例
（非小細胞がんの進行例）

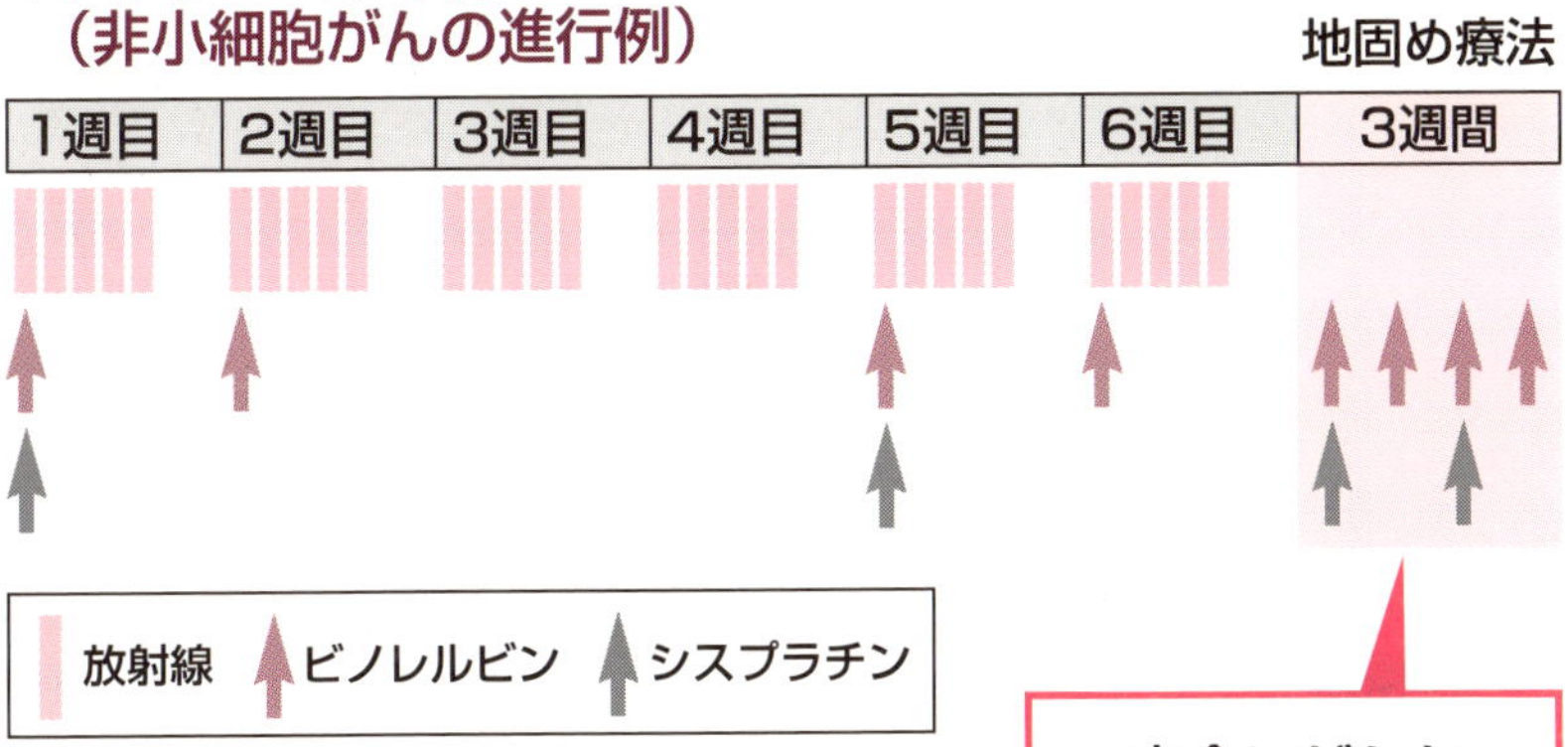

完全にがんをなくすためにおこなう

抗がん剤は、併用中は放射線療法の効果を高めるために減量するが、併用が終わったら通常量にする。「地固め療法」といい、全身的ながんの制御を狙っておこなう。

放射線と併用するときは抗がん剤を少し減らして使う

化学療法と放射線療法を同時にスタートするのが、最も効果的。抗がん剤は、全身に散らばっている可能性のあるがんを攻撃するほか、放射線の効果を増強する効果があるため、通常の使用量より減量できる

転移がんの場合

抗がん剤で治療し、薬で症状を和らげる

肺がんは、脳や骨に転移しやすいのが特徴です。定期検査で転移が発見されたら、それに対する適切な治療を進めていきます。

脳転移は放射線で治療をおこなう

脳には、有害物質が入り込まないよう、「血液脳関門」と呼ばれる関所のようなものがあります。そのため抗がん剤は脳に入ることができず使用できません。そこで脳転移に対する治療は、放射線療法が中心になります。

◆定位的脳照射

転移がんが1～4個程度の場合は、高エネルギーの放射線を病巣に集中して照射する「定位的脳照射」をおこなう。がんが多い場合は、脳全体に放射線を照射する「全脳照射」が適している。

転移があると日常生活に支障を来しやすい

肺がんで起きやすいのが、脳や骨への転移です。

脳にがんが転移すると、意識がもうろうとしたり、ろれつが回らなくなったり、マヒや精神障害、激しい頭痛など、多様な症状が現れます。

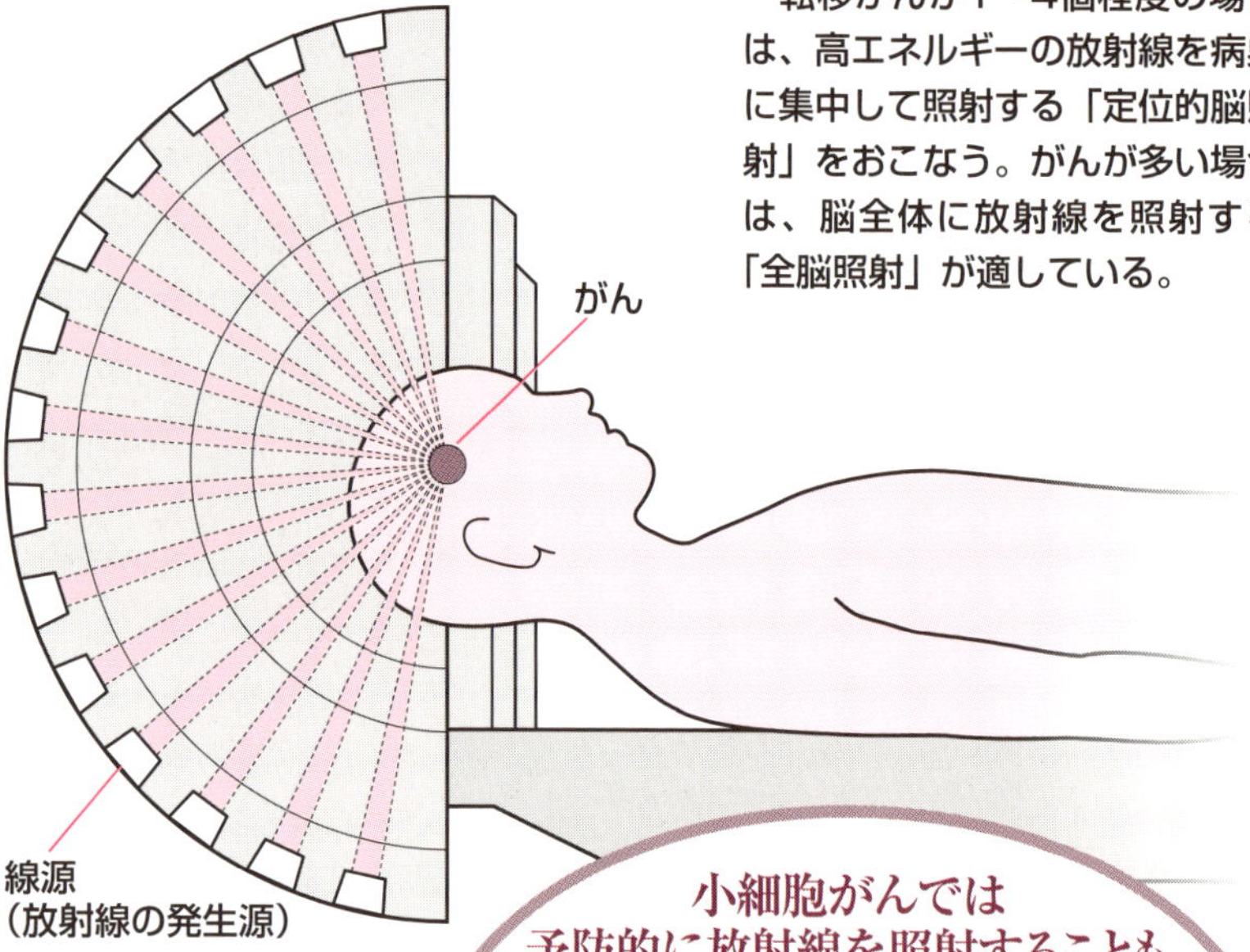

脳へ照射するときは、体に照射するとき以上に固定して、よりピンポイントで照射できるようにする

小細胞がんでは予防的に放射線を照射することも

進行が速い小細胞がんの場合、画像検査で脳転移が認められなくても、がん細胞が潜んでいる可能性がある。そこで、肺がんへの治療である程度の効果がみられたら、予防的に脳への放射線照射がおこなわれる

骨に転移した場合には、全身のさまざまな部位に転移している可能性が高く、強い痛みやしびれなどの症状が起きます。骨がもろくなり、ちょっとした衝撃で骨折したりすることもあります。

これらの症状は、QOLを低下させるため、転移したがんに対する治療をただちに開始します。全身の状況によっては、緩和ケアに切り替えて症状の軽減をはかることもあります。

ほかの転移は化学療法の効果をみながら進める

肺がんは、脳や骨だけでなく、肝臓や胃腸など、さまざまな部位に転移します。

脳や骨以外への転移が見つかった場合、その部位だけでなく、全身にがん細胞が散らばっている可能性があります。そこで全身のがん細胞をみすえて、化学療法をおこないます。副作用の問題があるため、治療効果をみながら、慎重に進めていきます。

骨転移には破骨細胞を抑える薬も使う

骨転移があると、骨を溶かす破骨《はこつ》細胞の働きが活発になります。すると骨の成長を促す成長因子が多量に出てきて、がん細胞の増殖を刺激します。そのため転移がんの治療とともに、破骨細胞を抑える薬も必要になります。

◆骨転移が起こるしくみ

通常、骨を溶かす破骨細胞と、骨をつくる骨芽細胞がバランスよく働く。がん細胞は破骨細胞の働きを高めて、バランスを崩してしまう。

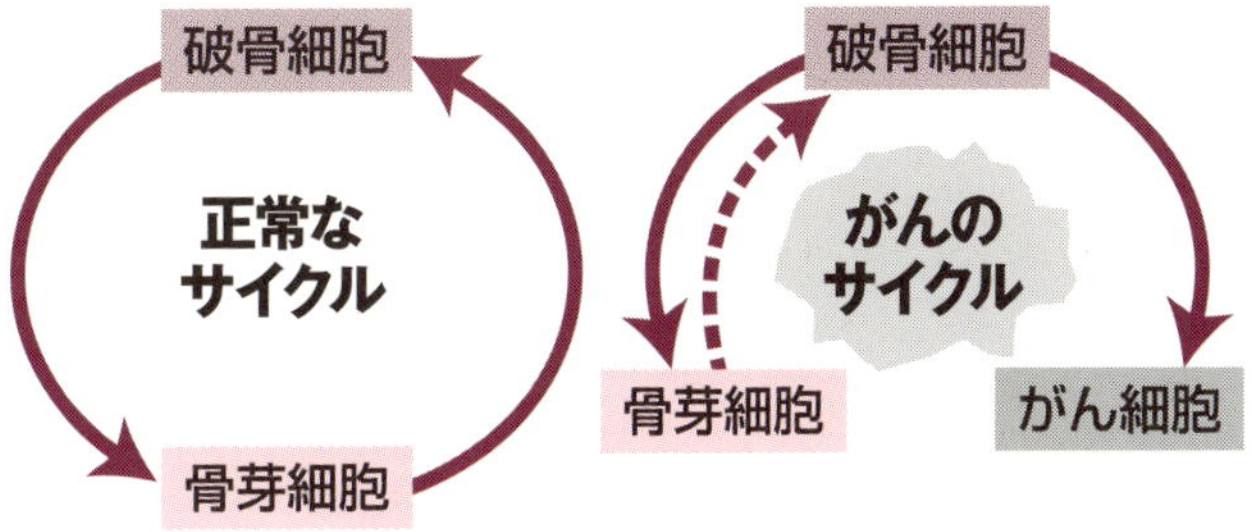

◆骨転移の治療

- 抗がん剤
- 放射線
- 破骨細胞を抑える薬

化学療法や放射線療法によって、転移したがん細胞を攻撃する。放射線療法は、骨転移による痛みの軽減にも効果がある。破骨細胞を抑える薬は、転移がわかったらすぐに使用を開始し、できるだけ長く継続する。

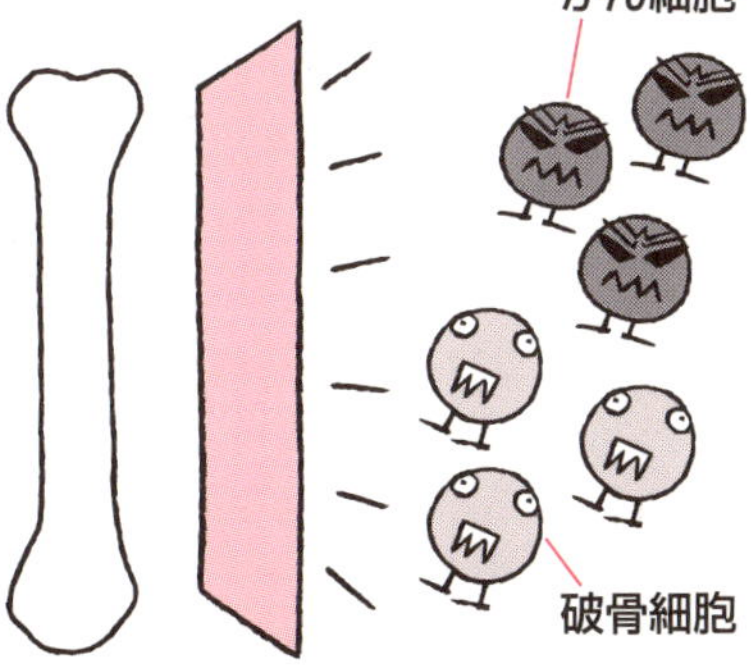

破骨細胞が骨を壊すと、がん細胞が入り込むので、破骨細胞を薬で抑える

◆痛みや骨折の治療

- 鎮痛薬
- 外科的治療（ボルトで固定するなど）
- コルセット　　など

痛みに対しては、モルヒネなどの鎮痛薬でコントロールする。ひじょうに骨折しやすい状態と判断されたら、コルセット装着などで予防し、骨折したときは固定などの整形外科的治療も必要。

緩和ケア

がんの痛みや不快な症状は我慢しない

がんを患うと、気分の落ち込みや強い不安感などで心の痛みを生じたり、痛みなどの身体的症状で苦しんだりします。緩和ケアは、そうした心身の痛みに対処します。

がんの治療にともなう苦痛も治療の対象

がんが骨などへ転移したときの痛みはもちろん、抗がん剤や放射線の副作用、手術後の痛みや息苦しさなど、治療にともなうさまざまなつらい症状に対処するのも、緩和ケアに含まれる。

体と心のケアはいつでも受けられる

〝緩和ケア〞は末期がんが対象と思いがちですが、心身のケアは、いつでも始められます。むしろ早めに受けたほうが、生存期間が延びるとの報告もあります。

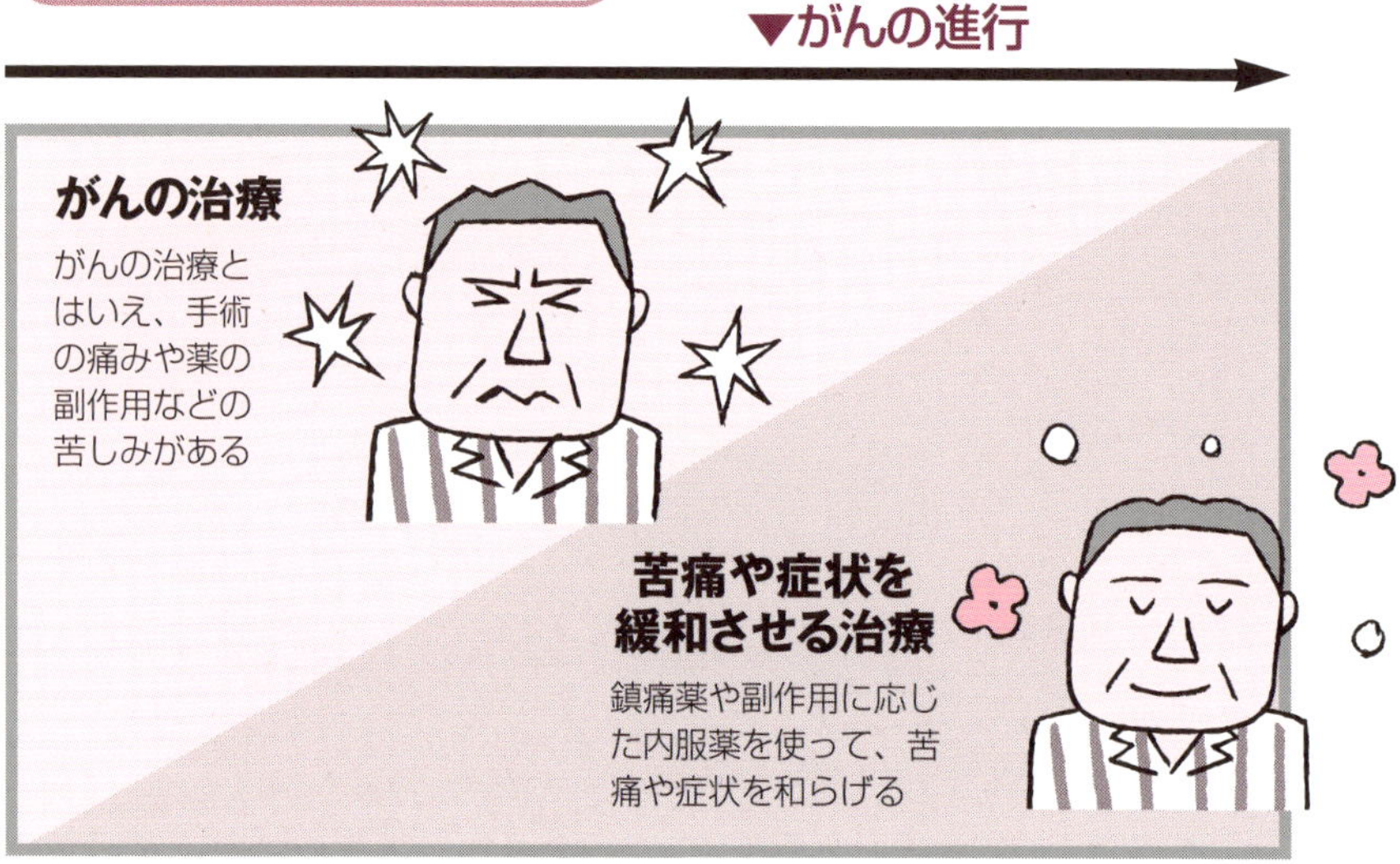

▼がんの進行
がんの治療
がんの治療とはいえ、手術の痛みや薬の副作用などの苦しみがある
苦痛や症状を緩和させる治療
鎮痛薬や副作用に応じた内服薬を使って、苦痛や症状を和らげる

進行したがんには積極的な治療よりも緩和ケアが優先されることも

がんがかなり進行している場合、治療によってむしろ苦痛が増したり、日常生活が困難になることもある。そのような場合、治療自体より、いかに苦痛なく日常生活を楽しめるかを考慮したほうがよいこともある。

苦痛を取り除くことで治療の効果も高まる

痛みがあると日常生活がつらくなるだけでなく、必要な治療や検査ができない場合もあり、それだけ治癒が遅れてしまいます。

適切な対処をすれば、痛みはコントロールできるので、我慢をせず主治医に伝えましょう。

将来の治療

遺伝子治療や免疫療法の研究が進む

肺がんの治療法は、日々進化しています。まだ研究段階といえますが、今後は、遺伝子治療や免疫療法も、身近な治療法になる可能性があります。

遺伝子の研究は進むがまだ研究段階

がんは遺伝子異常がもたらす病気だけに、遺伝子面からアプローチした治療法の研究に注目が集まっています。一部は臨床実験もされていますが、現段階では効果が確認されていません。

◆ウイルスを加工してがんに注射する方法も研究が進んでいる

細胞内に、がんを抑制する「P53」という遺伝子を届けるよう加工されたアデノウイルスを体内に入れ、傷ついた遺伝子を修復する治療法が研究されている。臨床実験も始まっているが、効果は不明。

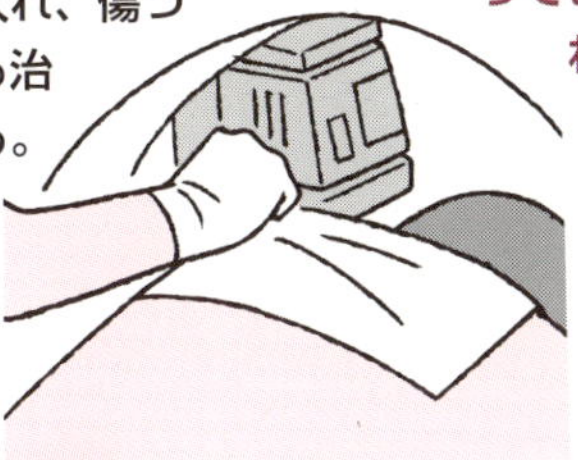

ウイルスをがん細胞に入れるときは、針生検（32ページ参照）のようにCTやエックス線の透視下で、がんに針を刺して直接入れる

◆それ以外の治療法

免疫療法

免役は、体内に侵入した細菌やウイルスなどの外敵を排除するが、がん細胞も、自分のものではない異常細胞として攻撃する。そこで免役細胞を強化してがんを消失させようとする治療法が、一部でおこなわれている。

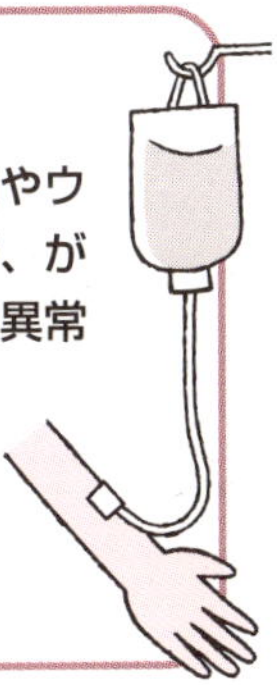

強化させた免疫は、点滴などで血管（静脈）に入れられる。温熱療法は、方法によってさまざま

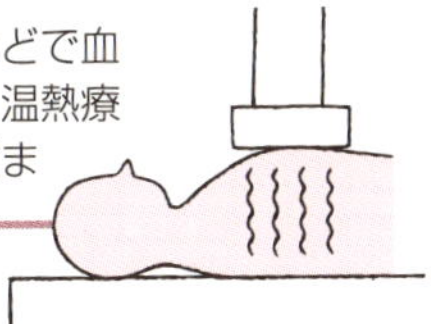

温熱療法

がん細胞は、42度以上の熱で死滅する。がんのある部位を、マイクロ波などを使って加熱したり、過熱した生理食塩水に抗がん剤を混ぜて注入する方法、超音波で全身を加熱するなど、さまざまな方法が考案されている。

有効性や安全性が不明。受けるかどうかはよく吟味を

遺伝子治療など、新しい治療法が研究されています。一部の医療機関では、すでに治療を開始している新治療法もあります。ただ、現在ではまだ研究段階であり、その有効性や安全性は科学的に証明されていないのが現状です。

新しい治療を受けたい場合、まずは主治医によく相談し、必要ならセカンドオピニオンなどもとり、内容やリスクなどの詳しい情報を得てから決めましょう。

高額療養費制度を利用しよう

治療が高額になる場合国の補助が受けられる

肺がんにかぎらず、がんの治療には医療費がかなりかかるのは否めません。しかし「高額療養費制度」を知っておくと、少なくとも経済面の心配は軽くなり、安心して治療に専念できるでしょう。

高額療養費制度は、一ヵ月の負担の上限額以上の医療費を支払った場合、その差額を国から支給してもらえる制度です。下にあげた例のように、一〇〇万円の医療費のうち健康保険の自己負担三〇万円を医療機関の窓口で支払ったとしても、上限額との差額が支給されるので、実質的な支払いは八万七〇〇〇円くらいですみます。

医療保険の窓口に申請する

高額療養費制度を利用する場合は、自分が加入している公的医療保険に連絡して、申請書を送ってもらいます。医療保険によっては、申請しなくても申請書を送ってくれたり、振り込んでくれたりすることもあります。

入院前に手続きをしておけば、あとから差額を受けとるのではなく、医療機関の窓口での支払いを、上限額までに抑えることができます。あらかじめ医療保険から「限度額適用認定証」などの書類を交付してもらい、入院手続きの際に、医療機関の窓口に提示します。

▼金額の例

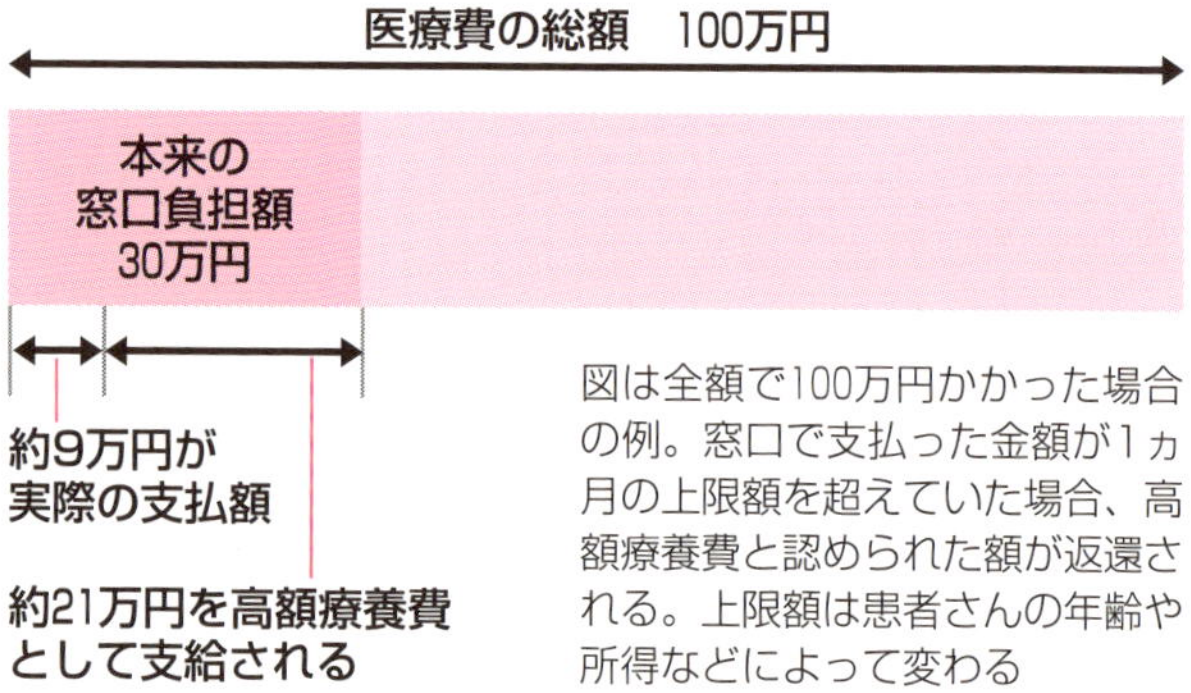

図は全額で100万円かかった場合の例。窓口で支払った金額が1ヵ月の上限額を超えていた場合、高額療養費と認められた額が返還される。上限額は患者さんの年齢や所得などによって変わる

5

治療後は再発予防に努める

治療後は、体の回復に努めながら、
再発や転移にも気を配らなければいけません。
かといって、心配してばかりではストレスがたまります。
体と心を休めながら、以前のような日常生活に戻ることを目指しましょう。

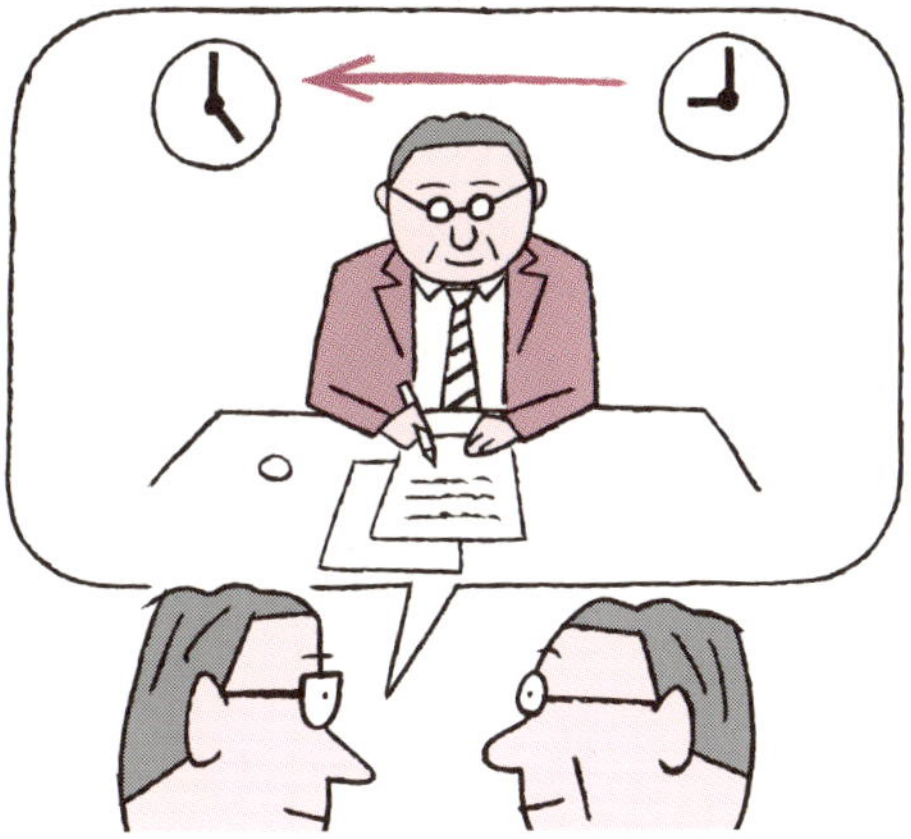

再発を防ぐ生活①

五年が目標。定期的に通院してチェック

がんが消失し、無事に治療は終了しました。しかし、退院して日常生活に戻っても、しばらくの間は、転移や再発、合併症などに注意しておく必要があります。

2年と5年が節目。目標は5年

肺がんの場合、再発や転移が起きやすいのは、治療終了後2年以内。2年以上何も起きなければ、危険は少し遠のいたといえます。ステージⅠでは2年、それ以上でも治療後5年経過すれば、ようやく「治った」ということになります。

治療後は、再発や転移に注意が必要

治療の結果、画像検査などでがんが消えたとしても、体内にがん細胞が残り、再発や転移をする危険性は否めません。転移や再発が起きると、今度は完治がなかなか難しくなります。がんのやっかいなところです。

◆通院の一般的なスケジュール

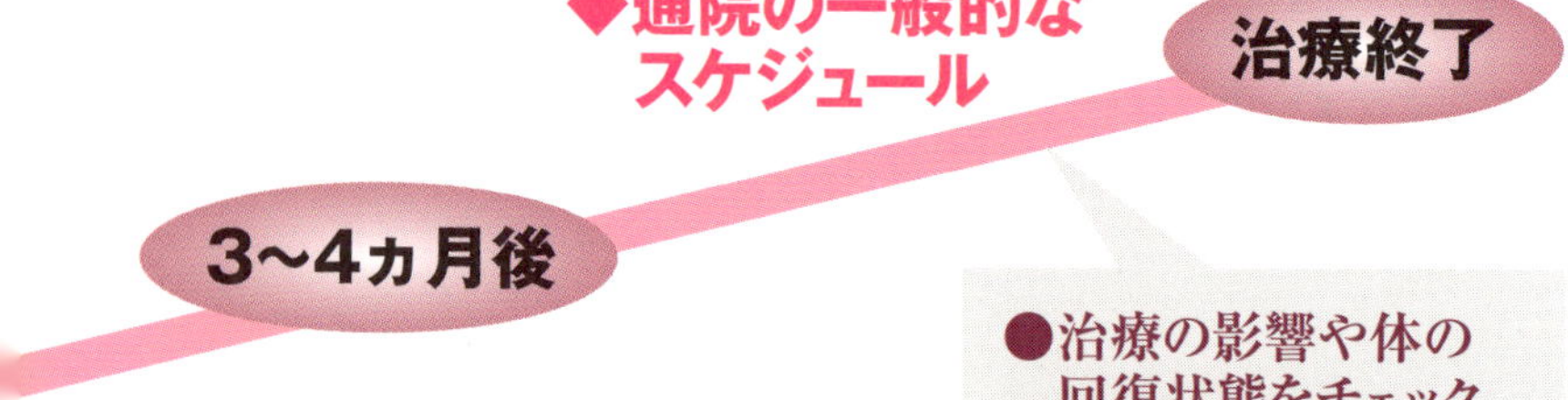

●治療の影響や体の回復状態をチェック
●通院は1週間から1ヵ月ごと

治療後すぐの通院の主な目的は、治療による合併症の有無や体の回復状況をチェックすること。医師の問診や画像検査、血液検査などを受ける。

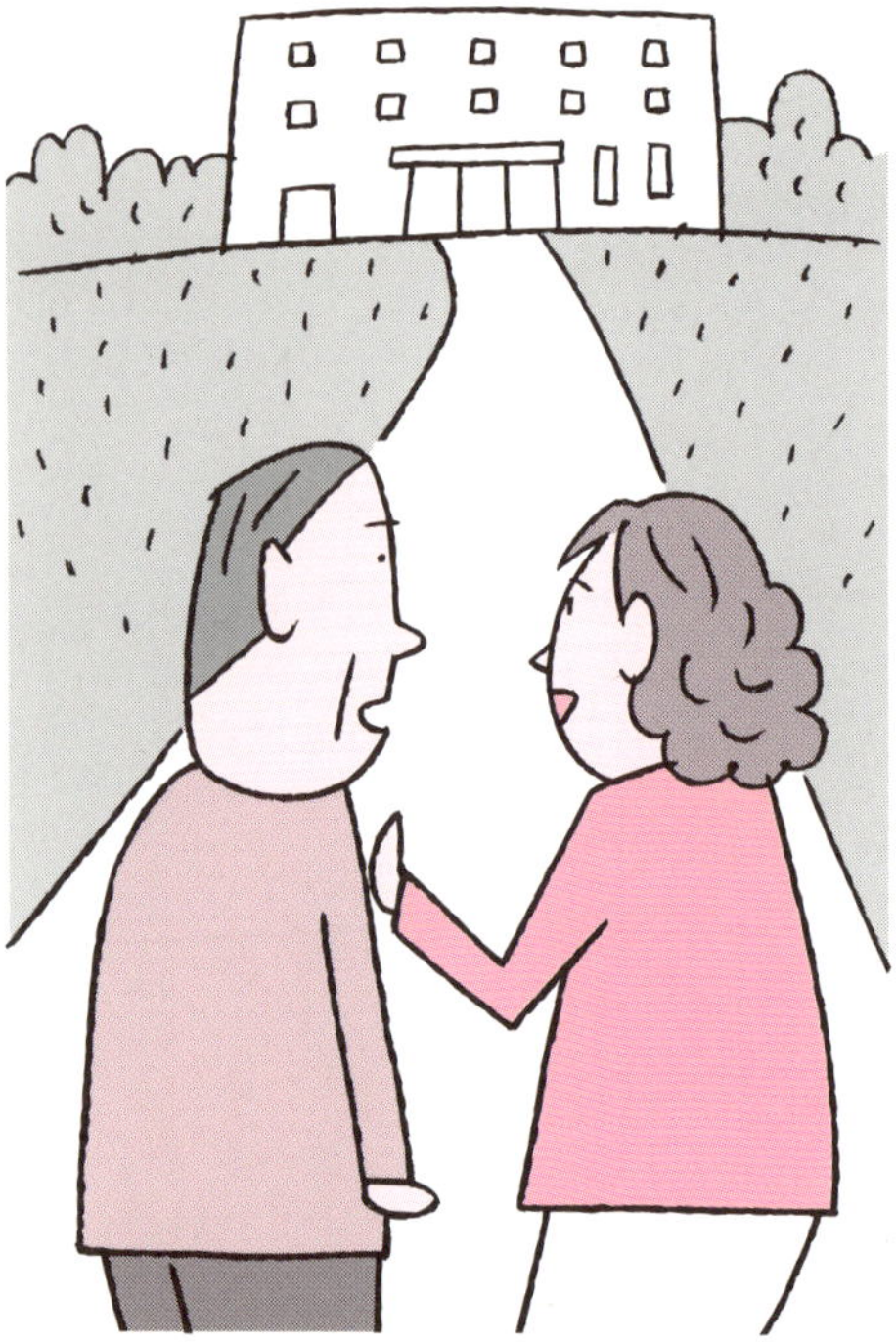

療養には家族の理解も重要。病気や治療の苦しみを理解し、支え合おう

ただ、早めに発見すれば対処できるので、治療後も定期的に通院して、転移や再発のチェックを怠らないようにしましょう。

治療後三ヵ月くらいは、治療ダメージからの回復をみるために、ひんぱんに通院しますが、その後も、三〜六ヵ月ごとに再発・転移チェックのために通院します。一年に一回は、CT検査や気管支鏡検査を受けて、より詳しく体内の状況を調べておきます。

検査で再発や転移を早期に発見する

がんの再発・転移を発見するには、検査を受ける必要がある。治療後5年までは血液検査や画像検査を3〜6ヵ月ごと、気管支鏡検査は半年〜1年ごとに受ける。

- **血液検査**…腫瘍マーカー（非小細胞がんはCEA、SLXなど、小細胞がんはNSEなど）、肝機能、腎機能、血液成分など
- **画像検査**…CT検査、エックス線検査
- **気管支鏡検査**

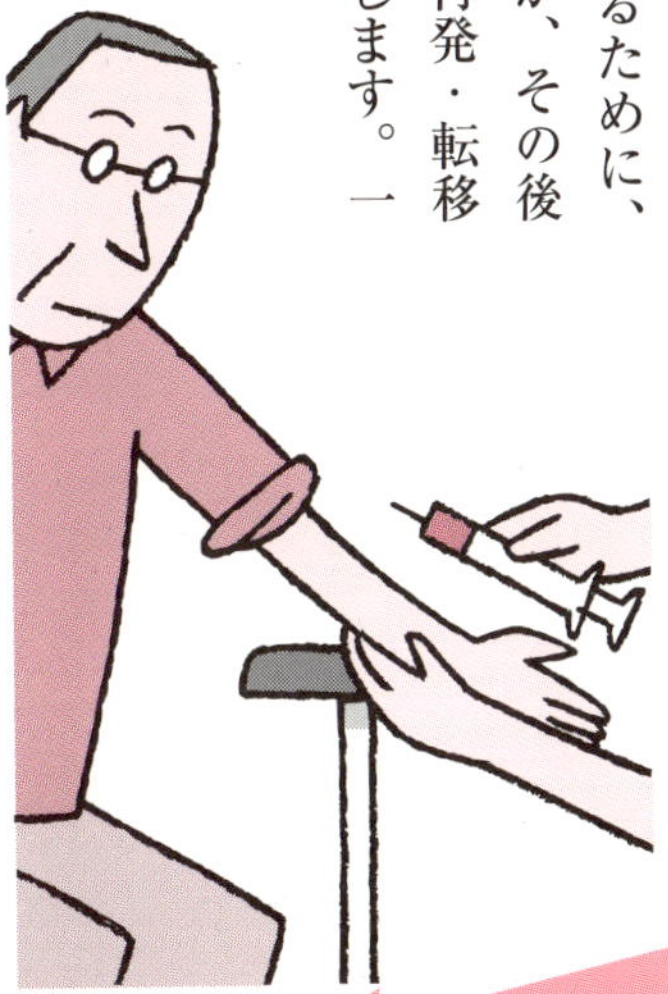

再発の目安として、腫瘍マーカーが使われる。腫瘍から分泌される特有の物質で、血液から検出されると腫瘍の発生が疑われる

5年後

●再発や転移のチェック
●通院は3〜4ヵ月ごと

治療後3〜4ヵ月で、治療による体への悪影響はほとんどなくなる。この先は再発や転移の発見が、診療の目的。画像検査や血液検査、気管支鏡検査を定期的に受ける。

新たながんに注意

治療後5年たてば、治療したがんは「治った」と判断できる。一度がんができた人はがんができやすい体質なので、がん検診を1年に1回受け、予防に努めよう（20ページ参照）。

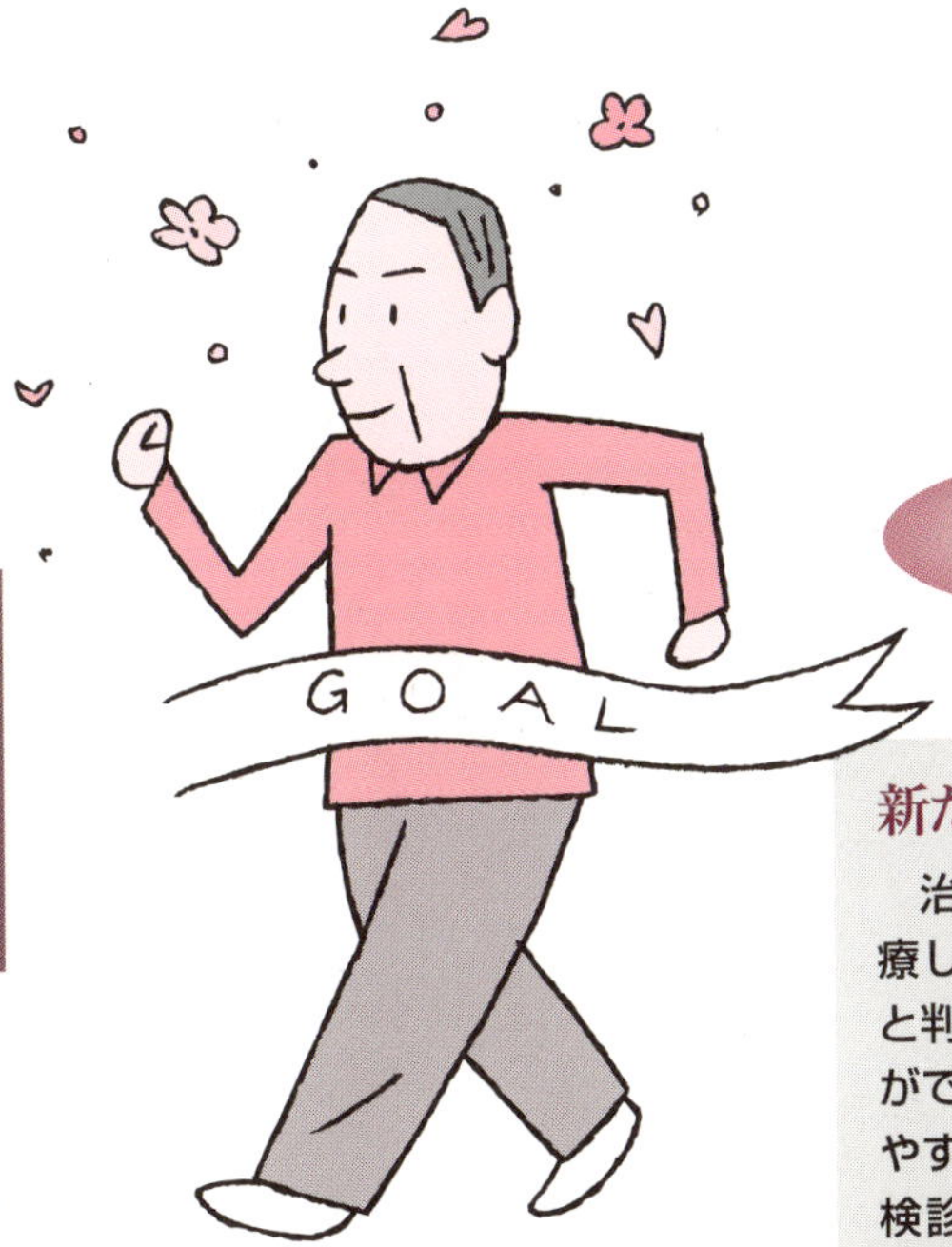

5年を無事に過ごすことが治療の目標。5年たったら、がんの再発はほとんどないので安心してよい

再発を防ぐ生活②

食事と運動、うがい、手洗いで感染症予防

再発や合併症を防ぐために、ふだんの生活でも自分自身でできることはたくさんあります。治療後は、自分で自分の健康を守る気持ちで、毎日を過ごしていきましょう。

ストレスは大敵。生活の質を保ち、心を豊かに

再発予防には、禁煙の継続が必須です。野菜を十分にとり入れた栄養バランスの整った食事、規則正しい生活、適度な運動、十分な睡眠など、いわゆる健康的な生活に改善していきます。

心の健康維持も、再発予防には重要です。ストレスを避け、平穏な心で過ごしたいもの。食事などに気をつけることは大切ですが、あまり神経質になりすぎないことも、心の安定には必要です。生活に注意しながらも、明るく前向きに過ごしたいものです。

日常生活で再発と合併症の予防を

治療後は、どうしても肺機能が低下し、ちょっとした風邪をひいても肺炎を起こしやすくなります。化学療法を受けた場合は、免疫力が低下しているので、手洗いやうがいの励行などで、感染症を防ぐことが大切です。

禁煙

喫煙は自殺行為。もってのほか

喫煙を再開した人は禁煙した人よりも、治療後の経過が悪いことがわかっている。喫煙は、がんと合併症の大きな原因。禁煙すれば痰が減り、肺炎の危険性も下がる

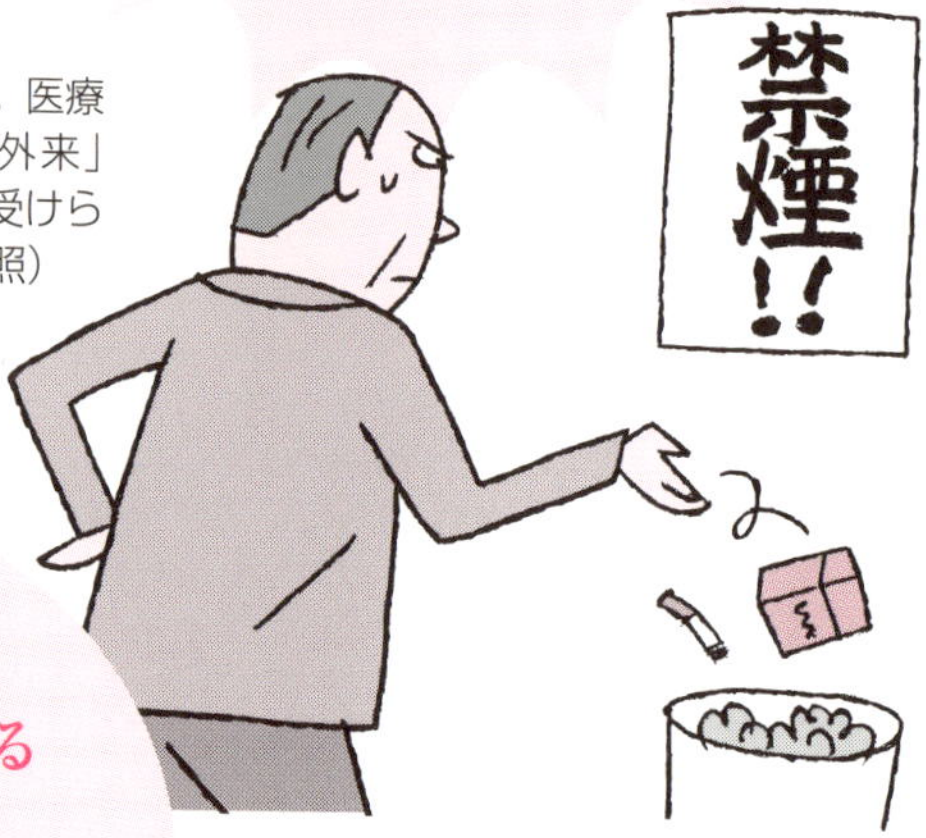

禁煙を決意しよう。医療機関でも、「禁煙外来」などで禁煙治療が受けられる（23ページ参照）

体力づくり

規則正しい生活と食事で体力を回復させる

胃がんなどと違って、食事で特に注意することはないので、食事はバランスよく、三食とる。睡眠も十分にとり、規則正しく生活して体力の回復に努める

外出後は、うがいと石けんでの手洗いを習慣にしよう。マスクは感染症予防とのどの乾燥を防ぐのに役立つ

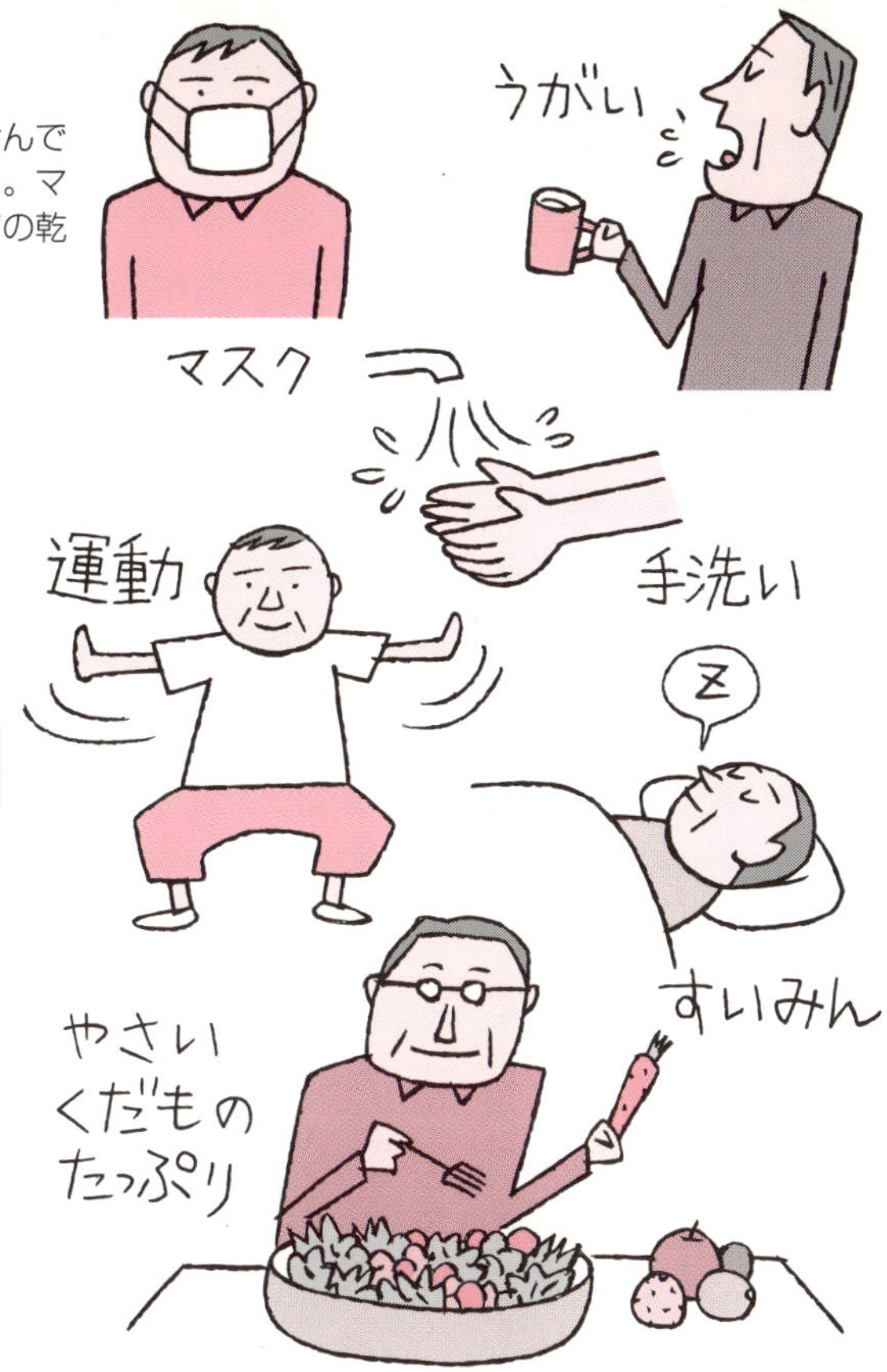

運動は歩く距離をじょじょに伸ばしたり、階段の上り下りを増やすといった、無理のない範囲でおこなう

感染症予防
感染症は呼吸機能を下げる

治療後、特に化学療法の場合は、感染症にかかりやすく悪化しやすい状態。感染症にかかると呼吸機能がさらに低下するので、予防が大事。予防接種を受けるときは、事前に医師に相談する

- ●うがい、手洗いを忘れずにおこなう
- ●外出時はマスクを着用する
- ●適切な室温と湿度を保つ
- ●予防接種を受ける
- ●人混みを避ける

感染症にかかったらすぐに受診

退院後、風邪などのきっかけもなく突然肺炎になったり、急激に呼吸機能が低下したりして、命にかかわる状態になることも。下のような、咳や痰が増えた、急に高熱が出た、といった症状が現れたら、すぐに受診を。

▼要受診の症状

- □咳や痰が増えた
- □高熱が出た
- □心臓のドキドキが激しい、脈拍が速い
- □唇が青ざめている
- □尿量やトイレに行く回数が減った
- □足がむくんだりまぶたが腫れたりする
- □ほとんど食事がとれない

適度な運動
様子を見ながら体を動かす。再発予防と体の回復に役立つ

体を動かすと息切れがする、力が入りにくいと感じる場合は、呼吸機能が低下していることも。呼吸には胸やおなかの筋肉を使うため、運動することで呼吸機能が回復する。治療後に運動量を増やすと、QOLや生存率が高まることもわかっている

苦しさを和らげる

リハビリをし、必要なら治療を受ける

肺を切除すると、肺活量が減って、息苦しさを感じることがあります。痰の出し方や、呼吸のしかたなどをトレーニングしておくと、ある程度自分でコントロールできます。

あわてず、ゆっくり呼吸を繰り返す

息苦しさを感じたとき、あわてると余計に苦しくなります。いすに腰かけて、ゆっくりと腹式呼吸を繰り返しておこなえば、自然に呼吸が楽になります。腹式呼吸のしかたを、あらかじめ覚えておきましょう。

◆痰排出のトレーニング

手術などによる痛みや呼吸機能の低下で、痰の排出がしにくくなる。痰が排出できないと、呼吸が苦しくなったり、痰がたまった状態が続くと肺炎になったりする。痰を出しやすくするトレーニングをしよう。

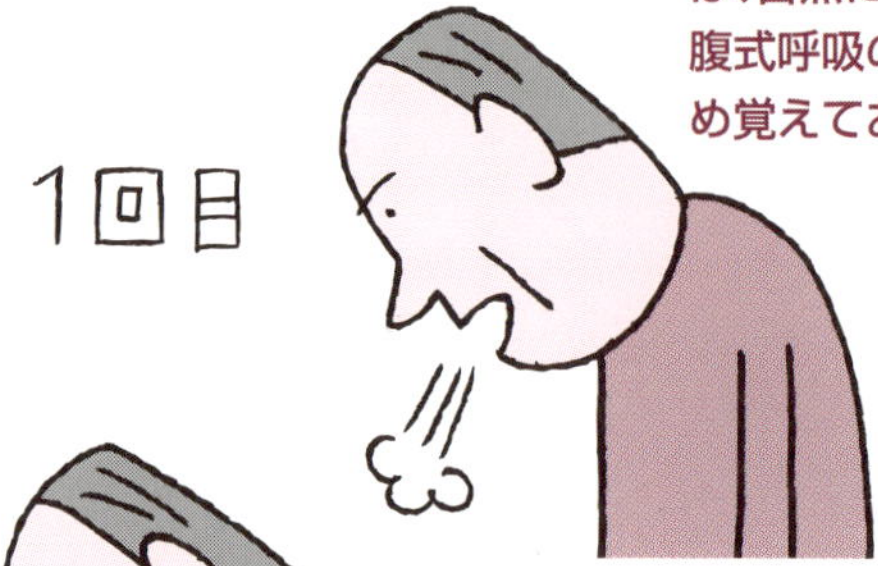

① 口のなかをゆすいで、口を湿らせる。一度深呼吸をする。

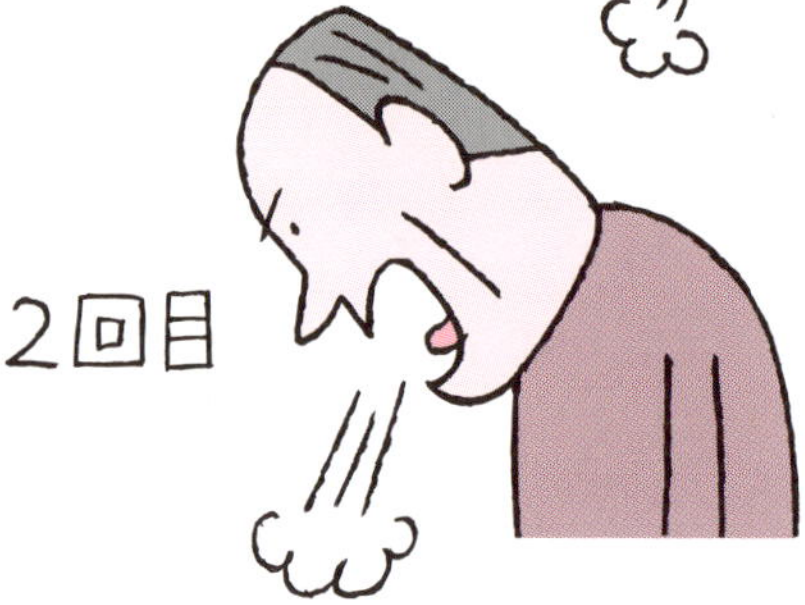

② 大きく息を吸った状態で、2秒止める。口を少し開いて、一度軽く咳をし、次に強く咳をする。

止めた状態から一気に息を吐き出してもよい。

咳をするときに手術の傷口が痛む場合は、傷口を押さえるとよい

肺炎予防のために呼吸のトレーニングは大事

呼吸が障害されるほど肺を大きく切除することはありませんが、多少は肺の容積が減って、息苦しさを感じることがあります。残った肺で十分に呼吸できるよう、入院時から腹式呼吸のトレーニングをおこなっておきます。

入院中は、痰の出し方もしっかり訓練しておきましょう。治療後は痰が多く出ますが、うまく排出しておかないと、肺炎を起こすきっかけになってしまいます。

日常生活での息苦しさは、ゆっくり腹式呼吸をすればおさまりますが、長く続くようなら、在宅で酸素吸入する方法もあります。主治医とよく相談しましょう。

① いすに浅く座り、いすの背に寄りかかって上半身を斜めにし、体の力を抜く。おなかを膨らませながら、鼻からゆっくりと息を吸う。

◆呼吸のトレーニング

手術後は、肺の切除によって酸素を取り込む量が減る。傷口の痛みで、呼吸がしづらくなることもある。おなかを膨らませる呼吸法（腹式呼吸）なら、痛みも少なく、効率よく肺を広げられる。

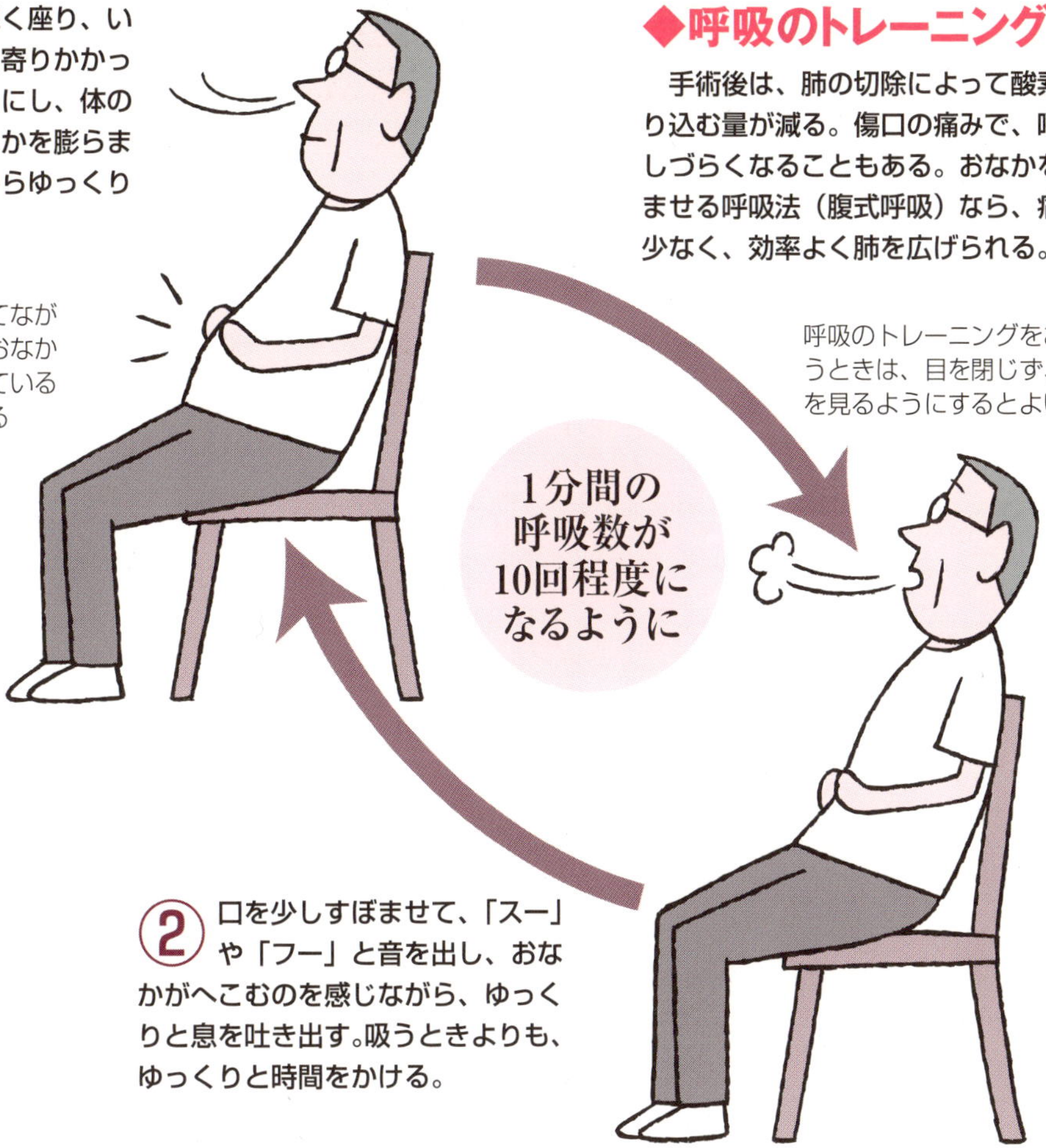

おなかに手を当てながらおこなうと、おなかがきちんと動いているかどうかがわかる

呼吸のトレーニングをおこなうときは、目を閉じず、遠くを見るようにするとよい

② 口を少しすぼませて、「スー」や「フー」と音を出し、おなかがへこむのを感じながら、ゆっくりと息を吐き出す。吸うときよりも、ゆっくりと時間をかける。

息苦しさを感じたときは安静にして深呼吸する

体を動かしていて、息苦しさを感じたときは、あわてず、まずは座ったり横になったりして安静にする。あわてると、余計に息苦しくなりがち。落ち着いて深呼吸する。

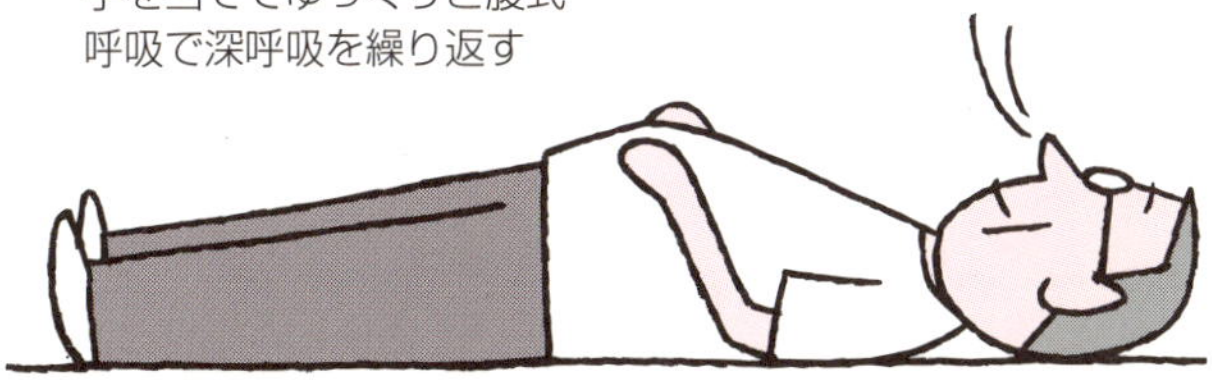

あおむけになり、おなかに手を当ててゆっくりと腹式呼吸で深呼吸を繰り返す

社会復帰

焦らず、少しずつリハビリを続ける

社会復帰への準備は、入院中から始まります。少しずつ身の回りの動作をおこない、無事に退院したら、行動範囲を少しずつ広げて、早期の社会復帰をめざしましょう。

できることを少しずつ増やす

「治療が終わったから」「退院したから」と、焦ってすぐに社会復帰しようとするのはよくありません。特に肺の切除手術を受けた人は、少しずつ日常生活に戻るようにします。

自分のことを自分でできるようになる

退院してすぐは、傷口の痛みや治療による体力の低下などで、生活が思うようにならないこともある。まずは、身の回りのことは自分でできるようになろう。日常生活はちょうどよいリハビリになる。

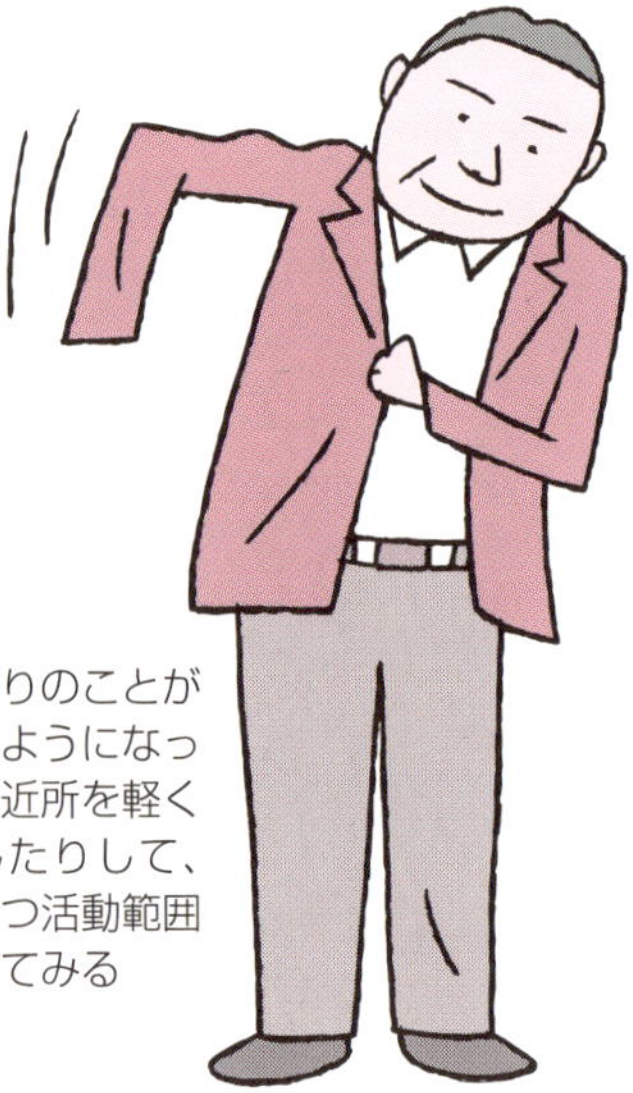

身の回りのことができるようになったら、近所を軽く散歩したりして、少しずつ活動範囲を広げてみる

以前の生活にできるだけ戻る

退院後2週間くらいたてば、日常生活が送れるようになる。体力が回復してやる気がわいてくるので、無理のない程度に以前のような生活に戻る。ただし、タバコやその煙は咳や痰の原因になるので避ける。

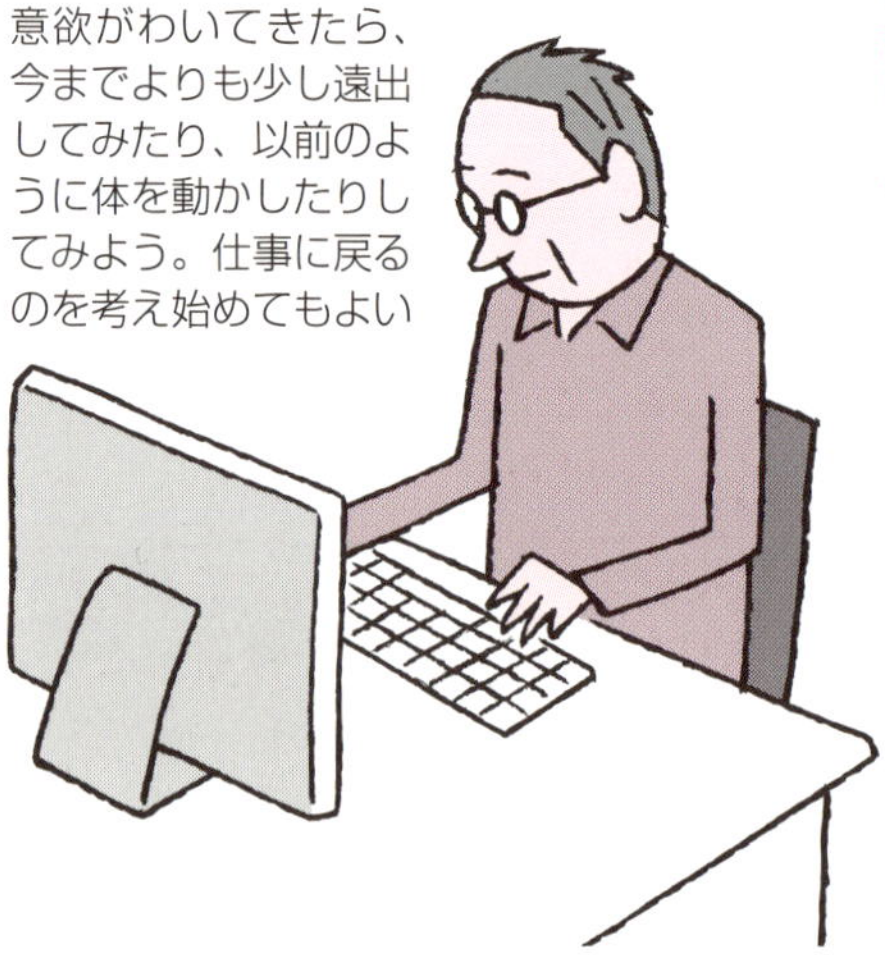

意欲がわいてきたら、今までよりも少し遠出してみたり、以前のように体を動かしたりしてみよう。仕事に戻るのを考え始めてもよい

退院から二週間が社会復帰の目安

退院後しばらくは、あまり無理をせず、片づけや身づくろいなど身の回りのことや、軽い散歩などから、社会復帰の準備を始めます。体力が回復してくると、仕事や学校、家事など、病気になる前にお

職場への復帰は医師とよく相談してから

職場への復帰は、必ず医師の判断を仰ぐ。体の回復状況などから、復帰できる時期を教えてもらい、就労に関する注意点を聞いておく。必要なら、医師に診断書を書いてもらい、職場に提出する。

相談すべきこと

□復帰してもよい時期
□就労時間の長さ
□注意すべき行動　　など

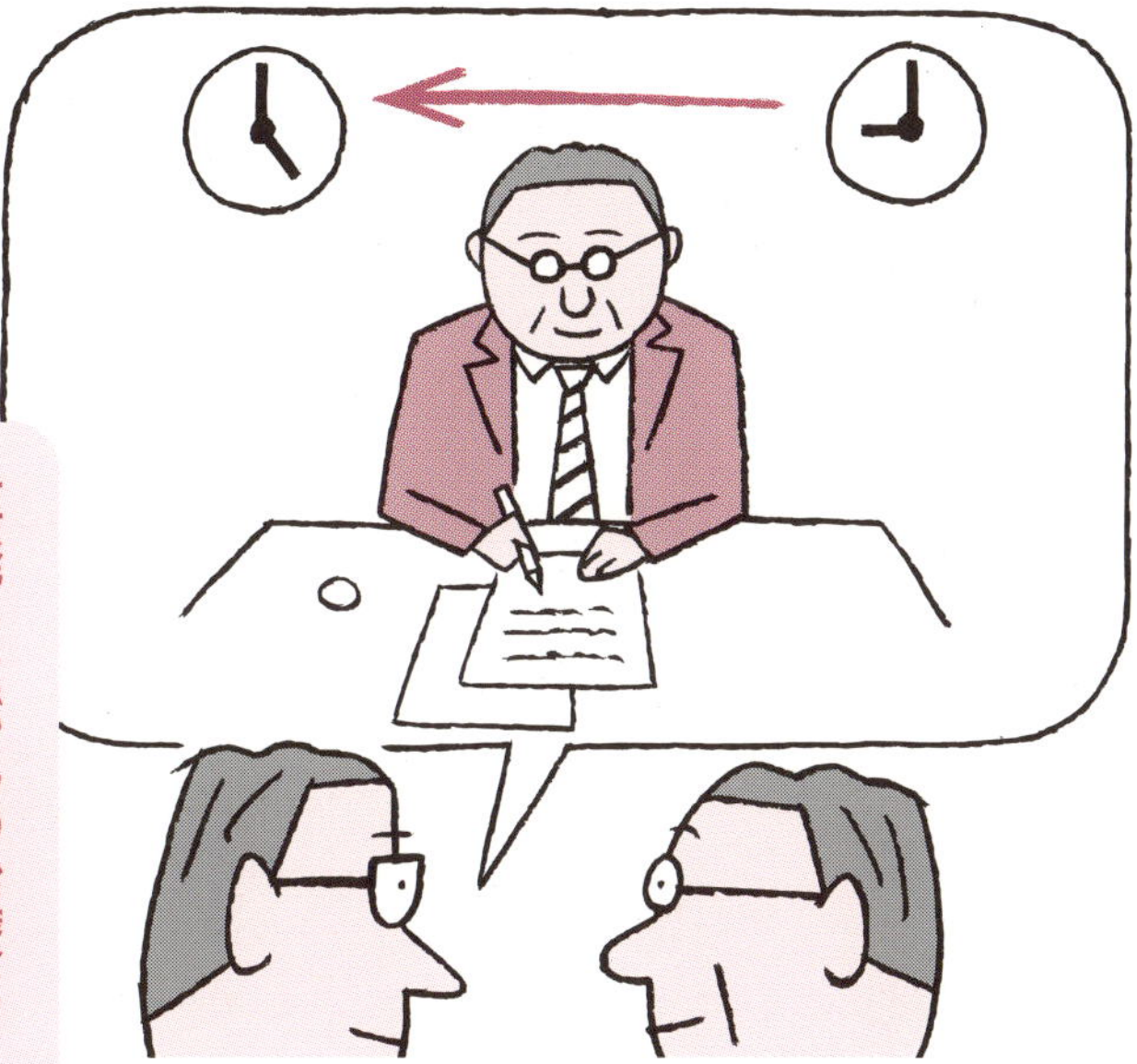

化学療法を受けた場合、免疫力が低下しているので、職場への復帰は体の回復を確認してからになる

こなっていた生活に戻りたいとの意欲もわいてくるものです。それが、だいたい退院後二週間くらいでしょう。

早期がんなら、この時期から社会復帰しても問題ありません。進行がんであっても、二週間もたつと日常生活に戻れます。

元の生活に戻っても、けっして無理をせず、ゆったりしたスケジュールで暮らしましょう。

再発したがんの治療は抗がん剤と緩和ケアが主

がんが再発した場合、患者さんの状態が大きく異なるので、治療法は統一されていません。患者さんの状態と初回治療を考慮して、治療法が選択されます。

多くの場合、がんの範囲が広いため、化学療法と緩和ケアが治療の中心で、放射線療法を併用することもあります。手術で切除可能な場合は手術がおこなわれます。

小細胞がんの場合	非小細胞がんの場合
●初回治療で効果のあった化学療法 ●再発部位に対する放射線療法 ●症状緩和の治療　など	●化学療法を受けていない場合は化学療法 ●骨転移や脳転移は放射線療法 ●症状緩和の治療　など

COLUMN

いずれは患者さんごとに個別化された医療へ

治療の個別化によって効果的な治療が受けられる

「個別化医療」とは、患者さんの遺伝子や細胞の性質に合わせて、効果的な治療法を個々に選択する医療のことです。現在肺がんでは、EGFR遺伝子変異の有無で抗がん剤を選択する形で活用されています（八〇ページ参照）。

遺伝子は、細胞がどのような性質をもつかを決定するものです。遺伝子やたんぱくを調べることで、効果的な治療だけでなく、一部ですが、副作用の現れやすさもわかってきました。薬の量を調節するなど、効果的で安全な治療を進める方法の研究も始まっています。

個別化医療には、治療法以外にも、遺伝子を特定する検査法が進歩することが重要です。肺がんは、ほかのがんと比べてタイプが複雑なので活用が限られていますが、ほかのがんではかなり進んでいます。

いずれは、ほかの病気の治療にも個別化医療が広がる可能性があります。個別化医療が進めば、ムダな治療が減り、患者さん一人ひとりに合った効果的な治療を受けられるようになるでしょう。

まず細胞の遺伝子やたんぱくを調べる。それをもとに、悪性度や治療の感受性などの性質を分析する

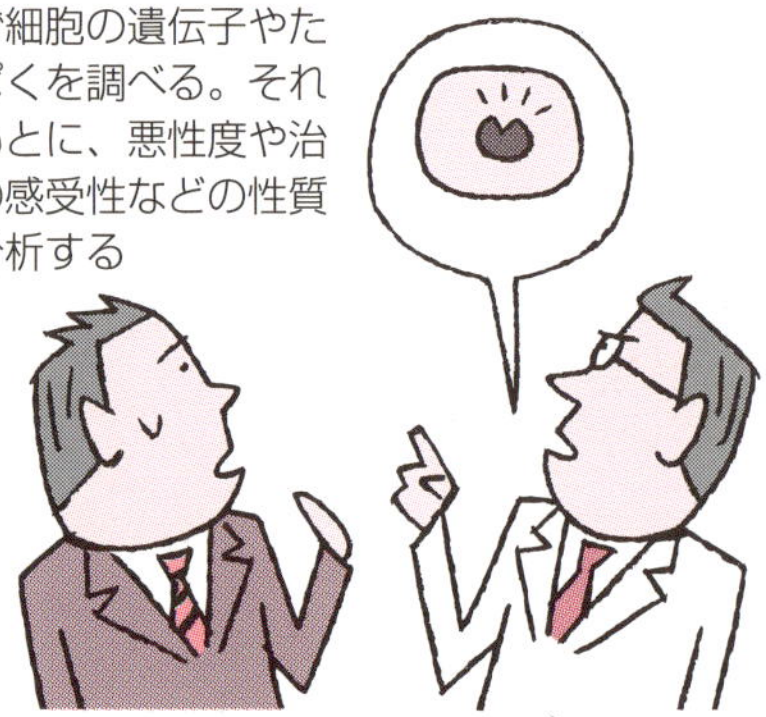

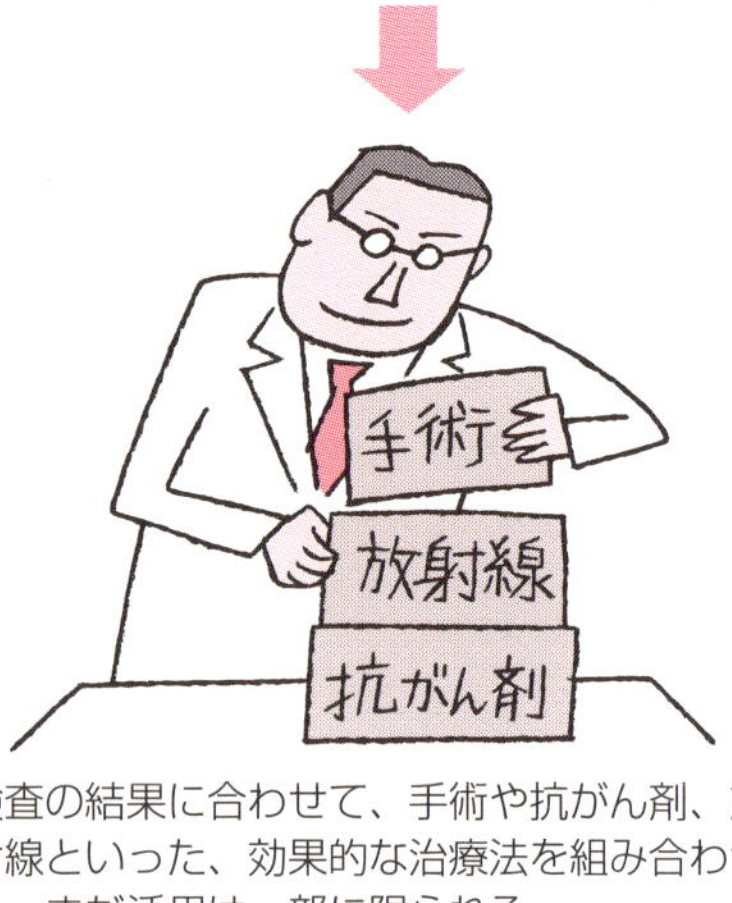

検査の結果に合わせて、手術や抗がん剤、放射線といった、効果的な治療法を組み合わせる。まだ活用は一部に限られる

■監修者プロフィール

加藤 治文（かとう・はるぶみ）

1942年生まれ。69年東京医科大学卒業。90年より東京医科大学外科学第一講座主任教授。2008年より新座志木中央総合病院名誉院長、東京医科大学名誉教授、国際医療福祉大学大学院教授。元国際肺癌学会会長。肺がんの診断・治療における権威として世界的に知られている。肺がんの症例を数多く手がけ、新しい診断・治療技術の開発に積極的に取り組んでいる。ことに、レーザー治療においては世界に先駆けて臨床応用をおこない、胸腔鏡外科手術を国内でいち早く導入するなど、その実績は名高い。

■参考資料

加藤治文、福島茂『咳の気になる人が読む本』講談社、2012年

西條長宏、加藤治文・編『インフォームドコンセントのための図説シリーズ　肺がん　改訂4版』医薬ジャーナル社、2011年

西條長宏、加藤治文・監修『肺がんカウンセリングキット』日本イーライリリー、2011年

垣添忠生・総監修『別冊NHKきょうの健康　これだけは知っておきたい　がんの情報、がんの治療』NHK出版、2002年

国立がん研究センター　がん対策情報センター　がん情報サービスホームページ

健康ライブラリー　イラスト版

肺《はい》がん―完治《かんち》をめざす
最新《さいしん》治療《ちりょう》ガイド

2013年7月10日　第1刷発行
2015年12月21日　第2刷発行

監　修　加藤治文（かとう・はるぶみ）
発行者　鈴木　哲
発行所　株式会社講談社
東京都文京区音羽二丁目12-21
郵便番号　112-8001
電話番号　編集　03-5395-3560
販売　03-5395-4415
業務　03-5395-3615
印刷所　凸版印刷株式会社
製本所　株式会社若林製本工場
N.D.C.493　98p　21cm

ISBN978-4-06-259776-0

●編集協力　オフィス201　佐藤道子
●カバーデザイン　松本桂
●カバーイラスト　長谷川貴子
●本文デザイン　勝木雄二
●本文イラスト　渡部淳士　千田和幸